"十二五"职业教育国家规划教材

经全国职业教育教材审定委员会审定

供口腔医学、口腔医学技术、口腔修复工艺专业使用

口腔组织病理

（第2版）

U0291203

主　编　葛秋云　杨　山

副主编　辛彩虹　宋红艳　申培红

编　委（按姓氏汉语拼音排序）

柴　菲　山西医科大学汾阳学院

郜　飞　河南护理职业学院

葛秋云　河南护理职业学院

侯菊花　益阳医学高等专科学校

李　辉　开封市口腔医院

刘柳芳　湛江卫生学校

申培红　郑州大学第五附属医院

宋红艳　商丘医学高等专科学校

王　璐　开封大学医学部

辛彩虹　运城市口腔医院

杨　山　开封大学医学部

科学出版社

北　京

内 容 简 介

本教材内容包括两部分:口腔组织胚胎学和口腔病理学。口腔组织胚胎学主要阐述口腔各部分组织的正常结构及形态学表现,口腔颌面部及牙齿的发育等;口腔病理学主要讲述口腔颌面部常见疾病的病因、发病机制、病理变化及临床特点等。本书内容简明、实用、深入浅出、密切联系口腔临床,与第一版教材相比,首次彩印编排、印刷精美,版式更加新颖、活泼,大量的图片、文字说明及图中标注强化了形态学科的教学特点。每章均列有学习要点、任务引领、链接、目标检测及参考答案。任务引领能激发学生强烈的好奇心和求知欲;链接内容生动有趣,以知识拓展为目的,增加了教材的可读性;目标检测与口腔执业(助理)医师考试的题型接轨,便于学生更好地掌握知识点。

本书主要供高职高专口腔医学、口腔医学技术专业使用,也可供中职口腔修复工艺专业教学使用。

图书在版编目(CIP)数据

口腔组织病理 / 葛秋云,杨山主编 . —2版 . —北京:科学出版社,2014.1
"十二五"职业教育国家规划教材

ISBN 978-7-03-039460-6

Ⅰ. 口… Ⅱ.①葛… ②杨… Ⅲ.口腔科学–病理组织学–中等专业学校–教材 Ⅳ. R780.2

中国版本图书馆 CIP 数据核字(2013)第 311421 号

责任编辑:丁海燕 / 责任校对:宣 慧
责任印制:赵 博 / 封面设计:范壁合

科 学 出 版 社 出版
北京东黄城根北街 16 号
邮政编码:100717
http://www.sciencep.com

北京世汉凌云印刷有限公司 印刷
科学出版社发行 各地新华书店经销

*

2005 年 1 月第 一 版 开本:787×1092 1/16
2014 年 1 月第 二 版 印张:13 1/2
2021 年 10 月第十七次印刷 字数:319 000
定价:59.80 元
(如有印装质量问题,我社负责调换)

前　言

口腔组织病理学是组织胚胎学和病理学的分支学科,是口腔医学的一门重要的基础学科。伴随着口腔医学的快速发展,一些新理论、新技术不断地推广应用,同时也推动了口腔组织病理学的进步和发展。近年来,随着人们对口腔医学中一些疾病的病因、发病机制、组织学和病理学的研究,对某些疾病又有了新的认识和定位。为了适应口腔医学日新月异的发展,科学出版社启动了对本轮教材的修订工作。第2版教材的修订工作主要是依据《教育部关于"十二五"职业教育教材建设的若干意见》的要求,配合《高等职业学校专业教学标准》(试行)贯彻实施的,供口腔医学、口腔医学技术及口腔修复工艺专业教学使用。

本版教材针对使用对象的特点确定内容的深度及广度,充分考虑学生心理特点,以"三基、五性"为基本原则,在前版内容的基础上适当删减了一些过时内容,更新和补充了新的知识、新的观点、新的分类、新的命名等,尽量协调处理与其他学科的交叉内容和侧重点,力求使教材的内容保持科学性与先进性。本书内容简明、实用、深入浅出、密切联系口腔临床,与第1版教材相比,全书首次彩印编排、印刷精美,版式更加新颖、活泼、图文并茂。本着"教师好教、学生好学"的原则,大量的图片、文字说明及图中标注强化了形态学科的教学特点。每章均列有学习要点、任务引领、链接、目标检测及参考答案,使教材在学生学习过程中更具有针对性、系统性和可读性。任务引领以引起学生强烈的好奇心和求知欲为出发点;链接既涵盖前沿的新技术、新知识拓展,又有与临床及生活密切相关的趣味科普知识;目标检测与口腔执业(助理)医师考试的题型接轨,以帮助学生更好地掌握知识点。

本教材仍然保留了前版教材内容"口腔组织的修复性再生",如牙髓组织对涡轮机备洞的反应、根管治疗后的组织变化、牙折的愈合等,并增加了种植、再植、骨折等的组织反应,这些内容非常符合、贴近临床的实际情况,具有很好的实用性。

参加本教材修订的人员均为教学、临床的一线教师,来自全国多所高职高专院校,编写中得到了各参编单位的大力支持和帮助,各编委密切合作,付出了辛勤的努力,在此一并致以诚挚的谢意。由于编写水平有限,不妥之处恳请各位专家、同道和读者批评指正。

葛秋云　杨　山

2013 年 10 月

目　　录

实 验 指 导

第1篇　口腔组织胚胎学

第1章
牙体组织

1. 釉质、牙本质及牙骨质的理化特性。
2. 釉质、牙本质、牙髓及牙骨质的组织结构。
3. 牙本质的生理性及反应性变化。

任务引领

在我们身边你可能会注意到这样的现象,比如有些人的牙齿光亮洁白,而有些人的牙齿却呈棕黄色甚至黑褐色;有些人一吃冷、热、酸、甜的食物后会"倒牙";还有些人牙齿拔除后长时间不镶复,会感觉与之相对的牙长长了等。那么究竟是什么原因造成了这些现象? 从组织学角度如何解释呢? 有办法预防吗? 通过本章的学习,您一定会豁然开朗。

牙体即牙齿本身,牙体组织即构成牙的所有组织的总称,包括三种矿化的硬组织——釉质、牙本质、牙骨质和一种软组织牙髓。

牙本质构成牙的主体,其表面由釉质覆盖的部分为牙冠,牙骨质覆盖的部分则为牙根。牙本质中央有一个空腔,称为髓腔,其中充满疏松的结缔组织即牙髓,牙髓的血管和神经通过狭窄的根尖孔与牙周组织相连(图1-1)。釉质和牙本质相交的面称釉质牙本质界,釉质和牙骨质相交的面称釉质牙骨质界,而牙本质和牙骨质相交的面称牙本质牙骨质界。

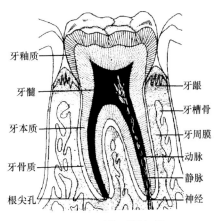

图1-1　牙体牙周组织

第1节　釉　　质

釉质覆盖于牙冠部表面,暴露于口腔中。它是全身最硬的高度矿化的组织,无细胞、无血液循环、无神经也无再生能力。釉质对咀嚼压力和摩擦力具有高度耐受性。

一、理 化 特 性

1. 硬度 釉质硬度最大,因此对咀嚼磨耗有较大的抵抗力,同时是深部牙本质和牙髓的保护层。釉质的脆性很大易于折断,但釉柱晶体的排列方式和位于其深部的牙本质有一定的弹性,可降低其脆性而不致碎裂。牙位不同的釉质硬度有所差异,一般恒牙的硬度大于乳牙,上颌牙的硬度大于下颌牙,釉质表层硬度大于深部。

2. 化学成分 成熟釉质大部分由无机物组成,占釉质总重量的96%～97%,其余的为有机物和水。按体积计,其无机物占总体积的86%,有机物占2%,水占12%。主要成分是羟基磷灰石$[Ca_{10}(PO_4)_6(OH)_2]$晶体,其间尚含有少量的氟、镁、锂、硼、钡、铁、铅、锰、锌等微量元素及碳酸盐。其中氟、钡等可使釉质晶体具有抗龋能力,而碳酸盐、铁等则使釉质更易患龋。

3. 颜色 釉质呈乳白色或淡黄色,其颜色与釉质矿化程度有关,矿化程度越高,釉质越透明,其深部牙本质的黄色越易透过而呈淡黄色。乳牙由于釉质矿化程度较恒牙低,透明度差,牙本质颜色不能透过而呈乳白色。

> **●链接**
> ─────────────────────────────
> ### 牙齿色泽——牙病的"晴雨表"
> 　正常牙的色泽呈乳白或淡黄色,半透明,有光泽。罹患龋病、氟斑牙或釉质发育不全时牙表面有白垩色、黄褐色或棕褐色的斑点或条纹;牙髓坏死时牙呈灰色或暗黄色;婴幼儿期如长期或大量服四环素类药,牙可呈棕黄或灰褐色;严重牙内吸收者,牙可呈粉红色。因此牙的色泽改变,反映了牙的结构变化,在诊断牙病上具有重要意义。

4. 分布及厚度 釉质分布于牙冠,厚薄不均。切牙的切缘处厚约2mm,磨牙的牙尖处厚约2.5mm,而乳牙的牙釉质非常薄,仅为0.5～1mm。釉质自切缘或牙尖处至牙颈部逐渐变薄,呈刀刃状。

二、组 织 结 构

(一) 基本结构——釉柱

釉质的基本结构是釉柱。釉柱是细长的矿化柱状结构,起自釉质牙本质界,呈放射状伸向牙釉质表面。在窝沟处,釉柱由釉质牙本质界向窝沟底部集中,而在近牙颈部,釉柱排列几乎呈水平状(图1-2)。釉柱自釉质牙本质界至牙表面的行程并不完全呈直线,近表面1/3较直,称为直釉,而近釉质牙本质界的2/3常扭曲绞绕,特别在牙切缘及牙尖处弯曲更为明显,称为绞釉(图1-3)。

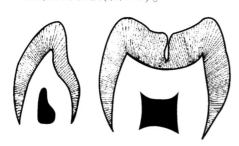

图1-2 釉柱排列方向

釉柱的直径平均为4～6μm。由于牙冠表面处釉质表面积比釉质牙本质界处宽大,因此,釉柱的直径在表面者较深部为大。光镜下釉柱的横剖面呈鱼鳞状(图1-4),纵断面上可见与釉柱的长轴相垂直的规律的横纹,横纹间距为2～6μm,平均4μm,代表每天釉质形成的速度(图1-5)。横纹的分布使釉柱看起来像梯子。横纹处矿化程度稍低,故当牙轻度脱矿时横纹较明显。

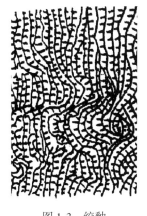

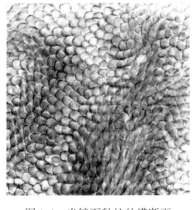

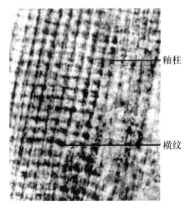

图 1-3 绞釉   图 1-4 光镜下釉柱的横断面   图 1-5 釉柱横纹

（鱼鳞状图像）

相邻釉柱之间的结构为釉柱鞘,含有机物较多,矿化程度较低,也称柱间质。

电镜下,釉柱横断面形态呈球拍样,有一个圆形较大的头部和一个较细长的尾部。相邻釉柱以头尾嵌合的形式排列。纵断面呈柱状。电镜观察,可见釉柱由具有一定排列方向的扁六棱柱形晶体组成。在一个釉柱尾部与相邻釉柱头部的两组晶体相交处呈现参差不齐的增宽了的间隙,称为釉柱间隙。这类间隙构成了釉柱头部清晰的弧形边界,即所谓的釉柱鞘或柱间质,此处矿化程度较低(图 1-6)。釉柱及釉柱鞘或柱间质的形成是钙盐晶体排列方向不同所致。

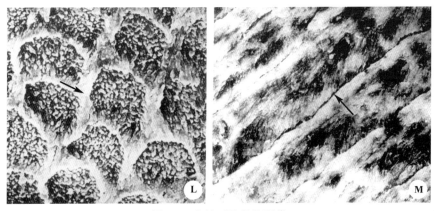

图 1-6 电镜下的釉柱图像

L:釉柱横断面扫描(箭头所指为釉柱横断面);M:釉柱纵断面扫描(箭头所指为釉柱鞘)

釉质中有些部位钙化程度较差,含有机物较多,形成了特殊的釉质结构。

（二）与釉质最初形成或周期性生长相关的结构

1. 釉质生长线 又名芮氏线,低倍镜下观察釉质横磨片时,可见此线呈深褐色同心环状排列,类似树木的年轮。在纵磨片中,生长线在牙尖部呈环形排列包绕牙尖,近牙颈处渐呈斜行线(图 1-7 和图 1-8)。釉质生长线实际上是釉质周期性生长速率改变所形成的间歇线,一般是 5~10 天釉质沉积的厚度,在发育不良的牙上更为明显。生长线到达釉质表面时,形成横行的嵴状结构即牙面平行线。

在乳牙和第一恒磨牙的磨片上,常可见一条加重了的生长线。这是因为这些牙的釉质

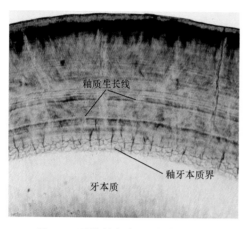

图 1-7　牙横断磨片,示釉质生长线

一部分形成于胎儿期,另一部分形成于婴儿出生以后。当婴儿出生时,由于环境及营养的变化,该部位的釉质发育受到干扰,特称其为新生线。生长线是研究釉质发育状况的一个标志。

2. 釉板　是一薄片状、贯穿釉质层的结构缺陷,从釉质表面延伸至釉质不同深度,部分可达釉牙本质界甚至牙本质内。在磨片中观察呈深色裂隙状结构(图1-9)。釉板的形成可能是由于某些釉柱的成熟不全,或萌出后釉质因负重而产生裂隙。该处矿化程度低,含有机物较多,特别是在窝沟底部及牙邻面的釉板,

被认为是龋发展的有利通道。但绝大多数釉板是无害的,而且也可因唾液中矿物盐的沉积而发生再矿化。

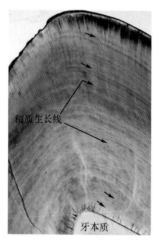
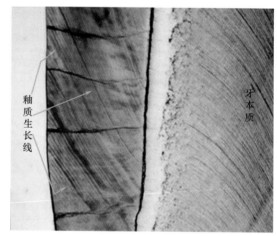

图 1-8　釉质生长线(纵磨片)

3. 釉丛　是在磨片上近釉牙本质界内1/3的釉质中,呈褐色,类似于草丛状的结构(图1-10)。釉丛的形成可能是由于釉质钙化不良,导致釉柱间釉质基质蛋白残留所致。由于其排列的关系,在横断面上更容易观察。釉丛可能属于釉质发育的缺陷,矿化程度低,在釉牙本质界的间隔约为100μm。

4. 釉梭　是从釉牙本质界伸向釉质的纺锤状结构,形成于釉质发生的早期。

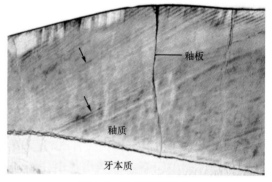

图 1-9　釉质横断磨片

此时成牙本质细胞突起穿过成釉器的基膜,伸向前成釉细胞之间。在釉质形成时,此突起即被釉质包埋留在釉质中。在磨片中,以牙尖及切缘部位较为多见(图1-10)。

（三）表面结构——釉面横纹

釉面横纹是指釉质表面呈平行排列并与牙长轴垂直的浅凹线纹,间隔为30～100μm,又称牙面平行线,在牙颈部尤为明显,呈叠瓦状。这是牙呈节律性发育的现象,也是釉质生长线到达牙表面的部位(图1-11)。

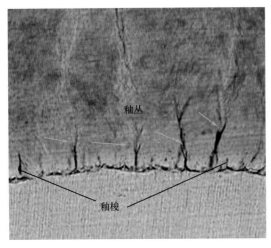

图1-10　牙横断磨片示釉丛和釉梭

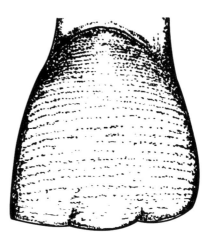

图1-11　釉面横纹

（四）釉质牙本质界

釉质牙本质界(EDJ)简称釉牙本质界,其外形呈连续贝壳状的弧形而不是一条直线。弧形线凸面向着牙本质,凹面向着牙釉质,此种连接增大了釉质和牙本质的接触面,有利于两种组织更牢固地结合。

（五）与釉柱排列方向相关的结构——无釉柱釉质

在近釉牙本质界最先形成的釉质和多数乳牙及恒牙表层20～100μm厚处,均看不到釉柱结构,即为无釉柱釉质,电镜下可见晶体相互平行排列。釉质表层与其深层的结构成分不同,含氟量高,矿化程度高,有较强的抗酸能力,不易被酸溶解。

三、釉质结构的临床意义

1. 临床上常用氟化物来预防釉质龋的发生。因为龋病的始发往往和釉质磷灰石晶体的溶解破坏有关,氟的存在使羟基磷灰石晶体结构更加稳定,从而增加其对酸的抵抗力,增强抗龋能力。

2. 在釉质的咬合面,有小的点隙和狭长的裂隙。剖面观这些裂隙形状不一,多窄而长,呈漏斗状或口小底大,深度可达釉质深部(图1-12),但探针仍不能探入。细菌和食物残渣易滞留于此而不易清洁,故常成为龋的始发部位。因此临床上如能采取措施早期封闭这些点隙裂沟,对龋的预防有一定帮助,有利于降低患龋率。

3. 釉柱的排列方向在临床上具有重要意义。绞釉的排列方式可增强釉质的抗剪切强度,咀嚼时不易被劈裂。在切割牙体时如需劈裂牙釉质,施力方向必须尽量与釉柱排列方向一致。在治疗龋病制备洞形时,一般不宜保留失去牙本质支持的悬空釉柱,因其受力时常易碎裂,从而导致窝洞边缘的继发龋。

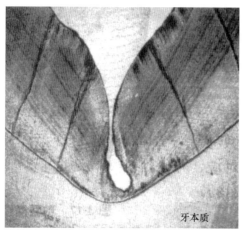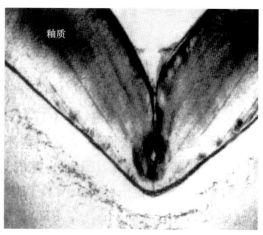

图 1-12　窝沟

4. 釉质表面酸蚀是树脂修复、窝沟封闭或矫正时带环粘固前的重要步骤。酸蚀使得釉质无机磷灰石部分溶解而形成蜂窝状的粗糙表面,从而有利于复合树脂渗入形成树脂突,以增加固位力。釉质表面的溶解常与釉柱和晶体的排列方向有关,因此,在对无釉柱釉质,尤其是乳牙进行酸蚀处理时,应适当延长酸蚀时间,以清除无釉柱釉质,因为无釉柱釉质的晶体排列方向一致,酸蚀后釉质表面变化不理想。

第 2 节　牙 本 质

牙本质是包绕髓腔周围构成牙齿主体的、有弹性的硬组织,终生可不断形成。主要功能是保护其内部的牙髓和支持其表面的釉质。由于牙本质和牙髓在胚胎发生和功能上关系密切,故二者常合称为牙髓牙本质复合体。

一、理 化 特 性

1. 硬度　牙本质的硬度比釉质低,比骨组织稍高。

2. 化学成分　牙本质的无机物主要也为磷灰石晶体,但体积较小,约占成熟牙本质总重量的 70%,有机物为 20%,水为 10%。牙本质因其较高的有机物含量及牙本质小管内水分的存在而具有一定的弹性,为硬而易碎的釉质提供了一个良好的缓冲环境。

3. 颜色　牙本质呈淡黄色,且随年龄增长继续有钙盐沉积,故老年人的牙本质色更深、质更硬。

4. 分布　牙本质在牙冠部、牙颈部、牙根部均有分布。

二、组 织 结 构

牙本质主要由牙本质小管、成牙本质细胞突起和细胞间质所组成。

（一）牙本质小管

牙本质小管为贯通于牙本质全层的管状空间,其内充满了组织液和一定量的成牙本质细胞突起。牙本质小管起自牙髓表面向釉牙本质界呈放射状排列,在牙尖部及根尖部小管较直,而在牙颈部则弯曲呈“～”形,称为初级弯曲,近牙髓端的凸弯向着根尖方向。

牙本质小管近牙髓一端较粗,其直径约 $2.5\mu m$,越向表面越细,近表面处为 $0.9\sim 1\mu m$,且排列稀疏,沿途分出许多侧支,并与邻近小管的侧支相吻合(图 1-13)。牙根部牙本质小管的分支数目比冠部者多。

（二）成牙本质细胞突起

成牙本质细胞突起是成牙本质细胞的胞质突,该细胞体位于紧邻牙本质的牙髓腔表面,呈整齐的单层排列。成牙本质细胞突起伸入牙本质小管内,在其整个行程中亦分出许多侧支伸入到小管的相应分支中。透射电镜显示成牙本质细胞突起延伸至牙本质小管的近髓端 1/3,扫描电镜显示成牙本质细胞突起到达了釉牙本质界,有的包埋在釉质内即为釉梭。成牙本质细胞突起和牙本质小管之间有一条小的空隙,称为成牙本质细胞突周间隙,内含组织液和少量有机物,为牙本质物质交换的主要场所。

（三）细胞间质

牙本质的细胞间质大部分为矿化的间质,其中有细小的胶原纤维,主要为 I 型胶原。牙本质的矿化并不均匀,不同区域因其矿化差异而有特定的名称。

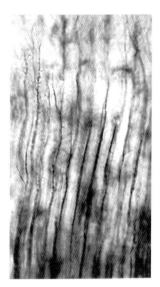

图 1-13　牙本质小管分支

1. 管周牙本质　为围绕成牙本质细胞突起周围的间质,呈环形的透明带(图 1-14),矿化程度高,含胶原纤维极少,它构成牙本质小管的管壁。

2. 管间牙本质　为位于管周牙本质之间的牙本质,其内胶原纤维较多,矿化程度较管周牙本质低(图 1-14)。

3. 球间牙本质　牙本质的钙化主要是球形钙化,由很多钙质小球融合而成。牙本质钙化不良时,钙质小球之间遗留下的未被钙化的间质称为球间牙本质,其中仍有牙本质小管通过,但无管周牙本质。主要见于牙冠部近釉牙本质界处,沿生长线分布,形态不规则,边缘呈凹形,很像相接球体之间的空隙(图 1-15)。

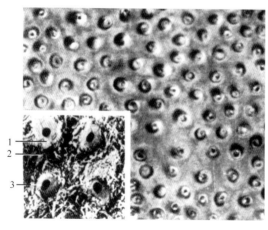

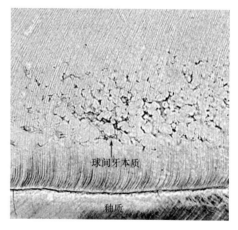

图 1-14　牙本质小管横断面　　　　　图 1-15　球间牙本质
1. 管周牙本质;2. 管间牙本质;3. 牙本质小管

4. 牙本质生长线　是一些与牙本质小管垂直的间歇线纹。与釉质生长线成因相似,它表示牙本质的发育和形成速率是周期性变化的。牙本质形成时,原发性牙本质基质的节律性沉积速率约为每天 4μm,称之为短时生长线,反映了牙本质每天的沉积量。牙本质中还有与短时生长线相重叠的、约每隔 5 天的周期性生长线,其中胶原纤维方向的改变更加明显,称长期生长线或 5 天生长线,也称埃布纳(von Ebner)生长线。如发育期间受到障碍,形成加重的生长线,则称为欧文线(Owen line)。在乳牙和第一恒磨牙,其牙本质也因部分形成于出生前,部分形成于出生后,故两者之间有一条明显的生长线,即新生线。

5. 前期牙本质　牙本质的形成过程是成牙本质细胞分泌基质并进一步发生矿化。由于牙本质终生都在形成,因此在成牙本质细胞和矿化牙本质之间总有一层尚未矿化的牙本质,厚度为 10 ~ 12μm,称为前期牙本质(图 1-16)。

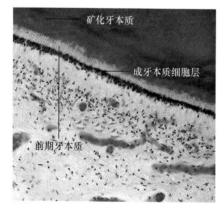

图 1-16　前期牙本质

三、牙本质的生理性和反应性变化

由于成牙本质细胞终生存在,所以牙本质是有活力的组织。随着年龄的增长及受到病理性刺激,牙本质都有明显的反应并产生相应的变化。生理情况下,按牙本质形成时期的不同,分为原发性牙本质和继发性牙本质。病理情况下可形成修复性牙本质、透明牙本质和死区等反应性改变。这些结构变化,具有重要的临床意义。

(一) 原发性牙本质

原发性牙本质是指在牙发育期间所形成的牙本质,它构成了牙本质的主体。最先形成的一层原发性牙本质,其基质胶原纤维主要来自于未完全分化的成牙本质细胞分泌的科尔夫(Korff)纤维,胶原纤维与牙本质小管平行排列。在冠部紧靠釉质者称罩牙本质,在根部紧靠牙骨质者称透明层。在罩牙本质和透明层内侧的牙本质又称髓周牙本质。

（二）继发性牙本质

继发性牙本质是指牙根发育完成（即根尖孔形成）后,在生理情况下,由成牙本质细胞继续形成的牙本质。其特点是:形成速度慢;牙本质小管排列方向稍呈水平,使其与牙发育期所形成的原发性牙本质之间常有一条明显分界线;位于整个髓腔表面,在磨牙和前磨牙,髓腔顶和底部的继发性牙本质比侧壁的厚。随着继发性牙本质的形成,髓腔逐渐变小。继发性牙本质在本质上是一种牙本质的增龄性改变。

（三）修复性牙本质

修复性牙本质是指在病理情况下,成牙本质细胞防御性反应所产生的牙本质。当釉质表面因磨损、酸蚀、龋等使其深部牙本质暴露时,成牙本质细胞受到程度不等的刺激,并部分发生变性。牙髓深层的未分化细胞可移向该处取代变性细胞并分化为成牙本质细胞,在与其相对应的髓腔壁上新形成一些牙本质,称之为修复性牙本质（图 1-17）,也称反应性牙本质或第三期牙本质。其特点是:形成速度较快;矿化程度低,牙本质小管的数目明显减少;小管排列紊乱,明显弯曲,有些区域仅含少数小管或不含小管。修复性牙本质可阻挡外界刺激,为一种积极防御反应,对牙髓有保护作用。

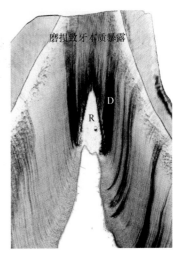

磨损致牙本质暴露

图 1-17　牙纵磨片,示修复性牙本质(R)和死区(D)

（四）透明牙本质

当牙本质受到磨损和较缓慢发展的龋刺激后,除形成上述修复性牙本质外,还可引起成牙本质细胞突起发生变性,变性后有钙盐沉积封闭小管,这样便可阻止外界的刺激传入牙髓。小管矿化封闭后,其折光率与小管周围间质折光率无明显差异,在磨片上呈透明状,故称之为透明牙本质,也称为硬化性牙本质。

（五）死区

死区是由于磨损、酸蚀或龋等较重的刺激,引起小管内的成牙本质细胞突起逐渐变性、分解、小管内充满空气所致。在透射光显微镜下观察时,此部分牙本质呈黑色,故称为死区,此区敏感度减低,常见于狭窄的髓角处。死区近髓端可见修复性牙本质（图 1-17）。

四、牙本质结构的临床意义

1. 牙本质内有机物较多,又有许多牙本质小管,因此病原菌一旦进入牙本质,则病变很快发展至牙髓。

2. 牙本质内含有来自牙髓的神经纤维,因此,牙本质对机械、温度及化学等刺激有明显的反应,特别在釉牙本质界和近髓处尤为敏感,这类反应所产生的唯一感觉就是"痛觉"。

3. 在深龋治疗时,可用盖髓剂如 $Ca(OH)_2$ 等覆盖在窝洞处,使软化的牙本质再矿化或促进修复性牙本质形成。

4. 牙本质是一种敏感的组织,尤其在牙根由于牙龈退缩,根部牙骨质的缺失或因磨耗使牙本质暴露时,牙即特别敏感不适。一些修复材料或牙本质硬化可缓解牙本质的敏感症状。

"倒牙"的自我保健

生活中,我们可能会看到有些人一吃冷、热、酸、甜的食物,就会出现牙齿酸痛的现象,俗称"倒牙",又称牙本质过敏症。此时大家可尝试以下方法进行自我保健:①咀嚼刚泡软的茶叶或核桃仁;②用生大蒜片反复涂擦敏感区;③在敏感处用棉棒反复涂擦脱敏牙膏(如氟化钠牙膏、舒适达牙膏);④纠正不良习惯:如横向用力刷牙、牙刷过硬、单侧咀嚼、咬硬物等;⑤牙龈萎缩者可配合用手指进行牙龈按摩。如若症状无减轻,应及时去医院就诊。

第3节 牙 髓

牙髓是位于牙髓腔内的疏松结缔组织,也是牙体中唯一的软组织,被坚硬的牙本质所包绕。牙髓中的血管、淋巴管和神经仅通过根尖孔与牙周组织相连。牙髓的主要功能是形成、营养、感觉、防御及修复。

一、组织结构

牙髓主要由细胞、细胞间质、神经、血管、淋巴管等组成。组织学上,牙髓可分为四层,即:①靠近前期牙本质的成牙本质细胞层;②细胞相对较少的乏细胞层;③细胞密集的多细胞层;④牙髓中央细胞均匀分布,称髓核或固有牙髓(图1-18),富含血管、神经。

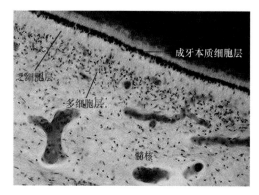

图1-18 牙髓组织

(一)细胞

1. 成牙本质细胞 位于牙髓周围,紧靠前期牙本质排列成一层,其主要功能是形成牙本质。成牙本质细胞在年轻恒牙的冠部为高柱状,反映了细胞的高活性状态;在牙根中部逐渐变为立方形细胞;接近根尖部的成牙本质细胞为扁平状,呈现相对休止状态。细胞顶端有一个细长的突起伸入牙本质小管内,因此成牙本质细胞层实际上由成牙本质细胞的胞体构成。在正常情况下只要牙髓保持活力,牙本质终生都可形成。

电镜下,可见成牙本质细胞的胞核位于远离其突起的基底部,核的上方有粗面内质网和高尔基复合体。尤其在牙本质形成的活跃时期,成牙本质细胞具有合成和分泌蛋白质功能的细胞特征:细胞内高尔基复合体显著,粗面内质网丰富,线粒体遍布于整个胞质内(图1-19)。

2. 成纤维细胞 是牙髓中的主要细胞,故又

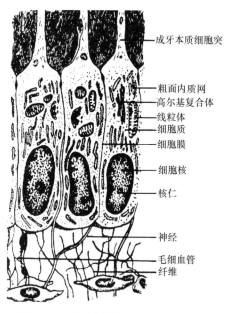

图1-19 成牙本质细胞的超微结构图

称为牙髓细胞。细胞呈星形,有胞质突起互相连接,核染色深,胞质淡染、均匀,其主要功能是合成胶原。电镜下有丰富的粗面内质网和线粒体以及发达的高尔基复合体等,表明它有活跃的合成胶原的功能。随着年龄的老化,成纤维细胞数量减少,形态呈扁平梭形,细胞器减少,合成和分泌功能下降。成纤维细胞在创伤修复机制中的作用非常重要。在适当的刺激下,成纤维细胞可分化为新的成纤维细胞或成牙本质细胞。

3. 巨噬细胞和未分化间充质细胞　常位于小血管及毛细血管周围。巨噬细胞为椭圆形或梭形,体积较大,胞核染色深。在活体染色中,可见胞质内储有染料颗粒。电镜下胞质内含溶酶体。巨噬细胞在细胞更新时可吞噬死亡细胞,在炎症中也发挥作用。未分化的间充质细胞是牙髓干细胞,具有自我更新、多向分化的潜能。平时保持静止状态,在受到刺激如牙髓损伤和修复时,它可分化为成牙本质细胞、成纤维细胞等,从而维持局部组织的稳态平衡。老年人牙髓中未分化间充质细胞较少,故再生能力差。

4. 树突状细胞　是近年来得到证实的牙髓中的细胞。该细胞见于整个牙髓,常有 3 个以上的胞质突起,是牙髓免疫防御系统中重要的组成部分。

5. 淋巴细胞　以往认为,正常无炎症牙髓组织中无淋巴细胞。但研究证明,T 淋巴细胞是正常牙髓中的一种重要的细胞。淋巴细胞是牙髓中的主要免疫反应细胞。

(二) 细胞间质

细胞间质由基质和纤维组成。基质为无定型的胶样物,富含阴离子多糖,与牙髓组织含水的性质有关。纤维主要是胶原纤维和嗜银纤维,弹力纤维仅存在于较大的血管壁上。胶原纤维主要由 I 型和 III 型纤维组成,纤维交织成网状。随着年龄的增加,纤维的量也逐渐增加。嗜银纤维即网状纤维,为纤细的纤维,主要构成也是 III 型胶原蛋白,只有在银染色时才能显示呈黑色。在牙本质形成的早期,牙髓边缘聚集有粗大的科尔夫纤维束。

(三) 血管及神经

牙髓内血管及神经很丰富。血管来自牙槽动脉分支,经根尖孔进入牙髓,改称为牙髓动脉,沿牙髓中轴前进,沿途分出小支,最终在牙本质细胞层下方形成一个稠密的毛细血管丛。毛细血管后静脉汇成牙髓静脉与牙髓动脉伴行,出根尖孔转为牙槽静脉。

牙髓内的感觉神经和节后交感神经分别来自三叉神经和颈上神经节,进入牙髓的两种感觉神经为有髓 A-δ、A-β 纤维和无髓 C 纤维。有髓纤维与各种伤害的感受有关;无髓纤维的传入部分与伤害的感受有关,传出部分为节后交感神经。牙髓内多数是有髓神经,传导痛觉,但缺乏定位能力;少数为无髓神经,系交感神经,可调节血管的收缩和舒张。牙髓神经伴随血管自根尖孔进入牙髓,并逐渐分成很多更细的分支,近多细胞层处形成神经网,称为神经壁层。此层神经通过多细胞层、无细胞层和成牙本质细胞层,止于牙髓、牙本质交界处的成牙本质细胞突起之间或牙本质小管内。

二、牙髓的增龄性变化及牙髓组织结构的临床意义

1. 牙髓组织有明显的增龄变化。当牙发育完成后,牙髓一生都在缓慢地形成继发性牙本质,使牙髓腔的体积变小。同时随着年龄的增长牙髓组织中的细胞、血管成分逐渐减少,纤维成分增加,牙髓活力降低,出现退行性改变,防御和修复能力减退,活髓保存疗法成功的可能性小。因此,在做牙髓治疗时,应考虑年龄因素,并注意髓腔和根管形态的变化。

2. 由于牙髓和牙本质关系密切，任何刺激加到牙本质表面时，与该部位相应的牙髓组织必然发生反应。若刺激较慢、较弱，可形成修复性牙本质，并可部分造成牙髓组织的各类退行性变；若刺激较强烈，则可发生炎症反应。由于牙髓血管管壁薄，炎症时易于扩张、充血及渗出，牙髓四周又为坚硬的牙本质壁所包围，缺乏侧支循环系统，一旦发生炎症，就没有缓冲余地，致使髓腔内压力急剧增高，压迫神经末梢，引起剧烈疼痛。

3. 牙髓神经对外界刺激不论是冷、热、压力还是化学变化等不能区分感受，其唯一的反应为痛觉，这可能是因为牙髓缺乏对这些刺激的感受器。此外，牙髓神经还缺乏定位能力，故牙髓炎患者往往不能准确指出患牙的部位。

4. 牙髓组织有修复再生的能力，但由于牙髓的解剖条件所限，其修复再生能力是有限的。当牙髓受到非感染性的较轻损伤时，修复一般良好。对于新鲜暴露的牙髓，经适当的临床治疗后，可形成牙本质桥。在成牙本质细胞损伤后，相应部位牙髓内的未分化间充质细胞可分化为成牙本质细胞而形成牙本质桥。当牙髓由于感染而发生炎症时，完全的修复性再生则是困难的。这对临床牙髓病的治疗具有参考价值。

第4节　牙　骨　质

牙骨质是覆盖根部牙本质的薄层矿化硬组织，其在解剖学上属于牙体组织，在功能上属于牙周组织。正常情况下牙骨质只有新生现象而不发生吸收，在乳恒牙交替或根尖有炎症和创伤时，则可导致牙骨质的吸收。牙骨质是维系牙和牙周组织联系的重要结构。

一、理　化　特　性

1. 硬度　牙骨质与骨组织的组成类似，但硬度较骨和牙本质低。

2. 化学成分　无机盐含量约占牙骨质总重量的45%~50%，有机物和水约50%~55%。无机盐与釉质、牙本质中的一样，以钙、磷离子为主，并主要以磷灰石的形式存在。此外，还含有多种微量元素，氟的含量较其他矿化组织为多，主要分布在外表面区，且随着年龄增长而增高。牙骨质中的有机物主要为胶原蛋白和非胶原。最主要的为Ⅰ型胶原，主要起结构和形态作用并为矿化晶体提供框架，占所有胶原的90%。也有少许Ⅲ型和Ⅻ型胶原，其功能主要为参与牙骨质的矿化。

3. 颜色　牙骨质色淡黄，略深于牙本质。

4. 分布及厚度　牙骨质分布于根部牙本质表面，近牙颈部较薄约20~50μm，在根尖和磨牙根分叉处较厚约150~200μm。

二、组　织　结　构

牙骨质的组织结构与密质骨相似，由细胞和矿化的细胞间质组成，但不同于骨的是牙骨质无哈佛管，也无血管和神经。根据牙骨质细胞在间质中的分布状况，将牙骨质分为无细胞牙骨质和细胞牙骨质(图1-20)。

(一) 细胞

成熟牙骨质细胞位于牙骨质基质陷窝内，类似于骨细胞，有许多细小的胞质突起向牙周膜方向伸展，借以从牙周膜吸取营养，邻近的细胞突起可相互吻合。电镜下可见细胞器较稀疏，内质网可扩张，线粒体稀少。

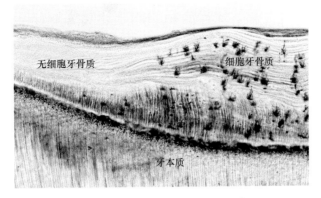

图 1-20　牙纵断磨片(示牙骨质结构)

1. 无细胞牙骨质　即原发性牙骨质,主要由牙骨质层板构成而无细胞。分布于自牙颈部到近根尖 1/3 处,牙颈部往往全部由无细胞牙骨质所占据。牙骨质是分层形成的,新的一层沉积在先前的一层上,构成牙骨质层板。

2. 细胞牙骨质　即继发性牙骨质,常位于无细胞牙骨质的表面,或者细胞牙骨质和无细胞牙骨质交替排列。但在根尖部 1/3 可以全部为细胞牙骨质。

(二) 细胞间质

牙骨质细胞间质内的纤维主要由成牙骨质细胞和牙周膜成纤维细胞产生的胶原纤维构成。前者纤维排列与牙根表面平行,后者与牙根表面垂直并穿插于其中,又称为穿通纤维或沙比纤维。基质主要由蛋白多糖和矿物盐组成,后者以磷灰石晶体的形式沉积在胶原纤维上形成钙化的基质。由于牙骨质的形成是持续而有节律性的,故可呈现层板状结构,层板之间为生长线间隔。

(三) 釉质牙骨质界

简称釉牙骨质界。釉质和牙骨质在牙颈部相接,其相接处有三种不同情况:约 60% 是少量牙骨质覆盖在釉质表面;约 30% 是釉质和牙骨质端端相接;约 10% 左右是两者分离(图1-21),该处牙本质外露,仅为牙龈所覆盖,一旦牙龈萎缩,暴露的牙本质易发生过敏症状。

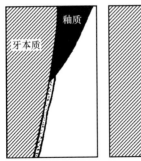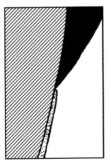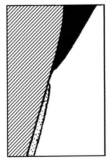

图 1-21　釉牙骨质界的三种连接形式

(四) 牙本质牙骨质界

牙本质和牙骨质是紧密结合的,光镜观结合处呈一条较平坦的界线,但电镜下可见该处牙本质和牙骨质的胶原纤维相互缠绕。

三、牙骨质结构的临床意义

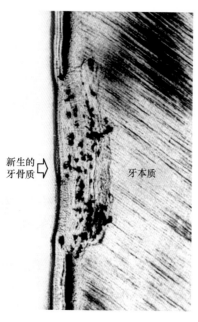

图 1-22　牙骨质的修复作用
新生的细胞牙骨质填补了根面牙本质吸收区

图中标注：新生的牙骨质、牙本质

1. 在生理情况下，牙骨质对于压力较牙槽骨具有更强的抗吸收能力，因此正畸治疗时利用牙槽骨的不断重塑和改建使牙齿移动而不发生牙骨质的吸收。

2. 牙周膜纤维发生改变和更替时，新的胶原纤维重新附着至牙根。牙骨质可通过不断的增生沉积，使新的牙周膜纤维附着于牙根，以代替老化的纤维。

3. 当牙根表面有小范围的病理性吸收或牙骨质折裂时，均可由牙骨质的沉积而得到修复（图 1-22），在牙髓和根尖周病治疗后，牙骨质能新生并覆盖根尖孔；牙周炎治疗后，新的牙骨质沉积并使新的牙周膜纤维重新附着于牙根，重建牙体与牙周的连接关系。在修复中形成的牙骨质，可以是细胞牙骨质或无细胞牙骨质。但当牙骨质过度增生时与牙槽骨粘连可造成拔牙困难。

4. 当牙的切缘和咬合面受到磨损时，可通过根尖牙骨质的形成而得到一定的补偿。临床表现为牙齿继续萌出。

目 标 检 测

A₁ 型题

1. 有关釉柱的说法不正确的是
   A. 窝沟处，釉柱由釉牙本质界向窝沟底部集中，呈放射状
   B. 近牙颈部，排列几乎呈水平状
   C. 起自釉牙本质界贯穿釉质全层而达牙面
   D. 釉柱的直径在表面者较深部为小
   E. 釉柱的直径平均为 $4 \sim 6\mu m$

2. 牙面呈淡黄色的原因是
   A. 釉质钙化不良
   B. 釉质缺损，露出牙本质的颜色
   C. 釉质本身的颜色
   D. 釉质钙化程度高，透过的牙本质颜色
   E. 釉质很薄

3. "釉梭"是
   A. 成牙本质细胞埋入釉质中
   B. 钙化不良的釉柱
   C. 畸变的釉柱
   D. 成牙本质细胞末端突起的膨大部分
   E. 釉质的裂隙

4. 釉板可成为龋病致病菌侵入的途径的原因是
   A. 一种裂隙
   B. 过度的钙化
   C. 未钙化
   D. 含有较多的有机物
   E. 钙化不良

5. 修复性牙本质位于
   A. 受刺激牙本质小管周围
   B. 紧临受刺激牙本质小管深层
   C. 紧临受刺激牙本质小管浅层
   D. 受刺激牙本质小管相对应髓腔侧
   E. 病变牙本质处

6. 有关牙髓的说法不正确的是
   A. 细胞包括成牙本质细胞、成纤维细胞、组织细胞和未分化间充质细胞等
   B. 主要功能是形成牙本质、营养、感觉、防御及修复
   C. 牙髓神经有定位能力，牙髓炎患者能明确指出患牙
   D. 牙髓由外向内分别为成牙本质细胞层、乏细

胞层、多细胞层、固有牙髓

   E. 牙髓有增龄性变化

B 型题

(7 ~ 11 题共用备选答案)

   A. 起自釉质牙本质界,贯穿牙釉质全层而达牙的表面的柱状结构

   B. 低倍镜下可见自釉质牙本质界向外,沿釉质形成方向环形排列,包绕牙尖的线

   C. 垂直于牙面,有的停止于牙釉质内,有的达釉质牙本质界的一层薄层板状结构

   D. 起自釉质牙本质界,向牙表面散开,呈草丛状的结构

   E. 位于釉质牙本质界交界处,在牙尖部较多见的纺锤状结构

7. 釉质生长线

8. 釉板

9. 釉柱

10. 釉丛

11. 釉梭

(12 ~ 15 题共用备选答案)

   A. 在成牙本质细胞和矿化牙本质之间是一层未钙化的牙本质

   B. 牙本质钙质小球之间遗留的未钙化间质

   C. 在冠部靠近釉质和根部靠近牙骨质最先形成的牙本质

   D. 牙齿发育完成后形成的牙本质

   E. 釉质表面因磨损、酸蚀、龋病等而遭受破坏时,部分成牙本质细胞续形成的牙本质

12. 继发性牙本质是

13. 前期牙本质是

14. 修复性牙本质是

15. 球间牙本质是

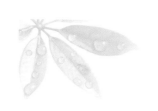

第 2 章
牙 周 组 织

1. 牙龈的表面解剖。
2. 牙龈、牙周膜的组织学结构。
3. 牙槽骨的组织学结构及生物学特性。

任务引领

生活中,如果你是一个细心的人,可能经常会看到:有些人的牙龈呈浅粉红色,并有点状凹陷;而有些人的牙龈则呈紫红色,并且肿胀光亮,刷牙或一咬硬物就出血。有些人的牙齿由于种种原因如龋坏、外伤等脱落后,牙齿周围组织也会逐渐萎缩甚至消失。究竟是什么原因导致了这些现象?这些现象中又有哪些是正常的,哪些是病态的?从组织学角度如何解释呢?

牙周组织是牙的支持组织包括牙周膜、牙槽骨、牙骨质和牙龈。牙骨质虽然属于牙体组织,但它与牙龈、牙周膜和牙槽骨共同构成了一个功能系统,将牙齿牢牢地固定于牙槽窝,承受咬合力,同时使口腔黏膜与牙体硬组织之间形成一个良好的密闭状态。牙周组织主要起到保护与支持牙齿的作用。

第 1 节 牙 龈

牙龈是包围和覆盖在牙颈部和牙槽嵴的口腔黏膜,呈浅粉色,坚韧而不活动,与红色的牙槽黏膜有明显的分界线,在腭部,牙龈与硬腭黏膜相互移行,无明显的界限。牙龈可分为游离龈、附着龈、牙间乳头三部分(图2-1)。

一、表 面 解 剖

1. 游离龈 是指牙龈边缘不与牙面附着的部分。它游离可动,呈连续的半月形弯曲,色泽比附着龈稍红。游离龈与牙面之间有一条环状狭小的空隙,称为龈沟,正常深度 0.5～3mm,平均深度 1.8mm。如超过3mm,通常认为是病理性的,称为牙周袋。龈沟内有龈沟液,成分与血清相似,具有清除异物,抗菌和增强牙龈免疫力的能力,但同时又是微生物的培养基。龈沟底部为结合上皮的起点,内壁为牙釉质,外壁衬以龈沟上皮。

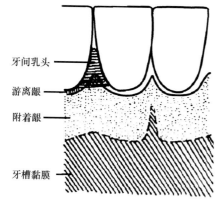

牙间乳头
游离龈
附着龈
牙槽黏膜

图 2-1　牙龈表面解剖

2. 附着龈 附着龈在游离龈的根方,紧密附着在牙槽嵴表面。色粉红,质坚韧,表面呈橘皮状,有许多点状凹陷称为点彩。它的浅凹是牙龈上皮钉突插入固有层所致。点彩的明显程度与个体、年龄、性别及健康状况有关。一般有40%左右健康牙龈有较明显点彩,其中男性又较女性显著。在牙龈炎症水肿时点彩可消失。

3. 牙间乳头和龈谷 牙龈呈锥体状充填于邻近两牙的牙间隙部分称为牙间乳头,也称龈乳头。在后牙,颊侧和舌(腭)侧龈乳头顶端位置高,在牙邻面接触点下相互连接处低平、下凹像山谷,故称为龈谷(图2-2)。该处不易清洁,易形成菌斑和牙石,故牙间区牙龈炎的发病率明显高于其他部位。

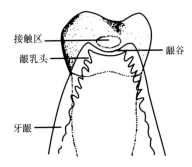

图 2-2 龈谷

二、组织学结构

牙龈是口腔黏膜的一部分,由上皮和固有层组成,无黏膜下层。上皮钉突狭长而密集,加强了上皮与固有层的连接。

1. 上皮层 牙龈的上皮按部位分为四种:牙龈上皮、龈沟上皮、结合上皮和龈谷上皮。

(1) 牙龈上皮:牙龈上皮指覆盖于游离龈,附着龈及牙间乳头外表面的上皮部分,为复层鳞状上皮,表面为明显角化或不全角化。上皮钉突细长而多,较深地插入固有层中,使上皮与深层组织牢固地连接。

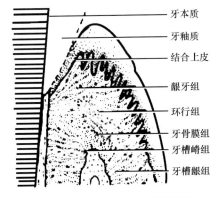

图 2-3 牙龈结合上皮与牙龈纤维

(2) 龈沟上皮:是牙龈上皮越过游离龈的边缘,转向内侧,覆盖于龈沟壁的上皮。该上皮为复层鳞状上皮,无角化,有上皮钉突。龈沟上皮的末端与结合上皮相连,但两者之间有明显分界。龈沟上皮不能抵抗机械力,易破裂。上皮下结缔组织中常见不同程度的炎细胞浸润,这是由龈沟内食物分解产物和细菌的刺激所引起。

(3) 结合上皮:是龈沟上皮的延续部分,附着在牙体表面呈带状。结合上皮从龈沟底部向根尖方向附着在釉质或牙骨质表面,此上皮为无角化的复层鳞状上皮,在龈沟底部为15~30层细胞,向根尖方向逐渐变薄为3~4层细胞。上皮细胞呈扁平状,其长轴与牙面平行,无上皮钉突(图2-3)。如受到刺激,可见上皮钉突增生,伸入结缔组织中。

> **链接**
>
> ### 结合上皮的特殊结构
>
> 电镜下,结合上皮与牙面之间有两个基板,即透明板和密板。结合上皮以半桥粒形式与牙面紧密结合。这种基板-半桥粒的结合方式类似于上皮和结缔组织的连接(图2-4)。结合上皮的位置与牙的萌出状态有关。年轻时结合上皮附着在釉质上,随年龄增长逐渐向根方移动,中年以后多在牙骨质表面。结合上皮与牙的结合可称龈牙结合,此结合方式是机体唯一的暴露于外界的软硬组织的结合,同时也是牙周组织的薄弱部位。结合上皮的损伤,易造成龈牙结合关系的破坏。

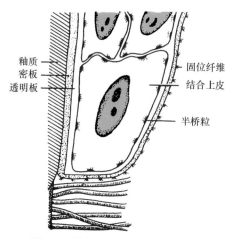

釉质
密板
透明板
固位纤维
结合上皮
半桥粒

图 2-4　结合上皮超微结构示意图

（4）龈谷上皮：此上皮为薄层的无角化上皮，有上皮钉突深入到结缔组织中。龈谷上皮和结合上皮都是来自牙上皮，目前没有证据表明龈谷上皮的结构可成为引起牙周炎的薄弱区。但因解剖位置的关系，龈谷区易有细菌和菌斑沉积而发生牙周炎。

2. 固有层　由致密的结缔组织构成。高而长的结缔组织乳头使局部上皮隆起，隆起部分之间的凹陷处，相当于细长的上皮钉突，上皮钉突表面形成浅凹即为点彩。

固有层含有丰富的胶原纤维，并直接附着在牙槽骨和牙颈部，使牙龈与深部组织稳固贴附，只有少量弹力纤维分布在血管壁。胶原纤维呈束状向各种方向排列。可分为以下几组（图 2-5）：①龈牙组：此纤维位于牙颈部，一端埋于牙颈部的牙骨质，另一端伸向冠方分散于牙龈中，它是牙龈中最多的一组纤维。②牙槽龈组：此纤维一端埋于牙槽骨内，另一端向牙冠方向分散于牙龈中。③环行组：纤维围绕牙颈部呈环行排列。这组纤维最小，并且穿插于其他纤维束之间。④牙骨膜组：纤维起自牙颈部牙骨质，越过牙槽嵴，止于牙槽骨密质骨的骨膜。其功能是将牙向牙槽窝内牵引。⑤越隔组：纤维位于相邻两牙之间，是连接相邻牙的一组强大的纤维束。纤维起自牙颈部的牙骨质，呈水平方向越过牙槽嵴顶，止于邻牙牙颈部的牙骨质。其功能是保持相邻两牙的正常位置，抵抗侧方压力，阻止牙向近、远中方向倾斜。

①、②、③组纤维的主要功能是牵引固定牙龈，使其紧密贴附于牙体及牙槽骨。

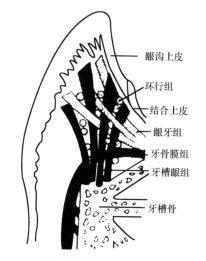

龈沟上皮
环行组
结合上皮
龈牙组
牙骨膜组
牙槽龈组
牙槽骨

图 2-5　牙龈纤维束分布示意图（唇颊舌面）

第 2 节　牙　周　膜

牙周膜是位于牙骨质与牙槽骨之间的致密结缔组织，环绕在牙根周围。主要功能是连接牙骨质与牙槽骨，使牙牢固地悬吊在牙槽窝内，并能抵抗和调节牙所承受的咀嚼压力。因其具有悬韧带的作用，故又称牙周韧带（图 2-6）。

牙周膜厚度为 0.15～0.38mm，根中 1/3 最薄。在 X 线片上牙周膜显示为一条环绕牙根的透射间隙，故又称牙周间隙。

一、组　织　结　构

牙周膜主要由纤维、基质和细胞组成，另外还有血管、牙骨质小体、淋巴管及神经等。

1. 纤维　牙周膜的纤维主要为胶原纤维,大多数集合成束,并有一定的排列方向,称主纤维。这些纤维的一端埋入牙槽骨内,另一端埋入牙骨质内。被包埋在牙骨质及牙槽骨中的主纤维称为穿通纤维。另有少量不成束的疏松纤维游离穿插于主纤维束之间,称间隙纤维,牙周膜的血管神经穿行其中。

由于主纤维所在的部位和功能不同,其排列方向也不同,自牙颈部向根尖可分为下列五组(图2-7)。

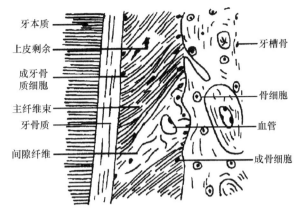

图2-6　牙周膜结构示意图

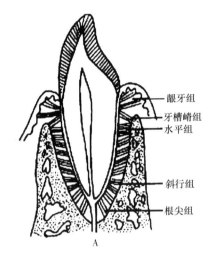
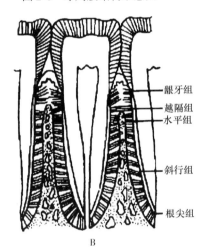

图2-7　牙周膜主纤维分布模式图

A. 唇舌方向所见的主纤维束;B. 近远中方向所见的主纤维束

(1)牙槽嵴组:起自牙颈部的牙骨质,向外下方走行,止于牙槽嵴顶。这组纤维仅位于牙的唇(颊)、舌面,邻面缺如。其功能是将牙向牙槽窝内牵引,防止牙向唇舌方向倾斜。

(2)水平组:位于牙槽嵴组纤维的根方,起自牙根颈部四周牙骨质,呈水平方向走行止于牙槽骨。其功能是维持牙直立状态,与牙槽嵴组纤维共同对抗侧方压力,防止其向任何方向倾斜。

(3)斜行组:是牙周膜中数量最多、力量最强、分布最广的一组纤维,除牙颈部、根尖部及根分叉处以外,均为斜行组纤维的分布区。纤维起自牙骨质内,倾斜约45°向牙槽嵴顶走行,止于牙槽骨。埋入牙槽骨的一端近牙颈部,埋入牙骨质的一端近根尖部。其功能是悬吊牙,并将施加到牙上的压力转变成平均分布的牵引力,作用于牙槽骨上,使牙能承受较大的咀嚼力。由于纤维在水平切面上呈交织状排列,可以限制牙的转动(图2-8和图2-9)。

(4)根尖组:起自根尖部牙骨质,呈放射状止于根尖周围牙槽骨。其功能是固定根尖的位置,保护进出根尖孔的血管和神经。

(5)根间组:此纤维只存在于多根牙,起自牙根间隔顶部,呈放射状止于根分叉处的牙骨质。功能是将牙向牙槽窝内牵引。

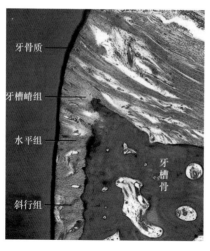

图 2-8　主纤维束的牙槽嵴组、水平组

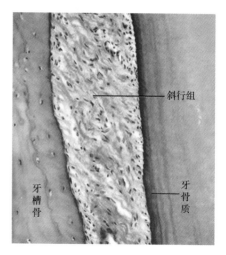

图 2-9　牙周膜斜行组

2. 基质　基质是一种无结构的胶状物质,充填于牙周膜的各种有形成分之间,主要成分为氨基葡聚糖(GAG)和糖蛋白。基质中含水量约70%,这种组成对缓冲牙所承受的咀嚼压力起到了积极作用。

3. 细胞

(1)成纤维细胞:是牙周膜中最重要的细胞,且数量最多,分布于纤维之间。细胞呈星形或梭形,其排列方向与纤维束的长轴平行,细胞突起穿行在纤维束之间(图2-9)。成纤维细胞可以合成牙周膜的胶原纤维,同时还有消化吸收胶原的功能。这种不断形成与吸收的功能,在牙周膜的改建和更新过程中起重要作用。

(2)成牙骨质细胞:分布在邻近牙骨质的牙周膜中,细胞扁平,胞核圆或卵圆形,单层紧贴在牙根表面,其主要功能是形成牙骨质,在牙骨质形成时呈不规则立方状。

(3)成骨细胞:位于新形成的牙槽骨表面,活动时较丰满,呈不规则立方形,核大,静止期呈梭形。成骨细胞能分泌胶原纤维和骨基质,矿化后成为骨间质。随着骨的形成,成骨细胞被包埋于新形成的骨间质中,成为骨细胞(图2-10)。

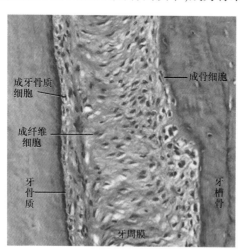

图 2-10　牙周膜各种细胞

(4)破骨细胞:是一种多核巨细胞,来源于造血干细胞,与骨的吸收关系密切。当牙槽骨被吸收时,在骨吸收处出现蚕食状凹陷(Howship陷窝),破骨细胞位于此陷窝内。骨吸收停止时,破骨细胞即消失。当牙骨质吸收时也可见破骨细胞,亦可称破牙骨质细胞(图2-11)。

(5)上皮剩余:是牙根发育过程中上皮根鞘的残余部分,又称Malassez上皮剩余。其位于牙骨质附近的牙周膜纤维间隙中,体积较小,呈条索状或团块状(图2-12)。上皮剩余通常呈静止状态,无任何作用,当受到刺激时,可增殖成为牙源性肿瘤或颌骨囊肿的上皮来源。

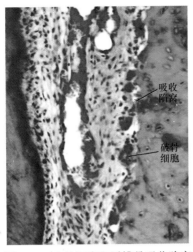

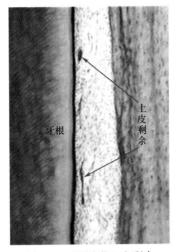

图 2-11　破骨细胞和牙槽骨吸收窝　　　图 2-12　牙周膜上皮剩余

（6）牙周膜干细胞：是牙周膜中的一种未分化间充质细胞,常位于血管周围,数量较少,它是牙周膜中新生细胞的来源,具有自我更新和多向分化潜能,根据需要可分化为成纤维细胞、成骨细胞和成牙骨质细胞,从而保持牙周组织的动态平衡。

4. 血管和淋巴管　牙周膜含有丰富的血管,来自牙槽动脉的分支,主要有三方面来源：①来自牙龈血管;②来自上、下牙槽动脉分支进入牙槽骨,再通过筛状板进入牙周膜;③来自上、下牙槽动脉进入根尖孔前的分支。以上各方向来源的血管在牙周膜中穿行于主纤维间并互相交织,形成毛细血管网。因此牙周膜内血供丰富,一般后牙比前牙血供丰富,下颌牙比上颌牙血供丰富。在单个牙血供最丰富的部位是近牙龈 1/3 处,其次是近根尖 1/3 处。

淋巴管在牙周膜中呈网状分布,与血管伴行,止于根尖部,与来自牙龈、牙髓的淋巴管汇合,最后流入颌下和颏下淋巴结。当牙周组织发生炎症时可引起上述淋巴结的肿大。

5. 神经　牙周膜中神经分布也很丰富,并与血管伴行形成复杂的网状排列。大多数为感觉神经,主要感受触、压觉和痛觉。所以牙周膜感觉灵敏,对加于牙冠的轻微压力,都可感觉到强度和方向,具有一定的定位能力。

二、牙周膜的功能

1. 支持功能　牙周膜将牙骨质和牙槽骨紧密连接起来,使牙齿固定在牙槽窝内,支持咀嚼功能,同时对牙受到的各种外力具有调节和缓冲作用。牙周膜一旦受到损害,无论牙体如何完整,牙终因失去附着而松动,以致脱落。

2. 稳定功能　牙周膜的合成细胞和吸收细胞在某种机制的控制下协调地活动,使牙周膜不断地进行更新和改建,处于一种相对稳定的状态。如成纤维细胞不仅能合成胶原、基质等,还可吸收胶原、吞噬异物,以控制牙周膜的结构和平衡,使其处于良好的功能状态;成骨细胞和成牙骨质细胞不断形成新的牙槽骨和牙骨质,把新形成的胶原纤维埋在其中,也保证了牙周膜和牙及牙槽骨的正常附着关系。

3. 营养功能　牙周膜的血管不仅营养牙周膜本身,也营养牙骨质和牙槽骨。

4. 感觉功能　牙周膜中有丰富的神经和末梢感受器,对疼痛和压力、轻叩和震动都有很敏锐的感觉。通过神经系统的传导和反射,支配颌骨、肌和关节的运动,因此牙周膜具有调节和缓冲咀嚼力的作用。

> **●链接**
>
> **牙周膜结构对功能的适应性**
>
> 　　牙周膜的结构与其功能密切相关。在一定条件下牙周膜可发生功能适应性改建。当需要功能增强时,牙周膜宽度可增加50%,而当功能降低时牙周膜宽度相应变窄。如经久不用的牙,咬合力减弱,其牙周膜变薄,主纤维失去有规律的功能性排列。正常情况下,牙周膜能够维持其宽度的稳定,这源于牙骨质、牙槽骨的骨性改建与牙周膜软组织改建两者处于动态平衡。任何干扰这一平衡的因素都会导致疾病。因此临床进行修复或正畸治疗时,一定要注意咬合力与牙周膜功能的平衡关系。

三、牙周膜的增龄性变化

　　1. 随着年龄的增长,牙周膜中胶原纤维增多,直径增大,细胞成分减少,成纤维细胞形态不规则。基质形成减少,其中硫酸软骨素减少。

　　2. 随着年龄的增长,牙周膜厚度变薄。如在青年人中牙周膜厚约为 0.21mm,在成人厚为 0.18mm,到老年时厚度减少到 0.15mm。这种变化可能由咀嚼功能降低引起。

　　3. 正常时,结合上皮附着在牙骨质与釉质结合处。随着年龄增加和炎症的刺激,结合上皮附着的位置缓慢向根方移动(又称为被动萌出),常达到根部牙骨质表面。此时,除牙龈、牙槽骨外,也包括牙周膜的萎缩。

第3节　牙　槽　骨

　　牙槽骨是上下颌骨包围和支持牙根的部分,又称牙槽突。容纳牙根的窝称牙槽窝。牙槽窝在冠方的游离缘称为牙槽嵴。两牙之间的牙槽骨称为牙槽中隔。

　　牙槽骨是随着牙齿的发育而形成的,当牙齿缺失时,牙槽骨也随之萎缩。

一、组织结构

　　牙槽骨根据解剖部位可分为固有牙槽骨、密质骨和松质骨(图2-13)。

　　1. 固有牙槽骨　　固有牙槽骨衬于牙槽窝内壁,包绕牙根与牙周膜相邻。它是一层多孔的骨板,亦称筛状板,牙周膜的神经、血管穿行于筛状板上的小孔,与牙槽骨骨髓的血管神经相连(图2-14)。

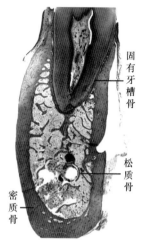

图2-13　下颌骨及牙槽骨断面

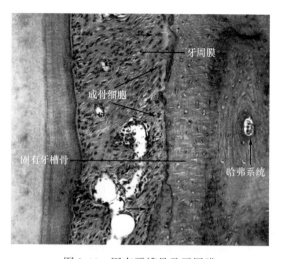

图2-14　固有牙槽骨及牙周膜

固有牙槽骨较薄,在 X 线片上显示为环绕牙根的白色阻射线,故又名硬骨板,此线是检查牙周组织的重要标志,牙周膜发生炎症时,硬骨板首先消失。

在组织学上,固有牙槽骨又称束骨,其内埋有大量牙周膜的纤维即穿通纤维。束骨在邻近牙周膜侧,为与牙槽窝壁平行的骨板和与之垂直或呈一定角度的穿通纤维;在邻近骨髓侧,骨板由哈弗系统所构成,即骨板呈同心圆状排列,内有神经和血管通过。

2. 密质骨 密质骨是牙槽骨的外表部分,即颌骨内、外骨板延伸的部分。表层为多层与表面平行的骨板,深部为哈弗系统。密质骨的厚度并不一致,上颌牙槽骨的唇面,尤其是前牙区密质骨很薄,而舌侧增厚;下颌密质骨比上颌厚而致密,所以在施行局部麻醉时,上颌前牙用局部浸润麻醉的效果比下颌好。

3. 松质骨 松质骨位于密质骨和固有牙槽骨之间,由骨小梁和骨髓构成。骨小梁呈针状或板层状排列并相互连接形成多孔的网架。板层状排列的骨小梁常伴有哈弗系统,骨髓则充满在此间隙中。一般情况下,骨小梁的粗细及数量因牙的功能状态而异。功能大者,骨小梁粗而密;功能小者,骨小梁细而疏。骨小梁的排列方向与咀嚼力是相适应的,如两牙间的骨小梁常呈水平状排列,而根尖周围的骨小梁则常为放射状排列。而无咀嚼功能的牙齿,骨小梁常呈无规则排列。骨小梁网架之间的骨髓在幼年时为红骨髓,成年后随着脂肪的增多则变为黄骨髓。

二、牙槽骨的生物学特性

牙槽骨具有高度可塑性,也是人体骨骼最活跃的部分。它不但随着牙的生长发育、萌出脱落及咀嚼功能等变动,而且也随着牙的移动而不断地改建。牙槽骨具有遇到压力则吸收,遇到牵引力就增生的特性。一般情况下这种新生和吸收保持着动态平衡。临床上常利用此原理进行错𬌗畸形的矫治。如加一定强度的压力于牙上,一定时间之后,受压侧骨吸收,牙的位置随之移动,而受牵引侧骨质增生,来补偿牙移动后所留下的位置。

🔗链接

牙槽骨的"变化"

牙槽骨在新生时,镜下可见成骨细胞排列在新骨周围,新骨的表面有一层刚形成尚未钙化的骨基质,称为类骨质。在骨吸收区,骨表面有蚕食状凹陷,凹陷处可见多核巨细胞即破骨细胞。另外牙槽骨有明显的增龄变化。随年龄的增长,牙槽嵴的高度减低,可出现生理性的骨质疏松,骨密度降低,骨的吸收活动大于骨的新生。骨髓被脂肪代替,由红骨髓变为黄骨髓。

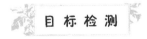

目 标 检 测

A₁ 型题

1. 关于牙周膜增龄变化描述哪项是错误的

    A. 纤维成分增多,细胞成分减少

    B. 牙周膜厚度增加

    C. 牙龈逐渐退缩

    D. 结合上皮缓慢向根尖移动

    E. 其中硫酸软骨素减少

2. 牙骨质与骨组织的不同之处在于

    A. 层板状排列

    B. 陷窝中有生活的细胞

    C. 能新生

    D. 没有血管

    E. 有陷窝

3. 牙龈中牙龈纤维最多的一组是

A. 龈牙组   B. 牙槽龈组

C. 环行组   D. 牙骨膜组

E. 越隔组

4. 有关牙周膜的功能叙述不正确的是

  A. 其中血管只营养牙周膜本身

  B. 感觉定位准确

  C. 自我更新和改建

  D. 对牙齿有支持作用

  E. 调节和缓冲咀嚼压力

5. 在牙周膜中,哪一种细胞能增殖成颌骨囊肿或牙源性肿瘤

  A. 成纤维细胞   B. 间质细胞

  C. 成骨细胞   D. Malassez 上皮剩余

  E. 成牙骨质细胞

6. 关于牙槽骨增龄性变化描述哪项是错误的

  A. 随年龄增长,牙槽嵴高度降低

  B. 随年龄增长,骨密度逐渐降低

  C. 随年龄增长,成骨能力明显降低

  D. 随年龄增长,骨髓仍为红骨髓

  E. 随年龄增长,骨髓变为黄骨髓

7. 受到炎症刺激时,可增殖为颌骨囊肿和牙源性囊肿的牙周膜细胞是

  A. 成纤维细胞   B. 成牙骨质细胞

C. Malassez 上皮剩余   D. 成骨细胞

E. 未分化的间充质细胞

8. 将牙齿悬吊在牙槽窝内,使牙齿承受的咀嚼压力转变为牵引力,均匀分散到牙槽骨上的牙周纤维称为

  A. 牙槽嵴组   B. 水平组

  C. 斜行组   D. 根间组

  E. 根尖组

B 型题

(9~11 题共用备选答案)

  A. 纤维起于牙槽嵴顶,呈放射状向牙冠方向走行,止于牙颈部的牙骨质

  B. 自牙颈部牙骨质,向牙冠方向散开,广泛地分布于牙龈固有层中

  C. 自牙槽嵴向冠方牙龈固有层展开,止于游离龈中

  D. 起自根分叉处的牙根间骨隔顶,至根分叉区牙骨质

  E. 自牙颈部的牙骨质,越过牙槽嵴,止于牙槽突骨密质的表面

9. 龈牙组纤维

10. 根间组纤维

11. 牙骨膜组纤维

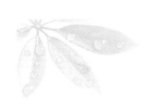

第 **3** 章
口 腔 黏 膜

1. 口腔黏膜的一般组织结构。
2. 咀嚼黏膜、被覆黏膜及特殊黏膜的组织结构特点。
3. 口腔黏膜的功能及增龄变化。

任务引领

日常生活中,我们常常发现有些人易发生口唇干裂,有些人自己常感到舌头疼痛,有些家长会偶尔发现孩子的舌苔出现剥脱好似地图似的,有些人偶然发现自己的颊部有微隆起的白线,或有淡黄色小颗粒状突起,还有些人出现了口干、黏膜烧灼感及味觉异常等。究竟是什么原因所致? 应该如何从组织学角度来解释这些现象? 是否都需要治疗呢? 通过本章的学习,一定会为您揭开谜底的。

口腔黏膜覆盖于口腔表面,前与唇部皮肤相连,后与咽部黏膜相续。口腔黏膜之所以能保持湿润状态,是由于唾液腺导管开口于口腔黏膜,并分泌唾液。口腔黏膜的形态结构依所在部位及功能特点的不同而有所不同。硬腭和牙龈黏膜因在咀嚼过程中经常受摩擦,所以结构较致密,有角化层;舌背黏膜具有特殊的结构味蕾及舌乳头,与味觉和咀嚼有关;其他部位如唇、颊和口底黏膜,主要起衬覆作用,故结构疏松,无角化。

第 1 节　口腔黏膜的一般组织结构

口腔黏膜的组织结构类似于皮肤,由上皮和固有层构成。上皮相当于皮肤的表皮,固有层相当于皮肤的真皮,上皮借基膜与固有层相连,部分黏膜深部还有黏膜下层(图3-1)。

一、上　　皮

口腔黏膜上皮为复层鳞状上皮,主要由角质形成细胞构成,此外黏膜上皮内还有少数非角质形成细胞。根据部位及功能的不同,口腔黏膜可分为角化和非角化复层鳞状上皮。

（一）角质形成细胞

角质形成细胞在角化上皮由四层细

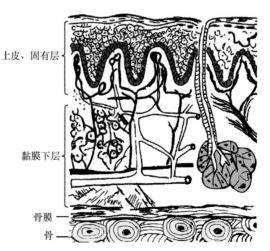

上皮、固有层

黏膜下层

骨膜
骨

图 3-1　口腔黏膜结构示意图

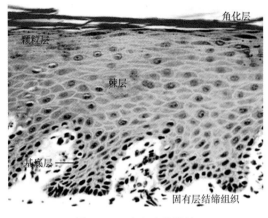

图 3-2 口腔上皮的结构

胞构成(图 3-2),从深部至表层依次为:基底层、棘层、颗粒层和角化层。

1. 基底层 位于上皮的最深面,由一层立方形或矮柱状细胞构成,胞核圆形,染色深,借基膜与固有层结缔组织相连。电镜下基底细胞借半桥粒与结缔组织相连接。基底层细胞排列整齐,长轴与基膜垂直,即为极性。基底细胞和邻近的棘层细胞具有分裂增殖能力,因此称为生发层。

2. 棘层 位于基底层浅层,是上皮中层次最多的细胞。细胞体积较大,多边形,胞核圆形或卵圆形,位于细胞中央,含 1～2 个核仁。胞质常伸出许多棘状突起与相邻的细胞相接,此突起称为细胞间桥。电镜下细胞间桥的突起相接处为桥粒,它像"胶水"一样将上皮细胞黏结在一起。桥粒对于维持上皮的完整性有重要作用,在某些疾病(如寻常性天疱疮),桥粒的结构受到破坏溶解,使棘层细胞游离、变形,形成疱性病变。棘层细胞是蛋白质合成最活跃的细胞层。

3. 颗粒层 位于角化层深面,一般由 2～3 层扁平细胞组成。胞核浓缩,胞质内含嗜碱透明角质颗粒,染色深。上皮为正角化时,此层明显;表层为不全角化时,此层可不明显。

4. 角化层 位于上皮最表层,由数层排列紧密的扁平细胞构成。细胞器及细胞核消失,胞质内充满角质蛋白,苏木素-伊红染色被染成均质红色,细胞间桥消失,此种角化称正角化,如硬腭;若细胞中含有浓缩的未消失的细胞核,则称不全角化,如牙龈。

角质细胞在非角化上皮由基底层、棘层、中间层和表层构成。基底层细胞形态同角化上皮;棘层细胞体积大,细胞间桥不明显;中间层为棘层和表层的过渡;表层细胞扁平,有细胞核,染色浅,细胞器少。非角化上皮无颗粒层和角化层。

角质细胞具有不断增生和分化的特性。口腔表面上皮不断脱落,生发层细胞通过不断分裂增殖并向表面移动,以补充、替代表层脱落的上皮细胞,从而使口腔上皮始终处于更新状态。

(二) 非角质形成细胞

口腔黏膜上皮内还有一些非角质形成细胞,不参与角质形成、上皮的增生和分化,包括黑色素细胞、朗格汉斯细胞和梅克尔细胞。在普通切片下,这些细胞的胞质不着色,因此又称为透明细胞。

1. 黑色素细胞 位于口腔黏膜上皮的基底层,来源于神经嵴细胞(图 3-3)。光镜下胞质透明,胞核圆形或卵圆形。胞质内含黑色素颗粒,可经细胞突起排出并进入邻近的角质形成细胞内。黑色素细胞对银染色、多巴染色、S-100 蛋白染色呈阳性反应。临床上,牙龈、硬腭、颊和舌是黑色素沉着的常见部位,也是黑色素性病

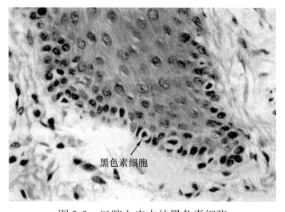

图 3-3 口腔上皮中的黑色素细胞

变的好发部位。

2. 朗格汉斯细胞　主要位于棘层,也见于基底层,来自于造血组织。该细胞也是一种有树枝状突起的细胞,胞质内有特殊的球拍状朗格汉斯颗粒,核深染,对多巴染色呈阴性反应。朗格汉斯细胞是上皮内的调节细胞,可调控上皮细胞的分裂和分化;与黏膜的免疫功能亦相关,是一种抗原呈递细胞,可以激活 T 淋巴细胞。

3. 梅克尔细胞　位于基底层,常成群分布,可能来自于神经嵴或上皮细胞。电镜下,胞质内可见发达的高尔基复合体和电子致密性膜被小泡。在邻近与神经末梢形成的突触样连接的胞质中,常见这种膜被小泡,可释放神经递质,引发冲动。该细胞是一种压力或触觉感受细胞。

（三）基膜

口腔黏膜上皮和固有层结缔组织的交界面并非一条直线,而是上皮伸入固有层形成上皮钉突,相应固有层伸入上皮形成结缔组织乳头,两者呈指状镶嵌,使结合更加牢固紧密。

光镜下可见上皮与固有层之间有一膜状结构,称基膜,PAS 染色阳性。电镜下基膜由透明板、密板和网板构成,上皮基底细胞借半桥粒这种特殊结构与透明板相连。透明板和密板统称基板,网板紧邻固有层,含有许多半环形锚纤维,该纤维两端埋入密板,固有层的胶原纤维穿过锚纤维形成的环状空隙与密板紧密连接。

二、固　有　层

固有层为致密的结缔组织,伸入上皮部分的乳头称为乳头层,其余部分称网状层。固有层对上皮层起支持、营养等作用。乳头层胶原纤维较细,排列疏松,乳头的长短依所在部位有所不同。血管和神经纤维通过网状层进入乳头层,形成毛细血管网和神经末梢,部分神经末梢可进入上皮内。固有层的主要细胞是成纤维细胞,有合成和更新纤维及基质的功能,此外还有巨噬细胞、肥大细胞、少量炎症细胞等。固有层的纤维主要是 I 型胶原纤维,此外还有Ⅲ型胶原和弹力纤维。固有层深面可有黏膜下层,亦可直接附着在骨膜上。固有层对上皮细胞的分化还具有调控作用。

三、黏膜下层

黏膜下层为疏松结缔组织,内含小唾液腺、血管、淋巴管、神经及脂肪组织,其功能主要是为固有层提供营养及支持。黏膜下层主要分布在被覆黏膜,在牙龈、舌背及硬腭的大部分区域无黏膜下层,固有层与其深部的骨或肌直接紧密相连。

第 2 节　口腔黏膜的分类及结构特点

根据所在的部位和功能,口腔黏膜可分为三类,即咀嚼黏膜、被覆黏膜和特殊黏膜。

一、咀　嚼　黏　膜

咀嚼黏膜包括牙龈和硬腭黏膜,在咀嚼时能承受摩擦力和压力。咀嚼黏膜的上皮有角化,棘层细胞间桥明显。正角化时有明显的粒层;不全角化时粒层则不明显。固有层厚,乳头多而长,与上皮钉突形成良好的机械嵌合,胶原纤维束粗大且排列紧密。固有层深部大部分直接附着在骨膜上,形成黏骨膜,所以附着很牢固,不能移动;少数区域借黏膜下层与骨膜相连。

1. 硬腭　腭黏膜由前 2/3 的硬腭及后 1/3 的软腭组成。硬腭黏膜肉眼观呈浅粉红色,其边缘与牙龈相连,两者无明显分界。镜下观硬腭黏膜角化层较厚,以正角化为主;固有层具有咀嚼黏膜的一般特征(图 3-4)。根据有无黏膜下层硬腭黏膜可分为牙龈区、中间区、脂肪区和腺区四部分(图 3-5)。牙龈区和中间区无黏膜下层,固有层与骨膜紧密相连;脂肪区的黏膜下层为脂肪组织;腺区的黏膜下层内为腭腺,属纯黏液腺。腺区内的腺体与软腭的腺体相连接。

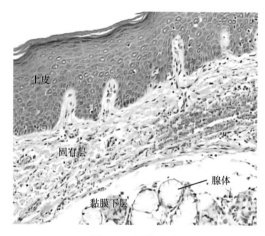

图 3-4　硬腭黏膜

表面角化,钉突长,固有层纤维粗大而致密,黏膜
下层有腺体

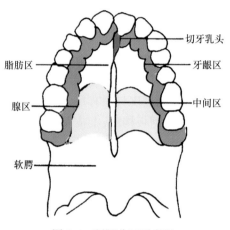

图 3-5　硬腭分区示意图

硬腭前方正中有一个黏膜隆起,称切牙乳头,其上皮下致密的结缔组织中有退化的鼻腭管的口腔部分。鼻腭管为一条长度不定的盲管,内衬假复层柱状上皮。硬腭前方侧部有隆起的黏膜皱襞,称腭皱襞。在中间区即腭中缝的固有层内,尤其是切牙乳头处可有腭突胚胎融合时留下的上皮残余,为发育性囊肿的上皮来源。

2. 牙龈　见牙周组织。

二、被覆黏膜

除咀嚼黏膜和舌背黏膜以外的口腔黏膜均为被覆黏膜。其表面平滑,粉红色。上皮无角化,固有层内的胶原纤维束不如咀嚼黏膜者粗大,结缔组织乳头较短粗。有较疏松的黏膜下层,因此被覆黏膜富有弹性,有一定的活动度,可承受较大的张力。

1. 唇　唇外侧是皮肤,内侧为唇黏膜,两者之间的移行部为唇红(图 3-6)。

唇黏膜上皮为无角化的复层鳞状上皮,中间层较厚,固有层乳头短而不规则。黏膜下层较厚,内含唇腺和脂肪,与固有层无明显界限,深部附着于口轮匝肌。

唇红的上皮薄且有角化,固有层乳头狭长,几乎达上皮表面,其中含有丰富的毛细血管襻(图 3-7),血色可透过透明度较高的表面上皮,因而使唇部呈朱红色。当贫血或缺氧时,唇红部苍白或发绀。唇红部黏膜下层无唇腺及皮脂腺,故易干裂。唇红向外延续为唇部皮肤,表皮有角化,真皮和皮下组织有汗腺、皮脂腺、毛囊等皮肤附属器。

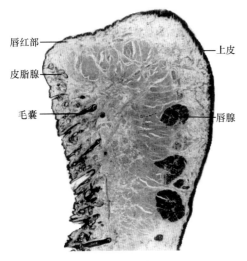

图 3-6　唇

黏膜部有唇腺,皮肤部有皮肤附属器,唇红部无腺体

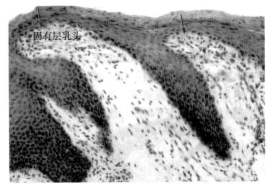

图 3-7　唇红的组织结构

固有层乳头接近上皮表面,内含丰富的毛细血管襻

链接

口唇干裂的防护措施

　　慢性唇炎患者常有唇红部干燥、脱屑、皲裂等,应注意防护:①避免风吹或寒冷刺激,纠正舔咬唇部、咬手指、咬铅笔等不良习惯,戒烟酒。②老年人无牙,应及时制作全口义齿修复。③多吃蔬菜、水果,特别是动物肝脏、蛋类、乳制品、绿叶蔬菜等富含维生素 B_2 的食物。

---

　　2. 颊黏膜　颊黏膜与唇黏膜组织结构相似。上皮无角化,固有层较致密,黏膜下层较厚,脂肪较多,有较多小唾液腺称颊腺。颊黏膜借黏膜下层附着于颊肌上,有一定张力,在咀嚼过程中不出现皱褶。在口角后方的颊黏膜咬合线区,有时可出现轻微的上皮正角化,表现为连续的白色或灰白色线条,称颊白线。多为咀嚼时牙齿持续不断地刺激所引起,无自觉症状,一般不需治疗或可磨改过于尖锐的牙尖。颊黏膜有时还可出现成簇的粟粒状淡黄色小颗粒,为异位增生的皮脂腺,称福代斯斑(Fordyce spot)。亦无自觉症状,不需治疗。

　　3. 口底和舌腹黏膜　口底黏膜较薄,松弛地附着于深层组织上,便于舌的运动。在口底舌下皱襞处有舌下腺及其开口。口底黏膜与下颌舌侧牙龈相连,两者界限明显。舌腹黏膜向前与口底黏膜相延续,光滑而薄,上皮无角化,固有层乳头多而短,黏膜下层不明显,黏膜紧接舌肌周围的结缔组织。

　　4. 软腭黏膜　软腭黏膜与硬腭黏膜相延续,较硬腭色深,两者分界明显。上皮无角化,固有层乳头少而短,血管较多,黏膜下层内含腭腺,为黏液腺。

三、特 殊 黏 膜

　　特殊黏膜即舌背黏膜,不同于口腔任何部位的黏膜。黏膜表面除有许多不同类型的乳头外,黏膜上皮内还有味觉感受器即味蕾。舌背黏膜呈粉红色,上皮为复层鳞状上皮,无黏膜下层,有许多舌肌纤维深入到固有层内,故舌背黏膜牢固地附着于舌肌而不易滑动。以人字形界沟为界,舌前 2/3 的舌体黏膜表面有许多小突起,称舌乳头。镜下观,每一个乳头内部都有一个由固有层形成的轴心,表面为上皮。根据其形态、大小和分布位

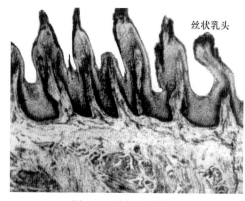

图 3-8　舌的丝状乳头

置,可分为丝状乳头、菌状乳头、轮廓乳头和叶状乳头四种。

1. 丝状乳头　数目最多,遍布于舌背,以舌尖部最多。丝状乳头体积较小,略呈锥体形,高 1~3mm,尖端多向舌根方向倾斜,末端有毛刷样突起(图3-8)。乳头表面有透明的角化细胞,上皮浅层细胞常有角化和剥落现象。如角化上皮剥落延迟,同时与食物残渣、唾液、细菌等混杂,附着于乳头表面即形成舌苔。丝状乳头在青年人最发达,至老年渐变平滑。

🔵 链接

舌上的"地图"和"毛发"

　　舌苔的色泽、分布、厚薄等变化可反映某些全身疾病状况,临床上是中医辨证施治的重要依据。除舌苔外,当丝状乳头萎缩时,舌面会变得光秃。如舌苔剥脱使舌背呈地图样,称地图舌,有一定游走性,无癌变倾向。发现地图舌后不必惊慌,多数可逐渐消失。在饮食和护理方面要多注意:保持口腔卫生,用软毛牙刷刷牙,少吃零食,不吃膨化食品、冷饮冰冻的食品;多吃新鲜蔬菜、水果及富含蛋白质的食物;忌食煎炸、熏烤、油腻辛辣食物,戒烟酒;避免疲劳,调整睡眠,调节情绪。如丝状乳头过度伸长呈丛毛状时称毛舌,用手触之,似风吹麦浪,倒向一侧,若丝状乳头被染成黑色时称黑毛舌。发现毛舌也不必过分担忧,最重要的是找出病因,去除致病因素,积极治疗全身疾病。

2. 菌状乳头　位于舌尖和舌侧缘,数目较少,分散于丝状乳头之间,色泽较红。镜下观呈圆形头大颈细的蘑菇状,高 0.7~1.5mm,直径 0.4~1mm。上皮较薄,表层无角化。固有层血管丰富,因而呈红色(图3-9)。有的菌状乳头上皮内可见少数味蕾,有味觉感受作用。舌背上的乳头可发生炎症,患者常感舌痛。当多个菌状乳头增生、肿胀、充血时,舌表面似草莓状,称草莓舌。当丝状乳头、菌状乳头均发生萎缩,使舌乳头消失,光滑如镜面时,称光滑舌或镜面舌。

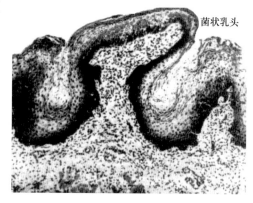

图 3-9　舌的菌状乳头

3. 轮廓乳头　在舌乳头中体积最大,数目最少,一般 8~12 个,沿人字界沟前方排成一列。轮廓乳头呈矮柱状,高 1~1.5m,直径 1~3mm,每个乳头的四周均有轮廓沟环绕,沟外的舌黏膜稍隆起,形成乳头的轮廓结构(图3-10)。乳头表面上皮有角化,但侧壁即轮廓沟壁上皮无角化,其上皮内有许多染色浅的卵圆形小体,称味蕾。在轮廓沟底附近的舌肌纤维束间有许多纯浆液腺,即味腺。味腺导管开口于轮廓沟底,其分泌物可冲洗清除食物残屑,溶解食物,有助于味觉感受器发挥作用。

4. 叶状乳头　位于舌侧缘后部,为 5~8 条平行排列的皱襞。人类的叶状乳头已退化,正常时不明显,炎症时常肿大并伴有疼痛。

5. 味蕾　是味觉感受器,主要分布于轮廓乳头靠近轮廓沟的侧壁上皮,菌状乳头、软腭、会厌等上皮内亦可见到。味蕾是上皮分化形成的特殊器官(图3-11),为卵圆形小体,其基底部位于基膜之上,表面由角质形成细胞覆盖,中央有圆孔即味孔通于口腔。光镜下可见,味蕾由两种细胞构成,即亮细胞和暗细胞。前者较粗大,后者较细长,细胞长轴与上皮表面垂直。神经末梢从基底部进入味蕾,与味细胞形成化学突触,传递味蕾接受的刺激,从而产生味觉。味蕾的功能是感受味觉,菌状乳头处味蕾主要感受甜、咸味;叶状乳头处味蕾主要感受酸味;轮廓乳头、软腭及会厌处味蕾主要感受苦味。

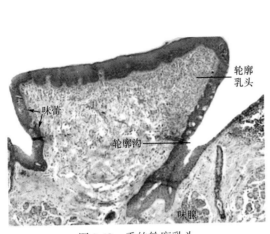

图 3-10　舌的轮廓乳头

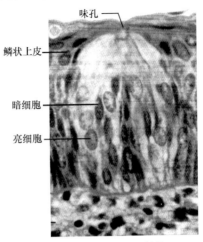

图 3-11　味蕾的镜下结构

在人字界沟后方的舌根黏膜表面被覆非角化鳞状上皮,无舌乳头,可见结节状的小突起,称舌滤泡。镜下观每个舌滤泡含一个或多个淋巴小结。全部舌滤泡统称舌扁桃体。

◉链接

"舌疼痛"面面观

引起舌痛的原因很多:龋齿的锐利边缘、舔舌习惯等局部刺激因素,辛辣食物以及牙膏、口红过敏等都可引起舌痛。极少数舌痛患者可能是全身疾病的一种表现,如恶性贫血、肝病、帕金森病及维生素 B 族缺乏等。在众多舌痛类型中有一种较常见的"精神性舌痛":患者舌部并没有任何病变及异常,且触觉、味觉也很正常。许多人自以为舌头上长了肿瘤,其实并非如此。如果有舌痛症状但又查不出任何局部或全身的致痛因素,且舌头柔软,活动良好,就要放下思想包袱,保持良好的精神状态,加强体育锻炼,分散对舌痛的注意力,树立坚定的信念,相信医生的检查结果。宜进清淡的软食,尽量忌烟、酒及辛辣刺激食物。此外也可辅助中药治疗,经过一段时间的努力,舌痛就会不"治"自愈了。

第 3 节　口腔黏膜的功能和增龄性变化

一、口腔黏膜的功能

1. 保护性功能　正常口腔黏膜具有抵抗机械刺激、限制微生物和毒性物质侵入的保护功能。咀嚼时口腔黏膜常承受压力、摩擦力、切力和牵拉力等各种外力,而黏膜的结构适于承受这些力。例如硬腭和附着龈的角化层可抵抗较大的摩擦力,紧密附着于其下方的骨组织则用以抵抗切力和压力;颊黏膜有疏松的黏膜下层,易于活动并富有弹性,有利于组织的扩展,从而可缓解牵拉力。口腔内有大量的微生物及其毒性产物和其他潜在的有害物质,健康完整的口腔黏膜上皮具有良好的屏障作用,可保护机体免受其侵袭。

2. 感觉功能　口腔黏膜内分布着多种感受器,能对疼痛、触压和温度变化等多种刺激,做出相应的反应。此外还有特殊的感觉系统即味觉,味觉能刺激唾液分泌、促进食欲、有助于消化。

二、口腔黏膜的增龄性变化

1. 组织结构的变化 口腔黏膜的增龄性变化比较明显。如上皮萎缩变薄,上皮钉突变短,使上皮与固有层的接触面变平。味蕾数量减少,导致味觉不同程度退化。舌背黏膜丝状乳头数量减少,叶状乳头可增生,此时饮食中如缺乏维生素 B 等营养成分,上述变化则更明显。随年龄的增长,机体代谢活动降低,固有层结缔组织总量减少,成纤维细胞体积缩小,胶原纤维变性断裂。黏膜各处的小唾液腺发生明显萎缩,分泌减少,并被增生的纤维组织取代。故在老年患者,特别是绝经后的女性,往往出现口干、黏膜烧灼感及味觉异常等。血管变化也较明显,可表现为唇颊血管痣、舌腹静脉曲张性小结的形成。

2. 功能的变化 在口腔黏膜感觉功能的增龄性变化中,味觉功能受到关注。儿童的味蕾较成人分布广,老年人神经末梢的密度降低、味觉乳头和味蕾数量减少,导致味觉功能尤其是对咸味和苦味的感觉明显减退。另外,随着年龄的增长,唾液分泌量减少,对口腔黏膜的机械冲洗、润滑和抗氧化等能力减弱,加之机体免疫功能也明显降低,这些口腔黏膜屏障功能的增龄性变化,可导致老年人口腔黏膜对外界刺激的抵抗能力下降,受损伤后的愈合修复功能降低,对某些疾病和肿瘤的易感性亦增高。

▶**链接**

"口干"的危害及保健

"口干"现象在临床上并不少见,尤其是老年人发病率更高。由于唾液分泌减少,口腔黏膜缺少润滑剂,极易受到损伤。其危害:①患者口腔干燥,有异物感、烧灼感,在咀嚼食物,尤其是较干燥的食物时,不能形成食团而影响吞咽;②对牙齿和口腔黏膜的冲刷作用小,使口腔自洁作用变差,因而患龋率较高;③多数口干患者的味觉也受到影响,不能有效地刺激食欲,影响整个消化系统的功能。口干患者要特别注意保持口腔卫生,经常漱口或小口喝水以消除口干或异味。味觉异常者,可用金银花、麦冬、菊花等代茶饮用。补充足量的各种营养素,特别是蛋白质和维生素类;每日吃足量的刺激性食品,可咀嚼辣椒、泡菜、胡萝卜片等,特别是酸性食品,刺激唾液分泌;多用流质或半流质饮食,以缓解吞咽困难。

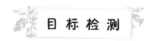

目标检测

A₁型题

1. 丝状乳头
   A. 数目最多,舌尖部多见　B. 上皮无角化
   C. 乳头萎缩则形成舌苔　D. 上皮内有味蕾
   E. 体积较小,色红

2. 关于口腔黏膜,以下哪项是错误的
   A. 舌背黏膜属特殊黏膜
   B. 唇红部上皮无角化
   C. 咀嚼黏膜的上皮较厚,可角化
   D. 颊黏膜可发生异位增生的皮脂腺
   E. 唇黏膜无角化,黏膜下层较厚,内含混合性腺体

3. 咀嚼黏膜包括
   A. 腭黏膜　　　　　B. 舌背黏膜
   C. 颊黏膜　　　　　D. 硬腭黏膜和牙龈
   E. 牙龈和软腭黏膜

4. 下列各项中,哪项不是被覆黏膜特征
   A. 上皮一般较咀嚼黏膜薄
   B. 富有弹性,可承受张力
   C. 黏膜表面无角化
   D. 结缔组织乳头短
   E. 有较疏松的黏膜下组织

5. 非角化上皮的构成中没有的是
   A. 基底层　　　　　B. 中间层
   C. 棘层　　　　　　D. 表层
   E. 粒层、角化层

6. 生发层细胞是指
   A. 表层细胞
   B. 棘层细胞
   C. 粒细胞和基层细胞
   D. 基底细胞及邻近的棘层细胞
   E. 角化细胞、中间细胞

7. 黏膜下层主要分布在
　　A. 咀嚼黏膜　　　　B. 被覆黏膜
　　C. 特殊黏膜　　　　D. 舌背黏膜
　　E. 牙龈及硬腭
8. 硬腭黏膜的特点错误的是
　　A. 角化层较厚,以正角化为主
　　B. 固有层多与骨膜直接附着
　　C. 可分四个区
　　D. 牙龈区和中间区无黏膜下层
　　E. 脂肪区和腺区无黏膜下层
9. 口腔黏膜的功能有
　　A. 屏障保护
　　B. 感觉
　　C. 味觉
　　D. 抵制微生物、毒素的侵入
　　E. 以上都是
10. 以下有关口腔黏膜增龄性变化的描述,错误的是
　　A. 上皮萎缩变薄,钉突变短,上皮与固有层的接触面变平
　　B. 味蕾数量减少,味觉不同程度退化
　　C. 所有舌乳头萎缩,数量减少
　　D. 唾液分泌减少,对某些疾病和肿瘤的易感性增高
　　E. 对外界刺激的抵抗力下降,受损后的修复功能降低
11. 口腔黏膜上皮中蛋白质合成最活跃的细胞是
　　A. 角化层细胞　　　B. 粒层细胞
　　C. 棘层细胞　　　　D. 基底层细胞
　　E. 固有层细胞
12. 下述黏膜组织中,何处无黏膜下层
　　A. 唇　　　　　　　B. 口底
　　C. 舌腹　　　　　　D. 牙龈
　　E. 颊
13. 来源于造血组织的细胞是
　　A. 黑素细胞　　　　B. 朗格汉斯细胞
　　C. 梅克尔细胞　　　D. 树突状细胞
　　E. 以上都不是
14. 关于唇黏膜的叙述,错误的是
　　A. 无角化复层鳞状上皮
　　B. 固有层为疏松的结缔组织
　　C. 黏膜下层较厚,与固有层无明显界限
　　D. 唇红的上皮有角化
　　E. 唇红处的固有层乳头狭长,几乎达上皮表面
15. 关于咀嚼黏膜的叙述,错误的是
　　A. 乳头多而长
　　B. 固有层厚

　　C. 上皮有角化
　　D. 棘层细胞间桥不明显
　　E. 胶原纤维束粗大且排列紧密
16. 关于唇红部描述哪项是错误的
　　A. 上皮薄而有角化
　　B. 固有层乳头狭窄
　　C. 呈朱红色
　　D. 乳头中含许多毛细血管襻
　　E. 黏膜下层有少许小唾液腺和皮脂腺
17. 非角质细胞被称为透明细胞是因为
　　A. 不参与上皮细胞增生
　　B. 不含细胞角蛋白
　　C. 不含黑素颗粒
　　D. 普通切片染色胞浆不着色
　　E. A、B、C项都对
18. 口腔黏膜增龄变化描述哪项是错误的
　　A. 上皮萎缩变薄　　B. 小唾液腺发生萎缩
　　C. 丝状乳头数量增加　D. 叶状乳头增生
　　E. 黏膜感觉功能下降
19. 在各种口腔黏膜中哪种黏膜下层不明显
　　A. 颊黏膜　　　　　B. 唇黏膜
　　C. 舌腹黏膜　　　　D. 口底黏膜
　　E. 软腭黏膜

B型题
(20~26题共用备选答案)
　　A. 丝状乳头　　　　B. 菌状乳头
　　C. 轮廓乳头　　　　D. 叶状乳头
　　E. 味蕾
20. 体积最大,数目最少的是
21. 味蕾主要分布于
22. 遍布舌背,常有角化和剥脱现象的是
23. 位于舌侧缘后部,为平行的皱襞是
24. 数目最多,舌尖部较多,体积较小,略呈锥体状的是
25. 呈卵圆形,为味觉感受器的是
26. 数目较少,色较红,呈蘑菇状,分散于丝状乳头之间的是
(27~29题共用备选答案)
　　A. 密板　　　　　　B. 基板
　　C. 透明板　　　　　D. 网板
　　E. 基膜
27. 紧邻固有层,由相对纤细的半环形纤维构成的板状结构称
28. 透明板和密板合称
29. 在上皮和固有层之间,PAS染色阳性的膜状结构称

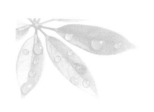

第 **4** 章
唾 液 腺

1. 唾液腺的概念与功能。
2. 唾液腺的一般组织结构。
3. 各唾液腺的结构特点。

任务引领

在日常生活中及临床上经常可以遇到这样的情况,有的中老年人经常口干,唾液分泌少而不能进干食,有的小孩子唾液产生过多而导致口涎等,这些究竟是什么原因所致? 又如何从组织学角度来解释呢? 就让我们一起来学习吧。

唾液腺属外分泌腺,其分泌物为唾液,排入口腔。唾液有湿润黏膜、溶解食物、帮助消化、防御保护和抗菌抑菌等作用。

第 1 节　唾液腺的一般组织结构

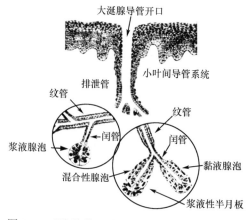

图 4-1　唾液腺分泌单位与导管系统结构模式图

唾液腺与其他外分泌腺的结构类似,均由实质和间质两部分组成。实质是由腺上皮细胞形成的腺泡与导管(图 4-1);间质则为纤维结缔组织形成的被膜和小叶间隔,有血管、淋巴管和神经出入其中。

一、腺　　泡

腺泡为腺体的分泌部,在导管的末端,呈球状或管状,由单层锥体形腺上皮细胞围绕形成。腺泡中央有一个腺泡腔,外周包绕一层薄基膜,腺细胞的顶端对着腺泡腔,基底部附于基膜上。在腺上皮细胞与基膜之间为肌上皮细胞。

根据腺泡的形态、结构和分泌物性质的不同,可将腺泡分为浆液性、黏液性及混合性三种类型(图 4-2)。

(一)浆液性腺泡

此型腺泡呈球状,由浆液细胞组成。光镜下:细胞呈锥体形,基底部较宽,附于基膜上,顶端朝向腔内。胞核为圆形,位于细胞基底部 1/3 处。胞质嗜碱,胞质内含有分泌颗粒,称为酶原颗粒,PAS 染色呈阳性,直径约为 $1\mu m$。当细胞处于分泌期,细胞以胞吐的方式将分泌颗粒内的物质排入腺泡腔内,分泌颗粒减少,同时细胞体积变小,胞核增大,核仁明显;当细胞处于分泌休止期,细胞内的分泌颗粒又逐渐增多。

　　浆液性腺泡分泌物呈水样,稀薄,其中含大量唾液淀粉酶和少量的黏蛋白(图 4-3)。

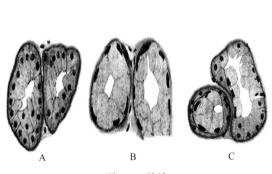

图 4-2　腺泡

A. 浆液性;B. 黏液性;C. 混合性

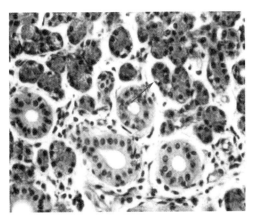

图 4-3　浆液性腺泡(箭头所指处)

　　电镜下观察浆液细胞具有分泌性细胞的超微结构特征:粗面内质网、高尔基复合体、线粒体发育良好。粗面内质网位于核的底部和侧面,呈平行排列;高尔基复合体常位于核的上方;线粒体呈棒状,散在于粗面内质网之间。在细胞顶端的胞质内,有许多致密的颗粒。此外,细胞内还散在分布游离核糖体、含过氧化酶微体、溶酶体及微丝、微管和张力细丝等,细胞顶端游离面上有微绒毛。

　　(二) 黏液性腺泡

　　黏液性腺泡呈管状,由黏液细胞组成。光镜下:黏液细胞亦呈锥体形,基底部较宽,紧附于基膜上。胞核在细胞分泌前呈扁圆形,染色深,位于基底部,分泌后胞核较大呈圆形或椭圆形,染色浅;胞质弱嗜碱,内含有丰富的黏原颗粒。该颗粒在制片过程中常被破坏,故胞质透明呈网状,网架由沉淀的黏原与胞质共同形成,染色呈淡蓝色(图 4-4)。黏液性腺泡分泌物黏稠,酶成分较少,主要成分为黏蛋白。其与浆液性腺泡的区别见表 4-1。

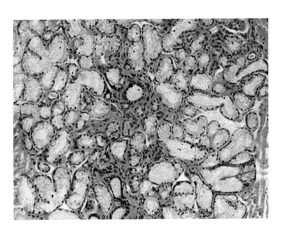

图 4-4　黏液性腺泡(箭头所指处)

表 4-1　浆液性腺泡和黏液性腺泡的区别

项目	浆液性	黏液性
组成	浆液细胞	黏液细胞
形态	球形,腺腔小、规则,细胞界限清楚	管状,腺腔大而不规则,细胞间隙不清

项目	浆液性	黏液性
细胞形态	锥体形,核圆形位于基底1/3处,胞浆有嗜碱颗粒	锥体形,核扁平位于基底部,胞浆呈空网状、染色浅
分泌方式	外放	脱颗粒
酶活性	高	低
分泌物功能	初步消化	润滑

电镜下观察黏液细胞的超微结构:黏液细胞内高尔基复合体比较明显,显示糖类合成较旺盛。线粒体及粗面内质网不如浆液细胞丰富,集中于核底部和侧面。胞质中含许多黏液空泡。

（三）混合性腺泡

混合性腺泡由黏液细胞和浆液细胞构成。混合性腺泡的大部分是由黏液细胞组成的,浆液细胞排成新月状,覆盖于黏液性腺泡盲端的表面,称为半月板(图4-5)。前者与导管相连接,分泌物直接排入腺腔内,而浆液细胞分泌物由细胞间小管排入腺泡腔内。

腺泡和小导管的腺上皮细胞与基膜之间可见肌上皮细胞。光镜下:此细胞体积较小,扁平状,有多个分枝状突起,这些突起从胞体周围呈放射状包绕腺泡和小导管表面,形似篮子,又称篮细胞。此细胞核大而扁,几乎占据整个细胞。电镜下观察:肌上皮细胞的突起内充满纵行排列的细丝,称肌微丝(图4-6),此结构与平滑肌细胞相似。通过免疫组化证实,肌上皮细胞内含有肌动蛋白。这些均提示该细胞具有收缩功能,可协助腺泡与导管将分泌物排出。腺泡及闰管的外表面,公认有肌上皮细胞存在。纹管外周是否有肌上皮细胞,意见不一。

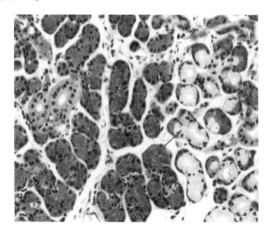

图4-5　混合性腺泡(箭头所指处)

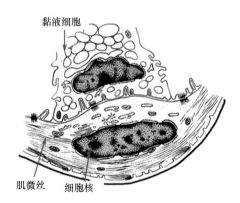

图4-6　肌上皮细胞

二、导　　管

唾液腺的导管是排出分泌物的管道,呈复杂的分枝状,可分为三段,由腺泡端开始依次是闰管、分泌管和排泄管。管径由细增粗,构成导管的上皮细胞由扁平变为柱状,再由单层逐渐变为假复层、复层,最后汇合成总排泄管,开口于口腔。

（一）闰管

闰管为唾液腺导管直接与腺泡相连接的终末部分,管径最细。不同的唾液腺闰管长短

不一。一般认为:黏液性腺泡多的腺体,闰
管较短;黏液性腺泡少的腺体,闰管较长。
在纯黏液腺体中,无闰管,腺泡直接与排泄
管的远端小管相连。光镜下观察:闰管上皮
细胞呈矮立方形,胞质较少,染色淡,核圆
形,位于细胞中央(图4-7)。闰管上皮细胞
可能具有干细胞的作用,需要时可分化为分
泌细胞或肌上皮细胞。

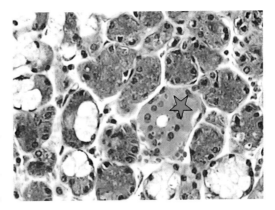

图4-7　闰管

电镜下观察:闰管上皮细胞的超微结
构:闰管上皮细胞有浆液性细胞的某些特
点,其胞质内含少量粗面内质网,在细胞顶
部胞质内有高尔基复合体,尤其是在近腺泡的上皮细胞内可见少量与浆液性细胞相类似的
分泌颗粒。

(二) 分泌管

分泌管与闰管相延续,管径较粗。光镜下:管壁为单层柱状上皮细胞,细胞核圆形,位
于细胞中央或偏向基底部;胞质丰富,强嗜酸,普通切片上染成红色(图4-8)。该细胞的明
显特征:在细胞基底部有垂直于基膜的纵纹,因此又称纹管。当腺泡分泌物流经分泌管时,
上皮细胞能主动吸收钠、排出钾并转运水,从而调节唾液的量和渗透压。

电镜下观察分泌管上皮细胞的超微结构:分泌管上皮细胞的纵纹是上皮细胞基底面的
细胞膜向内折叠形成的垂直皱褶(图4-9),其间夹有纵行排列的线粒体。此与肾小管上皮
细胞结构相似,说明此细胞有转运水和电解质的功能。

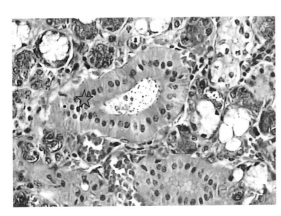

图4-8　分泌管

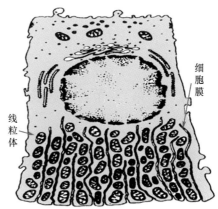

细胞膜

线粒体

图4-9　分泌管(电镜图)

(三) 排泄管

排泄管与分泌管相延续,起始于腺小叶内,管径较分泌管粗,管壁上皮细胞为单层柱
状,胞质染色较淡,核椭圆形。导管穿出小叶后,于小叶间结缔组织中行走,称为小叶间导
管。小叶间导管管径进一步增粗,管壁上皮细胞逐渐变为假复层柱状上皮,上皮内可有类
似分泌管的杯状细胞、柱状细胞(图4-10),还可有少数基底样细胞,后者为一种储备细胞,
可发挥干细胞作用。最后小叶间导管再汇合,形成口径更大的总排泄管,于口腔黏膜的相

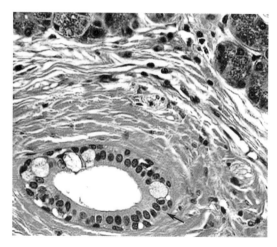

图4-10　排泄管(箭头所指处)

应部位开口。导管开口处上皮变为复层鳞状上皮,并与口腔黏膜相延续。

从总体结构来看,腺泡与导管犹如一棵倒置而中空的树,导管系统类似树干和树枝,腺泡则像树叶。

> **链接**
>
> **唾液腺组织中的干细胞**
>
> 目前认为排泄管的基底细胞及闰管导管细胞为多潜能的干细胞。前者分化为排泄管的柱状细胞和鳞状细胞;后者分化为腺泡细胞、其他闰管细胞、纹管细胞与肌上皮细胞。肌上皮细胞的分化能力目前尚未定论。

三、间　　质

唾液腺间质是纤维结缔组织。间质包绕在腺体表面形成被膜,由被膜分出纤维间隔伸入到腺体内,将腺体分成许多腺叶和腺小叶,再分出薄层结缔组织,包绕在腺泡和导管周围形成基膜。血管、淋巴管和神经可随结缔组织出入腺体。

> **链接**
>
> **唾液腺分泌活动的调控**
>
> 唾液腺的分泌活动受两种分泌神经控制,即交感和副交感神经。通常交感神经兴奋,唾液分泌量少而稠,有机物含量较多;副交感神经兴奋,唾液分泌量多而稀,有机物含量较少。但有的小唾液腺有自主分泌,不受神经调控。除神经传递介质的调节外,机体有些激素,如雌激素、糖皮质激素、肽类激素等也可在某种程度上控制唾液腺的功能,但仅能改变唾液成分,而不能改变唾液分泌。唾液的分泌仍取决于受交感、副交感神经支配的肌上皮细胞。

第2节　唾液腺的分布及其组织学特点

人的大唾液腺有腮腺、下颌下腺和舌下腺三对。此外,还有许多小唾液腺分布于口腔黏膜的黏膜下层,按其所在部位分别命名为唇腺、磨牙后腺、颊腺、腭腺、舌腺、舌腭腺等。

各大唾液腺和小唾液腺因含腺泡种类不同,其结构及分泌物性质有所不同。腮腺属于纯浆液腺,下颌下腺属于以浆液性腺泡为主的混合性腺,舌下腺属于以黏液性腺泡为主的混合性腺。小唾液腺中,味腺属于纯浆液性腺,舌腭腺、腭腺、舌后腺属于纯黏液性腺,唇腺、颊腺、磨牙后腺、舌前腺属于以黏液腺泡为主的混合性腺。

一、腮　　腺

腮腺为唾液腺中最大的一对腺体,左右各一,重20~30g,分为深、浅两叶。深叶位于下颌后凹,浅叶位于外耳前方。腮腺导管由腮腺前缘伸出,于颧弓下横过咬肌表面,在其前缘约呈直角弯向内,穿过面部肌肉,开口于上颌第二磨牙相对的颊黏膜上,开口处黏膜稍隆起,称为腮腺乳头。大约20%的人在腮腺导管部可形成副腮腺。

腮腺属于纯浆液腺,腺泡均由浆液性腺泡组成的(图4-11),在新生儿的腮腺中有时可见少量黏液样腺泡。腮腺的导管:闰管长且有分支;分泌管短,但数量较多,染色较浅。腮腺分泌物含大量唾液淀粉酶,为水样液体。

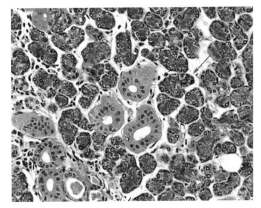

图4-11 腮腺(箭头所指处为浆液性腺泡)

腮腺间质内常含有淋巴组织及脂肪细胞,尤其在被膜内常可见到小的淋巴结,其结构与正常淋巴结一样,但亦有少数淋巴结的髓质内可见腺泡及导管结构。在大导管上皮细胞内亦见有少数含黏液的杯状细胞,此细胞可因腺体慢性炎症而增多。有时淋巴组织成壳样围绕在腺叶周边,这些也是形成腮腺肿瘤和淋巴上皮病变的组织学基础。

二、下 颌 下 腺

下颌下腺呈扁椭圆形,体积介于腮腺与舌下腺之间,似核桃大小,大部分位于下颌骨内侧的下颌下三角内,小部分在下颌舌骨肌游离缘的后上方,有完整被膜。下颌下腺导管向前行走,开口于舌系带两侧的舌下肉阜处,黏膜局部隆起形成下颌下腺乳头。

下颌下腺为混合腺,其中约92%为浆液性腺泡,其浆液性细胞较腮腺者小。其余为黏液性腺泡和混合性腺泡。在混合性腺泡外围所覆盖的新月形浆细胞比较小且少(图4-12)。下颌下腺导管中,闰管较腮腺短,不易辨认;分泌管比腮腺长。下颌下腺分泌物较腮腺黏稠,除唾液淀粉酶外,还含有较多黏蛋白。

下颌下腺导管周围间质中可有少量的皮脂腺,但较腮腺少,亦常有弥散分布的淋巴组织。

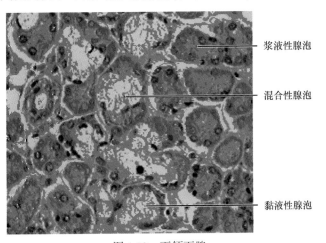

浆液性腺泡

混合性腺泡

黏液性腺泡

图4-12 下颌下腺

三、舌 下 腺

舌下腺为三对大唾液腺中最小的一对,重约3g,呈杏仁状,位于口底黏膜与下颌舌骨肌之间,由一对较大的腺体和若干个较小的腺体组成,被膜不明显。这些腺体、导管汇合后开口于下颌下腺导管,或直接开口于舌下肉阜,亦有小舌下腺开口于舌下皱襞。

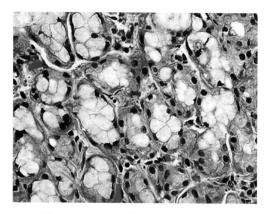

图4-13 舌下腺(箭头所指为半月板)

舌下腺亦是混合腺,以黏液性腺泡为主,含少量混合性腺泡(图4-13)。舌下腺的闰管及分泌管发育不良,腺泡可直接与小的排泄管相连。舌下腺的分泌物较黏稠,含大量黏蛋白及少量唾液淀粉酶。

四、小唾液腺

小唾液腺主要分布在口腔黏膜的黏膜下层,此外,鼻咽部、喉、眼眶、鼻旁窦等处也有小唾液腺分布。

唇腺、颊腺及磨牙后腺均是以黏液性腺泡为主的混合性腺,分别位于唇、颊及磨牙后黏膜下层。舌腭腺与腭腺均属纯黏液腺,舌腭腺位于舌腭皱襞的咽部黏膜下;腭腺位于硬腭的腺区、软腭和悬雍垂。

舌腺按其部位及结构特点分为:舌前腺、舌后腺、味腺三组。舌前腺属于以黏液腺泡为主的混合性腺;舌后腺属于纯黏液腺;味腺属于纯浆液腺。舌前腺位于舌尖腹面舌系带两侧的黏膜下,导管开口于舌系带两侧;舌后腺位于舌根部和舌的侧缘区黏膜下;味腺或称Ebner腺,位于轮廓乳头环沟下方的舌肌肌纤维束之间,开口于环沟内。

唇、颊、磨牙后区、腭、舌等处是小唾液腺的主要分布区域,因此,这些区域也是临床上黏液囊肿和唾液腺肿瘤的好发部位。

第3节 唾液腺的功能和增龄性变化

一、唾液腺的功能

唾液腺的最主要功能是产生和分泌唾液,不同的腺体分泌物在唾液总量中所占的比例不等,据统计:60%的唾液来自下颌下腺、25%来自腮腺、5%来自舌下腺、10%来自小唾液腺。唾液具有溶解食物、润滑黏膜、帮助消化、防御保护、缓冲中和、抗菌抑菌等作用。

唾液为无色无味的低渗液体,近中性,pH在6.7～7.4,其主要成分是水,占唾液含量的99%。此外,还含有许多有机物和无机物。唾液中的有机物主要为蛋白质,包括糖蛋白、免疫球蛋白、黏蛋白和各种酶,还有如氨基酸、脂肪酸、尿素等小分子的有机物。唾液中的无机物主要为钾、钠、氯、磷酸钙及重碳酸盐等,其次是微量的氟、镁、硫酸盐等微量元素。唾液的主要功能有以下几种。

(一)消化功能

口腔通过咀嚼活动,对食物进行机械性加工的同时,唾液会将食物湿润、乳化、溶解。这一过程为食物在口腔中的消化提供了必要的前提条件。

唾液中的酶可使食物中某些成分被初步分解、消化,为在胃肠道进一步消化做准备。唾液中的消化酶主要是α-淀粉酶,多经腮腺产生,可将食物中的淀粉水解为麦芽糖和糊精。而混合性腺泡中的浆黏液细胞产生和分泌的脂肪溶解酶,随食物进入胃后,可与胃液中的酶协同作用,将三酰甘油分解为二酰甘油和脂肪酸。

（二）润滑、保护和防御功能

唾液中的黏多糖和富脯氨基酸蛋白选择性地吸附于口腔黏膜和釉质表面,形成一层良好的保护屏障,可抵御外来的毒性刺激和微小创伤。其中的黏蛋白有较强的润滑作用,使口腔各部自由活动,并免受组织间或粗糙食物摩擦所造成的损伤。

唾液具有一定液体张力,对口腔黏膜起机械清洗作用,将无黏附性的细菌及食物碎屑冲走。唾液的缓冲作用可保持口腔内的中性环境,改变菌斑内的 pH,抑制牙体组织的脱矿作用,减少龋病的发生。

唾液内的溶菌酶、过氧化酶和免疫球蛋白,均能抑制细菌生长,防止细菌感染;其次,α-淀粉酶、乳铁蛋白等对某些细菌的生长也有一定的抑制作用;唾液内结合了钙的蛋白质在形成唾液薄膜上发挥重要作用;唾液内的离子浓度高,能与牙齿直接发生离子交换。另外,唾液中含有的脂蛋白凝血激酶、凝血因子Ⅶ、Ⅷ及Ⅸ等可使与唾液混合后的血液凝血时间缩短。

（三）抗菌功能

口腔内至少有四种蛋白质可抑制微生物生长而预防口腔内感染。①腺泡细胞分泌的过氧化酶,主要是乳过氧化物酶,其同硫氰酸盐一起构成唾液的防御屏障,因为硫氰酸盐的氧化产物可使细菌蛋白中的硫醇基氧化从而抑制细菌生长;②溶菌酶,主要由浆黏液细胞产生,部分小叶内导管也可产生,它可水解革兰阳性菌细胞壁上的黏多糖或黏多肽的某些成分,使细菌对溶解作用敏感,因而具有抗菌性;③免疫球蛋白,主要是 IgA,其含量高出血清 100 倍。唾液 IgA 约 85% 属于分泌型 IgA(SIgA),由结缔组织内的浆细胞产生,同细菌或病毒发生凝集反应,结合与黏附有关的细菌抗原,或作用于细菌代谢关键的酶,在局部免疫中起主要作用;④α-淀粉酶,其可破坏淋球菌细胞壁上的多糖,亦是唾液中活跃的淋球菌抑制剂。乳铁蛋白可抑制某些需要铁的细菌生长,具有杀灭链球菌的作用。

美国国立牙科研究院研究发现:人类唾液分泌一种因子,可以阻断艾滋病病毒从感染的细胞中溢出,此结果解释了艾滋病为什么不会经口腔传染。研究者目前正深入研究,以便能进一步认识这种因子。

（四）内分泌功能

在腮腺分泌管上皮细胞顶部胞浆内的分泌颗粒中,可能含有一种蛋白质类的内分泌素——腮腺素,其功能为维持腮腺的正常分泌活动,并对骨、软骨及牙等的正常发育和钙化有一定促进作用。在下颌下腺纹管细胞胞浆内,还储存和分泌某些内分泌素或具有药物作用的活性物质,如神经生长因子和表皮生长因子;此外,还有肾素、血管舒缓素和高血糖素样蛋白,后两者见于人的下颌下腺。

二、唾液腺的增龄性变化

正常情况下,每日唾液分泌量为 1000~1500ml。除食物性质、饮水量、睡眠、情绪波动、疾病、某些药物等可影响唾液流量并改变其成分外,随着年龄的增长,唾液腺亦可出现以下变化:腺体的腺泡细胞的变性和萎缩,导管细胞的扩张和增生,腺实质被纤维结缔组织和脂肪组织所取代,且随年龄的增长而日趋加重,间质纤维性变以及炎细胞浸润等。人到中年时,脂肪细胞可多达腺体体积的 25%,一般认为它与机体的脂肪无关,而是腺泡萎缩后的一种替代现象。

腺体内嗜酸细胞增多,也被认为是一种显著的增龄性变化。该细胞体积大,胞浆内充满嗜酸性颗粒,电镜下观察富含线粒体,胞核位于细胞中心,呈皱缩状,多因导管上皮细胞变化所致,尤其见于大的排泄管,亦可来自腺泡细胞。目前,其生理作用尚不十分清楚,临床上可见相对应之嗜酸粒细胞瘤或嗜酸腺瘤,此瘤多见于老年妇女。

此外,唾液腺的增龄性变化还有炎细胞浸润、间质中明显纤维化倾向、腺泡形态与内部改变、导管扩张、增生和阻塞、唾液流量和成分变化等。

目 标 检 测

A₁ 型题

1. 连接着腺泡的导管是
   A. 闰管   B. 分泌管
   C. 小叶间导管   D. 排泄管
   E. 以上都不是

2. 位于腺泡和小导管外,扁平状、有分枝状突起的细胞是
   A. 浆液细胞   B. 黏液细胞
   C. 闰管细胞   D. 分泌管细胞
   E. 肌上皮细胞

3. 含有半月板的结构是
   A. 浆液腺泡   B. 黏液腺泡
   C. 混合性腺泡   D. 闰管
   E. 分泌管

4. 电镜下细胞内充满电子透明的分泌颗粒的细胞是
   A. 浆液细胞   B. 黏液细胞
   C. 闰管细胞   D. 泌管细胞
   E. 肌上皮细胞

5. 电镜下含有酶原颗粒的细胞是
   A. 浆液细胞   B. 黏液细胞
   C. 闰管细胞   D. 分泌管细胞
   E. 肌上皮细胞

6. 唾液腺中哪一种腺体的闰管最长
   A. 唇腺   B. 腭腺
   C. 腮腺   D. 下颌下腺
   E. 舌下腺

7. 唾液腺中哪一种腺体无闰管
   A. 唇腺   B. 腭腺
   C. 腮腺   D. 下颌下腺
   E. 舌下腺

8. 纯黏液性的腺体是
   A. 唇腺   B. 腭腺
   C. 颊腺   D. 味腺
   E. 磨牙后腺

9. 腺泡中被称为篮细胞的是
   A. 浆液细胞   B. 黏液细胞
   C. 闰管细胞   D. 肌上皮细胞
   E. 储备细胞

10. 哪一种结构又称为纹管
    A. 闰管   B. 分泌管
    C. 排泄管   D. 肌上皮细胞
    E. 以上都不是

11. 关于分泌管的叙述,错误的是
    A. 管壁由单层柱状细胞组成
    B. 上皮细胞基底面的细胞膜可形成许多垂直的皱褶
    C. 可吸钠排钾
    D. 胞浆强嗜酸
    E. 以上都不对

12. 唾液腺中体积最大的是
    A. 唇腺   B. 腭腺
    C. 腮腺   D. 下颌下腺
    E. 舌下腺

B 型题

(13 ~ 15 题共用备选答案)
   A. 腮腺   B. 下颌下腺
   C. 舌下腺   D. 唇腺
   E. 腭腺

13. 大唾液腺,纯浆液性腺是

14. 大唾液腺,混合性腺以浆液性腺泡为主的是

15. 大唾液腺,混合性腺以黏液性腺泡为主的是

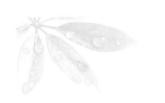

第 **5** 章
颞下颌关节

1. 关节窝和关节结节、髁突、关节盘、关节囊和关节韧带的组织结构特点。
2. 滑膜及滑液的功能,关节的血管和神经分布特点。

任务引领

颞下颌关节的解剖和运动都是人体最复杂的关节之一。人们每天都需要进食、说话,偶尔打哈欠、喷嚏,使得颞下颌关节也成为人体中最忙的运动部分之一。某些人大张口打呵欠或者大开口啃咬食物等动作时,出现疼痛或者关节弹响,这种暂时情况常常会自行消失,并不需要特别的处理就能迅速缓解,但是,有些病人可诉疼痛不能消失,并且伴有放射痛,重者 X 线片表现可有改变。这是什么原因呢?首先应该了解一下颞下颌关节的组成及其组织结构是怎样的?各部又有何功能和联系?这有助于日后更好地理解上述现象并运用到临床工作中去。

颞下颌关节(TMJ)简称下颌关节,是颌面部唯一的左右双侧联动关节。颞下颌关节由颞骨的下颌关节窝和关节结节、下颌骨髁突、居于两者之间的纤维性板即关节盘、关节周围的关节囊和关节韧带及营养关节的血管、神经等组织所构成(图5-1)。

一、髁　　突

成年人下颌骨髁突表面由关节软骨(纤维软骨)覆盖,根据结构不同,在光镜下由表及里可分为四个带(图5-2)。

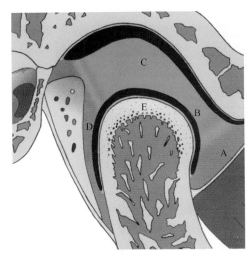

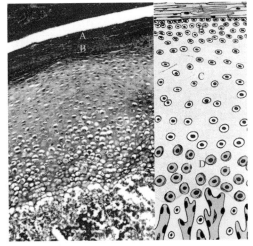

图 5-1　颞下颌关节模式图　　　　图 5-2　髁突表面关节软骨结构

A. 前带;B. 中带;C. 后带;D. 双板区;E. 下颌骨髁状突　　A. 关节表面带;B. 增殖带;C. 纤维软骨带;D. 钙化软骨带

1. 关节表面带 关节表面带位于髁突表层,由致密的无血管的纤维组织构成,纤维成分为Ⅰ型胶原和少许的弹力纤维,其排列方向大致与髁突表面平行。此带一般含有10列左右的成纤维细胞,细胞成分随年龄的增长而逐渐减少。

2. 增殖带 增殖带是髁突软骨生长活动的部位,在发育期由许多密集的小细胞组成,呈带状排列,这些细胞可分化出成软骨细胞、软骨细胞、成纤维细胞,为邻近的细胞层提供细胞来源。因此,它是髁突软骨的生长和形成中心,在关节面的修复和改建中起重要的作用。成年后增殖带变薄,而老年人的增殖带则不很清晰。

3. 纤维软骨带 纤维软骨带是一层富含胶原纤维的软骨带,含有较多的软骨细胞,一般4～5列;而老年人此带极薄,甚至消失。

4. 钙化软骨带 钙化软骨带也称软骨内成骨带,为覆盖髁突深部骨组织的过渡带,常伴有钙化。

髁突的钙化软骨带下方为骨组织,由骨密质和松质骨构成。骨密质为一层薄骨板覆盖在松质骨的外面,下方为松质骨,骨小梁的排列方向与骨密质垂直,因此有较大的支持力。幼年时期骨密质较薄,骨小梁细。随着年龄的增长,骨小梁逐渐增粗,骨密质增厚而骨髓腔变小,红骨髓逐渐变为黄骨髓。

> **链接**
>
> ### 组织工程技术
>
> 关节软骨的生理性修复一直是困扰临床医生的一大难题,仅在美国,每年需进行软骨或关节置换的患者就达近百万。1965年,Chesterman和Smith首次应用体外培养软骨细胞进行了关节软骨缺损修复,直接将细胞注射于缺损处,但修复效果不理想。从此,人们不断地研究寻找可以搭载软骨细胞的可移植材料。随着科学技术的不断发展,一种新的组织修复方法——组织工程技术出现了。1991年,美国麻省理工大学Vacanti将软骨细胞接种在生物可降解材料上,然后植入裸鼠皮下,获得了组织学证实的软骨组织;1996年,曹谊林成功地再造了具有人耳郭形态的软骨组织;此外,Freed进行了关节软骨的组织工程修复,结果表明,修复后6个月,缺损表面平滑、完整,软骨细胞呈柱状排列,蛋白多糖类软骨基质分布均匀,软骨下板重建,新生组织与周围软骨紧密结合。实践表明,工程化软骨在修复软骨缺损研究中有良好的应用前景。

二、关节窝和关节结节

颞下颌关节的关节窝和关节结节表面覆盖一薄层骨密质,内层为松质骨,骨小梁的排列方向与骨表面垂直。关节窝骨密质表面有一薄层纤维结缔组织覆盖,根据纤维的排列方向不同分为内、外两层。外层纤维与骨表面平行排列,无血管分布;内层纤维与骨表面有一定角度,有较多血管分布。与髁突软骨相似,在关节结节的斜坡表面,有较厚的纤维软骨覆盖,也分为关节表面带、增殖带、纤维软骨带和钙化软骨带,但其钙化软骨带薄而不很清晰。

三、关 节 盘

关节盘位于关节窝和髁突之间,呈卵圆形。关节盘由致密的粗大纤维组成,内含大量成纤维细胞,在很多区域纤维弯曲呈波浪样,此种结构与关节盘的功能密切相关。关节盘内外径大于前后径,周缘厚而中间薄,上面前凹后凸,下面形凹,似帽状覆盖于髁突上。关节盘从前到后分为前带、中带、后带及双板区。双板区构成关节盘的后附着。

1. 前带 为增厚的胶原纤维,位于髁突之前。纤维排列方向主要为前后向,有血管和神经分布。其前方与翼外肌肌腱纤维交织成两个板,上板的纤维即颞前附着,与关节囊和关节结节前斜面的骨膜相连;下板即下颌前附着;向下附着在髁突颈前部。两者末端与关节囊或翼外肌上头肌纤维相连,其前面及下面均有滑膜衬里。

2. 中间带　此带最薄,位于髁突的前斜面与关节结节后斜面之间,由前后方向排列的胶原纤维和弹力纤维组成,无血管神经分布。中间带有前后及内外走行的胶原纤维致密排列,形成板状结构,并有较多的垂直纤维,大大地增强了中间带的结构强度(图5-3)。

3. 后带　此带最厚,位于髁突横嵴与关节窝底之间,其前后径较长,由胶原纤维和弹力纤维组成,但胶原纤维排列方向不定,无血管神经分布。

4. 双板区　后带的后方为双板区,即上板、下板,两板之间的空隙充填有大量血管和神经的结缔组织及脂肪组织。上板由胶原纤维和粗大的弹力纤维组成,为后外上附着,与关节囊融合止于颞鳞缝处。下板由胶原纤维组成,含少量弹力纤维,向下与髁突颈部骨膜相融合。

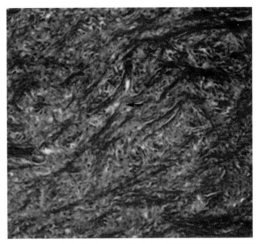

图5-3　关节盘中带无血管穿行,胶原纤维排列致密

关节盘是维持颞下颌关节功能的一个重要结构,其纤维构成能够有效承担和分散复杂的下颌运动带来的压力和剪切力。从关节的冠状面看,关节盘的后外侧最厚,关节窝后外侧最深,髁突主要位于关节盘外侧之下,表明关节的外侧为主要的受力区。出生时关节盘及髁突表面软骨中均有血管分布,至3~5岁时,关节盘的中带、后带及髁突表面软骨的血管均消失。因此,关节盘的自我修复能力是有限的。

链接

体外再造颞下颌关节

组织工程技术的基本原理:将自体或异体组织细胞经体外扩增后,接种到一种具有良好生物相容性的、在生物体内可被完全吸收的生物可降解材料上,由于载体通常被制成无纺网或多孔海绵状,可为细胞生长提供适宜的生长环境,细胞能够进行有效的气体交换、营养吸收及废物排除,同时载体还起到了一定的力学支撑作用,并可根据需要制成特定的大小及形状。适当培养后再将细胞载体复合物回植于组织缺损处,在载体逐渐被吸收的同时,细胞增殖并分泌基质,从而达到修复组织或器官缺损的目的。

目前,颞下颌关节的组织工程技术的主要研究重点:①良好的关节盘种子细胞;②良好的生物相容性,适合的降解速度,力学理化特性的生物材料;③适宜的工程化软骨生长环境。随着生物学、材料学以及工程学的不断发展,相信不久的将来,关节软骨和关节盘软骨缺损可以通过组织工程技术达到生理性的修复。

四、关节囊、韧带和滑膜

关节囊是包绕关节及结节的致密结缔组织。关节囊在关节上半部比较疏松,上前方附着于关节结节顶的前方,上后方附着于颞鳞缝;在关节中部和侧缘与关节盘相连;前内方与翼外肌上头筋膜融合,外侧附着于颧弓、关节窝的边缘和关节后结节;内侧止于蝶骨嵴;下方紧密附着在髁突颈部。虽然关节囊薄而松,是人体中唯一没有外力便可以脱位的关节,但是脱位时关节囊并不撕裂。

与颞下颌关节关系密切的韧带有颞下颌韧带、蝶下颌韧带和茎突下颌韧带。其中颞下颌韧带呈三角形,由起自关节结节外面的两部分纤维组成:外层的斜纤维束向后下延伸至髁突颈部外侧;内层为水平排列止于髁突外极和关节盘边缘。颞下颌韧带紧靠着关节囊的侧面,致密的纤维大大地加强了关节囊的作用。

　　滑膜由血管丰富的结缔组织组成,一般衬在整个关节囊的内表面、关节盘后带、双板区上下面。滑膜代谢活跃,再生能力强,表面有向关节腔突出的绒毛和皱褶。随着年龄增长和受到病理性损伤时,皱褶数量增加呈纤维化改变。

　　滑膜在关节液的合成与分泌以及代谢产物的吞噬、免疫调节等方面发挥着重要的作用。滑膜通常分为两层结构:含有丰富细胞的内膜层和富含血管等疏松结缔组织的内膜下层。内膜层靠近关节腔面,通常由 1～4 层滑膜细胞构成,细胞间为无形的间质,不含有纤维,内膜细胞具有吞噬作用;内膜下层与关节囊纤维组织融合,含有血管、成纤维细胞、巨噬细胞、肥大细胞、脂肪细胞和一些具有阻止滑膜形成皱褶的弹性纤维。

　　关节的滑膜细胞主要有两种类型:巨噬样细胞和纤维样细胞。前者胞浆有大量线粒体、溶酶体和高尔基复合体,细胞出现丝状伪足,胞膜凹陷有吞饮小泡,仅有少量粗面内质网,具有吞噬特征并能合成透明质酸;后者含有丰富的粗面内质网,能向滑液内分泌蛋白质。

　　正常的滑液呈清亮淡黄色,有黏滞性的,是富含蛋白质和蛋白多糖的一种血浆渗透液。滑液中除含少量单核细胞、淋巴细胞、游离的滑膜细胞和偶有多核白细胞外,还含有蛋白质、黏液素和酶。滑液的主要功能是为关节面提供一种液体环境,在关节运动时起润滑作用。滑膜具有调节特定血浆成分通过和分泌其他物质的作用,滑膜还能清除进入关节腔的外界物质。

五、关节血管和神经分布

　　颞下颌关节的主要动脉供应是颌内动脉的关节深支和颞浅动脉。关节囊特别是关节后附着,有丰富的血管丛。滑膜中有毛细血管,但关节盘中心无血管分布。双板区疏松结缔组织中血管丰富,静脉交织成网。关节囊前部有来自翼外肌的血管分布。上述血管进入关节盘后,在其上下表面形成毛细血管网,成为关节盘血液供给的主要来源。

　　颞下颌关节的神经主要来自耳颞神经的关节分支、咬肌神经和颞深后神经。进入关节囊及关节盘的神经含有髓及无髓纤维,支配关节的前、后、中间及侧方区。关节囊有丰富的游离神经末梢,关节盘中心无神经,因此关节囊对疼痛非常敏感。在关节囊还可见少量皮下神经终末感受器(即 Ruffini 小体)、环层小体和高尔基肌腱小体。

目 标 检 测

A₁ 型题

1. 髁突表面纤维软骨从表面至深层的 4 个带依次为
   A. 关节表面带、纤维软骨带、钙化软骨带、增殖带
   B. 关节表面带、增殖带、纤维软骨带、钙化软骨带
   C. 钙化软骨带、关节表面带、增殖带、纤维软骨带
   D. 关节表面带、钙化软骨带、纤维软骨带、增殖带
   E. 以上都不对

2. 关节盘从前向后分为
   A. 前带、中带、后带、双板区
   B. 双板区、前带、中带、后带
   C. 前带、中带、双板区、后带
   D. 前带、双板区、中带、后带
   E. 以上都不对

3. 髁突软骨的生长和形成中心为
   A. 关节表面带　　　　　B. 纤维软骨带
   C. 钙化软骨带　　　　　D. 增殖带
   E. 后带

4. 加强关节囊的韧带是
   A. 颞下颌韧带　　　　　B. 蝶下颌韧带
   C. 茎突下颌韧带　　　　D. 翼下颌韧带
   E. 以上都不对

5. 成年人关节结构中不含有血管和神经的是
   A. 前带和后带　　　　　B. 中带和双板区
   C. 前带和双板区　　　　D. 前带和中带
   E. 中带和后带

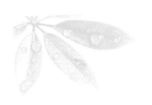

第 **6** 章
口腔颌面部发育

1. 面部、腭部的发育过程及常见发育异常。
2. 舌的发育过程，甲状舌管的形成及转归。
3. 唾液腺、颌骨的基本发育过程。

任务引领

一位母亲抱着 2 个月的婴儿前往医院为孩子修整"兔唇"。代述：孩子出生时即发现有"兔唇"，无法进行正常的哺乳，时常出现哺乳时呛咳的现象，给家庭成员在生理上和心理上都造成了伤害。那么这种畸形与颌面部哪一部分的发育异常有关？面部和腭的正常发育过程是怎样的？本章我们就来学习有关的发育过程及几种常见畸形。

口腔颌面部发育是胚胎发育的一部分。随着人们对口腔颌面部正常和异常发育的认识不断加深，一般人为地将出生前的发育分为三个连续的阶段：①增殖期：受孕至受孕后 2 周，包括受精、植入和三胚层胚盘的形成；②胚胎期：受孕后第 3～8 周，此期分化出不同类型的组织并构成器官、系统，胚胎初具人形。口腔颌面部发育基本在此期完成。③胎儿期：受孕后第 9 周至出生。腭的发育在此期的初期阶段完成。

胚胎第 3 周，三胚层胚盘已形成。胚胎第 4 周，中枢神经开始发育。迁移至头面部的神经嵴细胞形成该区的大部分结缔组织，称为外胚间充质。它们与面部骨、软骨、牙本质、牙髓、牙骨质等组织的形成有关。

鳃弓和咽囊与颌面部的发育关系密切。胚胎第 3 周，由于前脑的形成，胚胎头部膨大，向前向下形成一个宽大的隆起，称额鼻突。胚胎第 4 周，原始咽部的间叶细胞迅速增生，形成 6 对柱状弓形隆起，左右对称，背腹走向，称为鳃弓。相邻的鳃弓之间有浅沟，在咽侧称咽囊，在体表者称鳃沟。六对鳃弓中，第一对最大，又称下颌弓，与额鼻突一起共同参与面部的发育；第二对称舌弓，与舌骨的发育有关；第三对称舌咽弓；其余几对较小，无特别的名称（图 6-1）。第一至第四对鳃弓将参与口底和舌的发育。

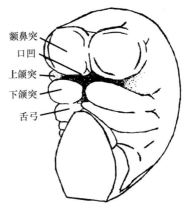

图 6-1　胚胎第 3 周（头面部发育）

额鼻突
口凹
上颌突
下颌突
舌弓

第 1 节　面部的发育

一、面部发育过程

面部发育的早期可以分为两个步骤,第一是面部各突起的生长分化;第二是面部各突起的相互联合和融合。外胚间充质细胞增生形成的面部突起,表面被覆外胚层。相邻突起之间的沟样凹陷随着突起的生长而变浅、消失成为一体称为面突联合;突起之间的外胚层在生长过程中相互接触、破裂、退化、消失,称面突融合。

(一) 面部各突起的生长分化

胚胎第 3 周末,额鼻突的下方已出现第一对鳃弓,即下颌突。下颌突的发育特别迅速,由两侧向前、向中线生长,并在中缝处联合。约在胚胎第 24 天,下颌突两侧的后上缘长出两个圆形隆起,即发育成上颌突。此时由额鼻突、上颌突、下颌突共同围成一个凹陷,称为口凹或原口。口凹的深部与前肠相接,两者之间隔以薄层的口咽膜,形成原始的口腔。胚胎第 4 周,口咽膜破裂,口腔与前肠相通。约在胚胎 28 天时,额鼻突末端两侧的外胚层上皮出现椭圆形局部增厚区称嗅板或鼻板。鼻板由于细胞的增生,边缘隆起,特别是在其外侧缘,隆起更明显,使鼻板中央凹陷,称鼻凹或嗅窝。嗅窝将额鼻突分成三个突起:一个中鼻突,位于两嗅窝之间;两个侧鼻突,位于嗅窝的外侧。胚胎第 5 周,中鼻突生长迅速,其末端出现两个球形突起,称为球状突。此时,面部发育所需的突起已齐全,面部即由上述各突起发育而来(图 6-2)。

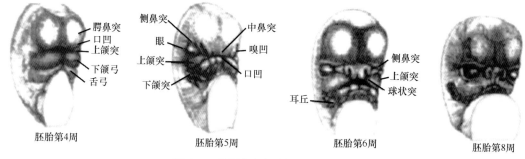

图 6-2　面部的发育(第 4、5、6、8 周)

(二) 面部各突起的联合和融合

在胚胎第 6 周,面部的各突起一面继续生长,一面与相邻或对侧的突起联合:①中鼻突的两个球状突在中线处联合,形成人中和带有切牙的上颌骨和原腭;②球状突与同侧的上颌突融合形成上唇,其中球状突形成上唇的近中 1/3 部分,上颌突形成远中 2/3 部分;③侧鼻突与上颌突形成鼻梁的侧面、鼻翼和部分面颊;④上颌突与下颌突由后向前联合,形成面颊部,其联合的终点即口裂的终点(口角);⑤下颌突在中线联合形成下唇、下颌软组织、下颌骨和下颌牙齿。

面部各突起形成的组织分别为:额鼻突形成额部软组织及额骨;中鼻突形成鼻梁、鼻尖、鼻中隔、附有上颌切牙的上颌骨(前颌骨)及邻近的软组织;侧鼻突形成鼻侧面、鼻翼、部分面颊、上颌骨额突和泪骨;上颌突形成大部分上颌软组织、上颌骨、上颌尖牙和磨牙;下颌突形成下唇、下颌软组织、下颌骨和下颌牙齿(图 6-3)。

胚胎第7~8周,面部各突起已联合完毕,颜面各部分初具人的面形。但此时鼻宽而扁,鼻孔朝前,彼此分离较远;两眼距较宽,位于头的外侧。随着胎儿期颜面部的进一步生长发育,主要是面部正中部分向前生长,使面部垂直高度增加,鼻梁抬高,鼻孔向下并相互接近,鼻部变得狭窄。此外,由于眼后区的头部生长变宽,使两眼由两外侧移向前方,近似成人的面形。但新生儿下颌部分占面部的比例较小,以后逐渐增大,到成人时,下颌部分约占面部长度的1/3,面部增长。

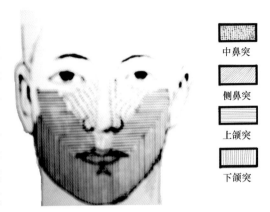

中鼻突

侧鼻突

上颌突

下颌突

图6-3 成人面部各突起融合的部位

总而言之,面部的发育来自额鼻突和第一鳃弓衍化出的面突,即额鼻突分化出的一个中鼻突(包括球状突)、两个侧鼻突和两个下颌突及其衍化出来的两个上颌突,共同发育而形成。各突起及衍生物见表6-1。

表6-1 面突及其衍生组织

起源	突起	软组织形成物	硬组织形成物
额鼻突	中鼻突(球状突)	鼻梁、鼻尖、鼻中隔各软组织、上颌切牙牙龈、腭乳头、上唇中部	筛骨、犁骨、前颌骨、上颌切牙、鼻骨
	侧鼻突	鼻侧面、鼻翼、部分面颊	上颌骨额突、泪骨
第1鳃弓	上颌突	上唇、上颌后牙牙龈、部分面颊	上颌骨、颧骨、腭骨、上颌磨牙及尖牙
	下颌突	下唇、下颌牙龈、面颊下部	下颌骨及下颌牙齿

妊娠24~38天时,已能识别面部突起某些部位的被覆上皮具有成牙性。分别是上颌突的下缘、下颌突的上缘以及中鼻突的侧面,这些部分的上皮开始增厚,直到胚胎的第37天时方可识别出原发性上皮板,为连续的弓形牙源性上皮板。

二、面部发育异常

在胚胎第6~7周的面突联合期,如果各种致畸因子影响面部的外胚间充质细胞,使面突的生长分化停止或减慢,可导致面突不能联合或部分联合而形成面部畸形。面部的发育畸形最常见的是唇裂,也可形成面裂。

(一) 唇裂

唇裂多见于上唇,可表现为单侧或双侧,以单侧者较多。形成原因是一侧或两侧的球状突与同侧的上颌突未联合或部分联合所致。根据病变程度可分为完全性和不完全性两种。前者从唇红到鼻孔底部完全裂开;后者中最轻微的只在唇红缘有一个小切迹(图6-4)。唇的发育与前颌骨及腭的发育有关,因此唇裂常伴有腭裂及颌裂。若两侧球状突中央部分未联合或部分联合形成上唇正中裂,两侧下颌突在中线处未联合则形成下唇裂,这两种畸形罕见。

(二) 面裂

面裂较唇裂少见得多。上颌突与下颌突未联合或部分联合可发生横面裂,裂隙可自口角至耳屏前;联合不足者可为大口畸形;如联合过多则形成小口畸形。上颌突与侧鼻突未联合可形成斜面裂,因其常伴有唇裂,故裂隙自上唇沿着鼻翼基部至眼睑下缘(图6-5)。还有一种极少见的情况,因侧鼻突与中鼻突之间发育不全,在鼻部形成纵行的侧鼻裂。

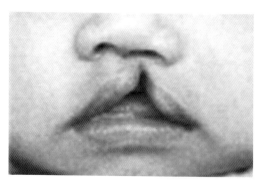

图6-4　不完全性唇裂

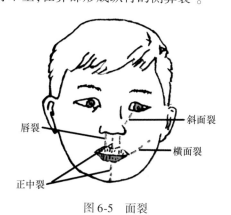

唇裂

斜面裂

横面裂

正中裂

图6-5　面裂

第2节　腭的发育

一、腭的发育过程

胚胎早期,原始口腔和鼻腔是彼此相通的,约在胚胎第3个月,腭的发育完成,使口腔与鼻腔完全分开。腭的发育过程也是由腭部各突起的生长分化,继而相互融合、联合而成。其发育来源于前腭突(原发腭)及侧腭突(继发腭)。

（一）腭部各突起形成

前腭突来自中鼻突,它是球状突在与对侧球状突及上颌突联合过程中,不断向口腔侧增生所形成,它的发生早于侧腭突,因而称为原发腭。侧腭突来自两侧上颌突,在胚胎第7周,左右两个上颌突的口腔侧中部向原始口腔内各长出一个突起,称为侧腭突或继发腭。最初两个侧腭突向中线方向生长,但由于此时舌的发育很快,形态窄而高,几乎完全充满了原始口鼻腔,且与上方的鼻中隔接触,因此侧腭突很快即向下或垂直方向生长,位于舌的两侧。

胚胎第8周,随着下颌骨变长并增宽,头颅发育向上抬高以及侧腭突内的细胞增殖等因素,使舌的形态逐渐变得扁平,位置下降,侧腭突生长方向由垂直向水平方向转动并向中线生长。

（二）腭部各突起联合、融合

左、右前腭突在中线处联合,形成前颌骨、上颌切牙及其牙周组织;两侧侧腭突在中线处由前向后逐渐联合,并向前与前腭突联合(图6-6)。两侧侧腭突的联合形成硬腭的大部、软腭和腭垂。前腭突和侧腭突联合的中心留下一条间隙,称切牙管或鼻腭管,为鼻腭神经的通道。切牙管处的口腔侧开口为切牙孔,其表面覆盖有较厚的黏膜,即切牙乳头。左、右侧腭突在中线处融合的同时,也与向下生长的鼻中隔融合。这些突起在融合前,相互接触部位的上皮停止分裂,上皮表面部分变性剥脱,基底细胞融合。最后,上皮和基膜破裂,两个突起的间充质融为一体。残留的上皮部分退化消失,部分可留在腭部融合线处,呈团块状,在某些刺激因素作用下可发生发育性囊肿,如鼻腭囊肿等。

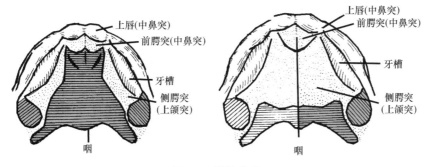

图 6-6　腭的发育

二、腭的发育异常

1. 腭裂　腭裂是口腔较常见的发育畸形(图 6-7),约 80% 的腭裂患者伴有单侧或双侧唇裂。临床可表现为完全性腭裂、不完全性腭裂和单、双侧腭裂。两侧侧腭突之间未融合,形成完全性腭裂,自切牙孔至腭垂全部裂开;两侧侧腭突的后部未能融合,形成不完全性腭裂,如腭垂裂或软腭裂。如一侧侧腭突只与鼻中隔相融合,而未与对侧融合,则形成单侧腭裂;两侧侧腭突均未与鼻中隔融合则为双侧腭裂。腭裂常伴有颌裂。

2. 颌裂　颌裂可分为上颌裂与下颌裂,以上颌裂较常见。上颌裂为前腭突与上颌突未能联合或部分联合的结果,常伴有唇裂和腭裂(图 6-8)。下颌裂为双侧下颌突未联合或部分联合所致。

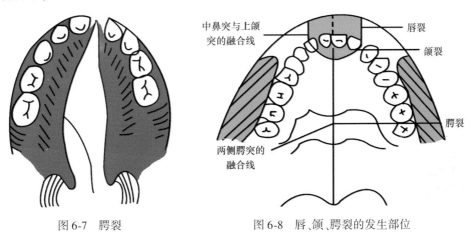

图 6-7　腭裂　　　　　　　　　图 6-8　唇、颌、腭裂的发生部位

第 3 节　舌 的 发 育

一、舌的发育过程

舌的发育在胚胎第 4 周开始,由第一、二、三对鳃弓衍化形成。

1. 舌体的发育　胚胎第 4 周,两侧第一、二鳃弓在中线处联合,同时下颌突的原始口腔侧,因内部的间充质不断增生,形成三个膨隆的突起。其中两侧两个对称的突起体积较大,称侧舌隆突;在侧舌隆突稍下方中线处为一个小突起,称奇结节。约在胚胎第 6 周,侧舌隆突生长迅速,很快越过奇结节,并在中线联合,形成舌的前2/3即舌体(图6-9)。奇结节由于被侧舌隆突所覆盖,仅形成舌盲孔前舌体的一小部分或退化消失。

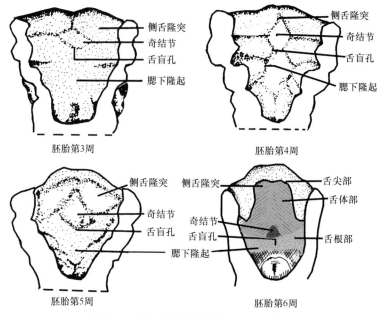

图6-9　舌的发育(胚胎第3、4、5、6周)

2. 舌根的发育　与舌体发育同时,在第二、三、四鳃弓的口咽侧,奇结节的后方,间充质增生形成一个大的突起,这个突起由第二鳃弓的联合突和第三、四鳃弓形成的腮下隆起构成。随着舌的发育,腮下隆起掩盖了联合突,形成舌的后1/3即舌根。舌体与舌根联合线处形成一个浅沟称人字界沟。舌体表面被覆外胚层上皮,舌根表面被覆内胚层上皮。

甲状腺的发育与舌的发育关系密切。胚胎第4周,奇结节和联合突之间的内胚层上皮沿中线向深部增生,形成管状上皮条索,称甲状舌管。第7周时甲状舌管增生至颈部甲状软骨下方,其末端的细胞增生并向两侧扩大,迅速发育成甲状腺。以后甲状舌管逐渐退化,与舌表面失去联系,但在舌背起源部位留下一浅凹,即舌盲孔。

3. 舌肌的发育　胚胎第6~8周时,舌肌长入舌内,使舌体积增大,其前端从口底分离出来形成舌尖。

4. 舌背部各乳头的分化和味蕾的发育　胚胎第9~11周,舌背的菌状乳头开始分化,稍后丝状乳头发生。约在胚胎第14周味蕾开始发育。

二、舌的发育异常

1. 异位甲状腺和甲状舌管囊肿　甲状腺早期发生过程中,甲状腺始基形成的甲状舌管,要经历一个下降过程,并到达甲状软骨下方。若在下降过程中任何部位发生停滞,则形成异位甲状腺,常见于舌盲孔附近的黏膜下、舌肌内,也可见于舌骨附近和胸部。如甲状舌管未退化,其残留部分可形成甲状舌管囊肿。

2. 正中菱形舌　在舌盲孔前方,有时可见小块菱形或椭圆形红色区,此区域的舌乳头呈不同程度的萎缩,称为正中菱形舌。以往认为这是舌发育时,奇结节未消失形成的残留,对健康无害。近年来的研究证实正中菱形舌与局限性真菌感染,尤其是白色念珠菌感染有关。

此外,如侧舌隆突未联合或联合不全,则可形成分叉舌或舌裂,较罕见。

第 4 节　唾液腺及口腔黏膜的发育

一、唾液腺的发育

口腔的各种唾液腺,除发育时间和起源的部位不同以外,其发育过程都基本相似。

(一) 唾液腺的发育过程

唾液腺起源于原始的口腔上皮。在唾液腺起源处,原始口腔上皮在深部间充质的诱导下增生,形成实性的上皮芽,不断伸入间充质并形成上皮条索。此后上皮条索迅速增生并反复分支,形成树枝状实性细胞索。约在胚胎第 6 个月,细胞索中央变空,形成腺体的各级导管。末端的上皮细胞逐渐分化为腺细胞,形成腺泡。上皮周围的间充质分化为腺体的间质和被膜(图 6-10)。

(二) 大、小唾液腺的发育

1. 腮腺的发育　在大唾液腺中,腮腺发育最早,约在胚胎第 6 周,起源于上、下颌突分叉处的外胚层上皮。上颌芽最初向外生长,然后转向背侧,到达发育中的下颌升支和咬肌的表面,再向内侧进入下颌后窝,在咬肌表面和下颌后窝发育成腺体。其上皮芽最初形成处即为腮腺导管在口腔内的开口。

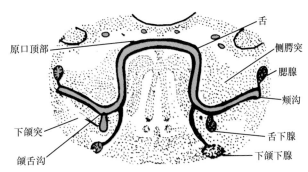

图 6-10　三大唾液腺的发生部位

2. 下颌下腺的发育　下颌下腺在胚胎第 6 周末开始发育,可能起源于颌舌沟舌下肉阜处内胚层上皮。上皮芽沿口底向后生长,在下颌角内侧、下颌舌骨肌的后缘转向腹侧,然后分化成腺体。

3. 舌下腺的发育　舌下腺的发育开始于胚胎第 7 ~ 8 周,起源于颌舌沟近外侧的内胚层上皮。这些上皮芽向舌下区生长,形成小腺体并保留各自导管,单独开口于下颌下腺导管开口的外侧,但有时与下颌下腺主导管相通而不单独开口。

4. 小唾液腺的发育　小唾液腺发育较晚,约在胚胎第 12 周。上皮芽长入黏膜下层即分支并发育成腺体。其导管较短,直接开口于口腔黏膜。

在唾液腺发育过程中,上皮和间充质的相互作用是非常重要且不可缺少的,唾液腺形成部位的间充质能诱导上皮形成腺体。

二、口腔黏膜的发育

口腔黏膜上皮与皮肤相似,主要来自于胚胎的外胚层,而舌根黏膜和口底黏膜上皮来自内胚层。在胚胎第 3 周,原始口腔内衬单层外胚层细胞。胚胎第 5 ~ 6 周时,上皮由单层变为双层。胚胎第 8 周时,前庭处上皮明显增厚,以后增厚的上皮表面细胞退化,形成口腔前庭,唇黏膜与牙槽黏膜分开。胚胎第 10 ~ 12 周,可区别出被覆黏膜和咀嚼黏膜区。胚胎第 13 ~ 20 周时,口腔黏膜上皮增厚,可辨别出棘细胞,桥粒已形成。咀嚼黏膜区上皮表层细胞扁平,含散在的透明角质颗粒并出现不全角化,角化在出生后6个月才出现。此期出现半桥粒和基板,咀嚼黏膜区出现上皮钉突。胚胎第12周后,开始出现黑色素细胞和朗格汉斯细胞,梅克尔细胞出现在第16周。在第7周舌黏膜上皮首先出现轮廓乳头和叶状乳头,以后出现菌状乳头及味蕾,丝状乳头约在第10周出现。

口腔黏膜的发育也是上皮与间充质相互作用的结果,间充质细胞逐渐分化形成固有层和黏膜下层。

第5节 颌骨的发育

颌骨的发育在胚胎第6周开始,下颌骨略早于上颌骨。

一、下颌骨的发育

下颌骨的发育起自第1鳃弓内条形软骨,即下颌软骨。此软骨为实性柱状的透明软骨,外裹纤维被膜,从耳区向前延伸到中线,但左右软骨在中线处并未相接,有间充质相隔。下颌神经出颅后,游离端的1/3与下颌软骨并行,在下颌软骨后、中1/3交界处上方分为舌神经和下牙槽神经(图6-11)。舌神经沿下颌软骨的舌侧走行,下牙槽神经在软骨的颊侧上缘走行,最终分支为颏神经和切牙神经。第10周下颌骨发育基本完成,下颌软骨作为鳃弓软骨,并不直接形成下颌骨,只是作为支架起支持作用。

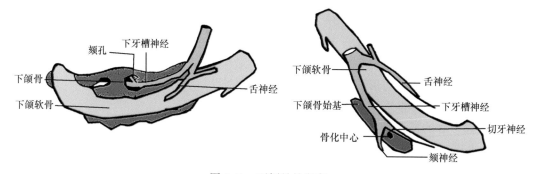

图6-11 下颌骨的发育

胚胎第6周,在下齿槽神经和切牙神经的外侧,间充质细胞及基质密集形成一个致密的结缔组织膜,即下颌骨的始基。第7周时,在切牙神经和颏神经所形成的夹角处,即将来的颏孔区,下颌骨始基首先分化出成骨细胞,形成骨基质并骨化,此为下颌骨的骨化中心。骨化由此中心向前方中线方向扩展;在下牙槽神经下方向后扩展,同时,也在这些神经的两侧扩展,以后形成下牙槽神经管及下颌骨的内、外侧骨板。此时下牙槽的上方有发育中的牙胚及相关牙槽骨,下牙槽神经发出分支至牙槽骨板,随着牙槽骨的发育将牙胚包绕在下颌骨体中。下颌升支部的发育是骨化迅速向第一鳃弓后方扩展而成,并逐渐与下颌骨体部骨化相连,直至下颌升支、髁突和喙突形成。

下颌骨形成后,继续向多个方向不断生长,包括下颌骨体部垂直方向的生长、前后方向的生长、下颌骨内外方向的生长和下颌髁突的生长等。若下颌骨未发育或发育过小,称无颌或小颌畸形。

下颌骨形成后,继续向多个方向生长:

1. 下颌骨体部垂直方向的生长　下颌骨发育时,牙也在发育。随着牙胚的发育,牙槽骨也在发育,同时,下颌骨下缘也不断有新骨形成,使下颌骨体的垂直高度增加。

2. 下颌骨前后方向的生长　在胚胎第 14 周时,下颌骨近中缝处的纤维组织变成纤维软骨并不断增生、骨化,使下颌骨向前生长并增宽。出生后 1 年时,中缝纤维软骨停止增生,发生软骨内骨化,变成永久性联合。此后,下颌骨前后方向的生长主要依靠下颌升支后缘的骨形成和前缘的骨吸收,这样,使下颌升支后移,下颌骨体延长。由于后缘的骨形成比前缘的骨吸收快,所以升支的宽度增加。

3. 下颌骨内外方向的生长　在下颌骨的生长期,骨板外面新骨沉积与骨板内面相应的骨吸收同时进行,使下颌骨体积增大,也使骨板保持一定的厚度。

4. 下颌髁突与喙突的生长　胎儿 3 个月时,已形成的骨性髁突表面出现继发性软骨。此软骨一面与骨融合,一面向髁突表面致密的纤维组织层移行。纤维组织不断增生,使软骨增厚,同时靠近骨组织侧的软骨逐渐发生骨化。上述过程持续到胎儿 5 个月。以后,在髁突关节面增殖层下,只有薄层软骨区保留。这个软骨区一直到 20～25 岁后,完全为骨组织取代。由于髁突软骨的不断增生和骨化,使下颌升支逐渐变长。大约在胚胎 3 个月时,喙突顶部和前缘也出现继发性软骨。由于软骨的增生、骨化,使喙突逐渐变长、增宽。

二、上颌骨的发育

上颌骨发育起自第 1 鳃弓。上颌骨也参与腭骨的形成,并与其他颅咽骨的发育密切相关。上颌突、侧鼻突和中鼻突参与了上颌骨的形成。上颌骨的发育没有软骨参与,也是通过膜内骨化发育的,骨化中心就在上颌突内。胚胎第 8 周,骨化中心形成,上颌骨从这个骨化中心向以下几个方向生长:①向上形成上颌骨额突并支持眶部;②向后形成颧突;③向内形成腭突;④向下形成牙槽突;⑤向前形成上颌的表面组织。

上颌窦在第 4 个月时开始发育,出生时直径 5～10mm,仍是一个始基结构。上颌窦真正的发育是在恒牙萌出时,12～14 岁时上颌窦发育基本完成,以后由于上颌窦向牙槽突方向生长,使之与上颌磨牙的牙根十分靠近。

目 标 检 测

A₁ 型题

1. 未参与口底和舌发育的鳃弓是
　A. 第一对鳃弓　　　　B. 第二对鳃弓
　C. 第三对鳃弓　　　　D. 第四对鳃弓
　E. 第五对鳃弓

2. 第一对鳃弓,即下颌突出现的时间为
　A. 胚胎第 1 周末　　　B. 胚胎第 2 周末
　C. 胚胎第 3 周末　　　D. 胚胎第 4 周末
　E. 胚胎第 5 周末

3. 下列哪一结构在中线处联合,形成人中
　A. 球状突　　　　　　B. 上颌突
　C. 侧鼻突　　　　　　D. 下颌突调整
　E. 额鼻突

4. 颜面各部分初具人的面形在

　A. 胚胎第 1～2 周　　B. 胚胎第 2～3 周
　C. 胚胎第 3～5 周　　D. 胚胎第 5～6 周
　E. 胚胎第 7～8 周

5. 面部的发育畸形最常见的是
　A. 唇裂　　　　　　　B. 面裂
　C. 腭裂　　　　　　　D. 颌裂
　E. 侧鼻裂

6. 颌面部的发育畸形最不常见的是
　A. 唇裂　　　　　　　B. 面裂
　C. 腭裂　　　　　　　D. 颌裂
　E. 侧鼻裂

7. 下列哪项与舌的发育无关
　A. 舌盲孔　　　　　　B. 甲状舌管
　C. 甲状腺　　　　　　D. 菱形舌

E. 地图舌

8. 上下颌突联合过多可形成

    A. 小口畸形   B. 大口畸形

    C. 斜面裂   D. 颌裂

    E. 横面裂

9. 胚胎第 4 周,由哪些突起围成一个凹陷,成为口凹

    A. 中鼻突、侧鼻突、上颌突

    B. 中鼻突、侧鼻突、下颌突

    C. 额鼻突、上颌突、下颌突

    D. 中鼻突、上颌突、下颌突

    E. 球状突、上颌突、下颌突

10. 什么突起未联合,导致唇裂

    A. 两侧球状突与上颌突

    B. 两侧中鼻突与侧鼻突

    C. 两侧中鼻突与球状突

    D. 两侧中鼻突与上颌突

    E. 两侧球状突

11. 上颌骨骨化中心形成的组织,除外

    A. 向上形成上颌骨额突   B. 向下形成牙槽突

    C. 向前形成鼻部   D. 向后形成颧突

    E. 向内形成腭突

12. 下列哪一口腔黏膜上皮来自内胚层

    A. 硬腭黏膜   B. 颊黏膜

    C. 牙龈黏膜   D. 口底黏膜

    E. 软腭黏膜

13. 下列哪一叙述是正确的

    A. 上颌突与下颌突未联合或部分联合可发生横面裂

    B. 上颌突与侧鼻突未联合将形成斜面裂

    C. 侧鼻突与中鼻突之间发育不全,在鼻部形成纵行的侧鼻裂

    D. 两侧侧腭突均未与鼻中隔融合则为双侧腭裂

    E. 以上均对

14. 到成人时,下颌部分约占面部长度的

    A. 1/4   B. 1/3

    C. 2/3   D. 1/2

    E. 1/5

15. 胚胎发育第几周时面部发育所需的突起已齐备

    A. 1 周   B. 2 周

    C. 3 周   D. 4 周

    E. 5 周

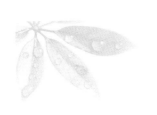

第7章
牙的发育

学习要点

1. 牙胚的组成、来源及组织结构特征,釉质、牙本质的形成过程。
2. 牙根、牙周组织的形成过程,牙板的结局。
3. 牙齿萌出过程及其组织改变。
4. 乳、恒牙萌出顺序及时间。

任务引领

7岁的小明开始换牙了,他的两颗下颌乳中切牙都是在吃东西时无意间脱落的,当时只出了一点点血,也没怎么疼。过了一个多星期,在小明没什么感觉的情况下,在原来下颌乳中切牙的位置上冒出了两个下颌恒中切牙的牙尖。为什么小明的乳牙在脱落的时候出血和疼痛都很轻微呢? 恒牙萌出时,要穿过黏膜到达口腔,为什么不痛也不出血呢? 通过本章的学习,相信你会找到答案。

牙的发育是一个长期、复杂的生物学过程,所有牙的发育过程是相似的,乳牙从胚胎第2个月开始发生,到3岁多牙根发育完成。恒牙胚的发育晚于乳牙胚,发育时间也更长,如恒中切牙的发育需10年左右的时间才能完成。

牙及其支持组织是由上下颌突和额鼻突的外胚间充质发育而来。牙的发育是一个连续过程,包括牙胚的发生、组织形成和萌出。这一过程不仅发生在胚胎生长期,而且持续到出生之后。

第1节 牙胚的发生和分化

一、牙板的发生及牙胚形成

牙的发生和发育是口腔上皮与外胚间充质相互作用的结果。胚胎第5周,原始口腔的上皮由两层细胞组成,外层为扁平上皮细胞,内层为矮柱状的基底细胞。在未来的牙槽突区,深层的外胚间充质诱导上皮增生,并相互连接形成马蹄形上皮带,称为原发性上皮带。在胚胎第7周,此上皮带继续向深层生长,并分裂为颊(唇)方向的前庭板和舌(腭)侧的牙板。前庭板继续向深层生长,与发育的牙槽嵴分开,此后其表面上皮变性,形成口腔前庭沟(图7-1)。

牙板向深层结缔组织内伸延,其最末端的细胞增生并进一步发育为牙胚。牙胚

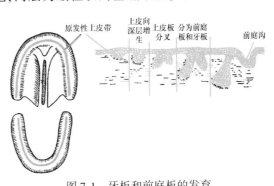

图 7-1　牙板和前庭板的发育

由三部分组成：①成釉器：起源于口腔外胚层，形成釉质；②牙乳头：起源于外胚间充质，形成牙髓和牙本质；③牙囊：起源于外胚间充质，形成牙骨质、牙周膜和固有牙槽骨。

> **链接**
>
> **人造生物牙**
>
> 有文献报道，研究人员在实验室成功地使用两种胚胎干细胞培育出整排人造牙齿。这种人造牙齿与真牙一样，能感应到疼痛，还可咀嚼食物。胚胎干细胞与各种化学物质和维生素混合后，会生成一个细小的"牙蕾"。"牙蕾"随后被转移到一个植入老鼠体内的塑料盒内，60天后长成一整排牙齿。考虑到人类牙齿长速缓慢，研究人员认为把牙齿完全培养好后再移植到人类身上的做法更为现实。

二、成釉器的发育

成釉器是牙胚中最早发生的部分，根据其形态变化可分为蕾状期、帽状期和钟状期三个时期。

1. 蕾状期　蕾状期成釉器又称牙蕾。胚胎第8周，在牙板未来形成乳牙的20个定点上，牙板最末端膨大并迅速增殖形成的上皮芽，形如花蕾，这是乳牙早期的成釉器（图7-2）。其细胞形态类似基底细胞，呈立方或矮柱状，在上皮下方和周围的外胚间充质细胞增生，密集地包绕牙蕾，但细胞尚未分化。所有的乳牙胚在胚胎第10周发生，而恒牙胚在胚胎的第4个月开始形成。在牙弓的每一象限内，最先发生的成釉器有4个，即乳切牙、乳尖牙、第一乳磨牙和第二乳磨牙。

2. 帽状期　胚胎第9~10周，蕾状期上皮芽继续向外胚间充质内生长，体积逐渐增大，基底部向内凹陷，形如帽状，称为帽状期成釉器（图7-3）。此期的明显特征是细胞分化为三层，即外釉上皮层、内釉上皮层和星网状层。成釉器下方的细胞密集区称为牙乳头，包绕成釉器和牙乳头边缘的外胚间充质细胞，密集成环形的结缔组织层，称为牙囊。

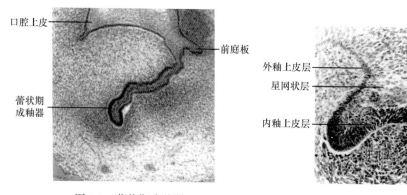

图7-2　蕾状期成釉器　　　　　图7-3　帽状期成釉器

3. 钟状期　胚胎第11~12周，成釉器进一步发育，体积更大，上皮凹陷更深，周缘继续生长，形如钟状，称为钟状期成釉器。此时成釉器进入成熟期，其凹面形成特定牙冠的最终形态，即形态分化。钟状期成釉器细胞分化为四层（图7-4）。

（1）外釉上皮层：为成釉器周边的一单层立方状细胞，借牙板与口腔上皮相连。外釉上皮细胞胞质少，含有游离核糖体和少量的粗面内质网以及线粒体和少量散在的微丝，细胞间有连接复合体。钟状期晚期，当釉质开始形成时，平整排列的上皮形成许多褶，邻近牙囊的间充质细胞进入褶之间，内含毛细血管，为成釉器旺盛的代谢活动提供丰富的营养。

（2）内釉上皮层：由整齐排列的单层上皮细胞构成。从牙颈部到牙尖，细胞分化程度各异，开始是矮柱状或立方状，分化成熟时呈高柱状，称为成釉细胞。成釉细胞与中间层细胞以桥粒相连。外釉上皮与内釉上皮相连处称颈环。

（3）星网状层：位于内、外釉上皮之间，细胞类似星形，有长的突起连接成网状，故称星网状层。细胞含较少的细胞器，以桥粒与外釉细胞和中间层细胞相连接。星网状层的细胞间充满了富含蛋白质的黏液样液体，为釉质发育提供充足的营养，并对成釉

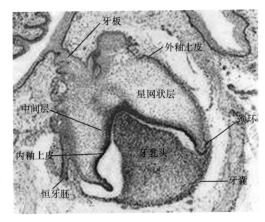

图7-4 钟状期成釉器

器具有缓冲保护作用。随着釉质的形成，该层细胞萎缩直至消失，外釉上皮层与成釉细胞之间距离缩短，便于牙囊中的毛细血管输送营养。

（4）中间层：在内釉上皮与星网状层之间有2～3层扁平细胞，细胞核卵圆或扁平状，称中间层。在钟状期早期，细胞核居中，高尔基复合体、粗面内质网、线粒体和其他细胞器数量不多。到晚期，细胞间隙增大充满微绒毛，细胞器增多，酸性黏多糖及糖原沉积。中间层细胞具有高的碱性磷酸酶活性，对釉质的形成有重要意义。

三、牙乳头的发育

随着成釉器的发育，牙乳头也逐渐成熟。在钟状期，被成釉器凹陷部包围的外胚间充质组织增多，细胞密集，血管丰富并出现细胞的分化。在内釉上皮的诱导下，牙乳头外层细胞分化为高柱状的成牙本质细胞。

牙乳头在牙发育中的作用极为重要，是决定牙形态的重要因素。例如，将切牙的成釉器与磨牙的牙乳头重新组合，结果形成磨牙；将切牙的牙乳头与磨牙成釉器重新组合，结果形成切牙（图7-5）。

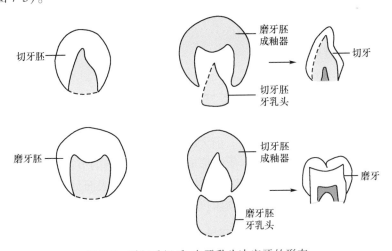

图7-5 牙胚重组后，由牙乳头决定牙的形态

四、牙囊的发育

在成釉器和牙乳头周围,外胚间充质组织增殖,形成环状排列的致密结缔组织层,称为牙囊。牙囊内富含血管和细胞,以保证组织形成所需的营养。在牙根及牙周组织的形成中,牙囊内的细胞发挥了重要作用。

五、牙板的结局

在帽状期时牙板与成釉器还有广泛的联系,到钟状期末牙板断裂并逐渐退化和消失,成釉器与口腔上皮分离。部分残留的牙板上皮,以上皮岛或上皮团的形式存在于颌骨或牙龈中,又称 Serre 上皮剩余(图7-6)。婴儿出生后不久,偶见牙龈上出现针头大小的白色突起,即为上皮珠,俗称马牙,可自行脱落。此外,残留的牙板上皮还可成为牙源性上皮性肿瘤或囊肿的来源。

乳牙胚形成后,在其舌侧从牙板游离缘下端形成新的牙蕾,并进行着上述相同的发育过程,形成相应的恒牙胚。在乳磨牙胚形成之后,牙板继续向远中延伸生长,形成恒磨牙的牙胚(图7-7)。第一恒磨牙的牙胚在胚胎的第4个月时形成;第二恒磨牙的牙胚在出生后1年形成;第三恒磨牙牙胚的形成在4~5岁。牙胚的活动期从胚胎发育的第6周开始,持续到出生后第4年,整个活动期约5年的时间。

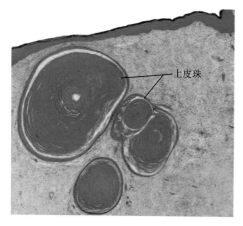

图7-6 残余的牙板上皮

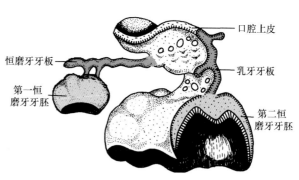

图7-7 恒磨牙牙板的形成

第2节 牙体及牙周组织的形成

牙体硬组织的形成从生长中心开始。前牙的生长中心位于切缘和舌侧隆突的基膜上,磨牙的生长中心位于牙尖处。釉质和牙本质的形成过程中有严格的节律性,成牙本质细胞首先形成一层牙本质并向牙髓中央后退,紧接着成釉细胞在牙本质表面分泌一层釉质并向外周后退,如此交叉进行,层层沉积,直至达到牙冠的厚度,并形成相应的牙冠形态(图7-8和图7-9)。

一、牙本质的形成

在钟状晚期,牙本质首先在邻近内釉上皮内凹面(切缘和牙尖部位)的牙乳头中形成,然后沿着牙尖的斜面向牙颈部扩展,直至整个牙冠部牙本质完全形成。在多尖牙中,牙本

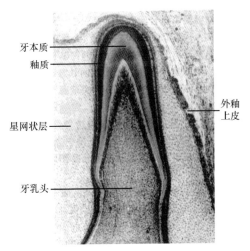

牙本质
釉质
星网状层
牙乳头
外釉上皮

图7-8 牙本质形成

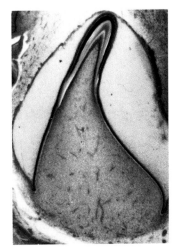

图7-9 牙体组织形成

质先在各自的牙尖部呈圆锥状一层一层有节律的沉积,最后互相融合,形成多尖牙牙冠部牙本质(图7-10)。牙本质的形成过程,是有机基质的形成与矿化交替进行的过程:首先是有机基质的形成,然后是羟磷灰石结晶的沉积矿化,即形成一层,矿化一层。

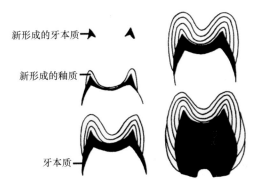

新形成的牙本质
新形成的釉质
牙本质

图7-10 牙本质的沉积

钟状晚期,当成釉细胞分化成熟后,诱导牙乳头分化出成牙本质细胞。成牙本质细胞分化之后,开始分泌牙本质的有机基质,最先分泌到细胞外的胶原纤维分布在基膜下,并与之垂直。这些粗大的纤维与基质共同形成最早的牙本质基质即罩牙本质。罩牙本质一旦形成,牙本质以微小的差别继续形成原发性生理性牙本质,即髓周牙本质。由于成牙本质细胞体积增大,细胞向基膜侧伸出短粗的突起,同时细胞体向牙髓中心退缩,在其后留下胞质突埋在基质中,形成成牙本质细胞突起。偶尔有突起可穿过基膜,形成釉梭。随着成牙本质细胞从牙乳头顶端向根尖方向逐渐分化,牙本质也逐渐向根尖方向成层形成,牙乳头体积逐渐缩小。

在镜下可见成牙本质细胞呈两种功能状态,即分泌型和静止型及两者间的过渡型。分泌型细胞大而丰满,胞核位于细胞基底,细胞顶部细胞器增多,有发达的高尔基体、粗面内质网、核糖体和分泌颗粒。这时细胞已具备合成、分泌蛋白的功能,成牙本质细胞通过顶端胞浆中的分泌泡,将基质蛋白分泌到细胞外。静止型细胞小而扁平,胞质少,无高尔基体。胞核位于细胞顶端,形成一处核下区,该处胞质中的细胞器减少呈簇状,而核上区缺少细胞器和分泌颗粒。静止型细胞在适当的刺激下,可转变为分泌型细胞。

牙本质的矿化形态主要是球形矿化。磷灰石晶体不断生长,形成钙球,钙球进一步长大融合形成单个的钙化团。此种矿化形态多位于罩牙本质下方的髓周牙本质中。偶尔在该处球形钙化团不能充分融合,而残留一些小的未矿化的基质,则形成球间牙本质。在牙本质形成过程中,由于矿物质沉积晚于牙本质有机基质的形成,因此在成牙本质细胞层与矿化的牙本质间总有一层有机基质,称为前期牙本质。

髓周牙本质不断地在罩牙本质表面沉积,构成牙体的大部分。在牙冠发育和牙萌出期间,牙本质每天沉积约4μm。当牙萌出后,牙本质的沉积减少到每天约0.5μm。每天新形成的牙本质基质与先前形成的基质之间,在显微镜下可见到明显的线,即生长线。牙根部牙本质的形成与冠部牙本质相似但又有所不同,它开始于Hertwig上皮根鞘(其发育过程见牙根的发育)。牙根完全形成后继续沉积矿化形成的牙本质,称继发性牙本质,是原发性牙本质的延续,其形成方式与原发性牙本质相同,但沉积速度明显变慢。

二、釉质的形成

釉质形成包括两个阶段:即细胞分泌有机基质,并立即部分矿化,矿化度达30%;釉质进一步矿化,同时大部分有机基质和水被吸收。

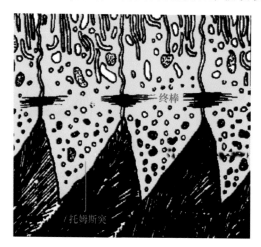

图7-11 成釉细胞顶形成圆锥状突起,并有终棒形成

当牙本质形成后,内釉上皮细胞在牙本质的诱导下,分化为有分泌功能的成釉细胞,并开始分泌釉质基质。釉质蛋白首先在细胞的粗面内质网合成,在高尔基复合体浓缩和包装成膜被的分泌颗粒。这些分泌颗粒移动到细胞的远端,颗粒中的成分释放到新形成的罩牙本质表面。磷灰石晶体无规律地分散在这一层基质中,成为釉质最内层无釉柱结构的釉质,厚约8μm。该层釉质形成后,成釉细胞开始离开牙本质表面,在靠近釉牙本质界的一端,形成短的圆锥状突起,即成釉细胞突,又称托姆斯突(Tomes突)。突起与细胞体间有终棒和连接复合体(图7-11)。由该突起新分泌的釉质基质以有机成分为主,矿物盐仅占矿化总量的30%。

每根釉柱均由四个成釉细胞参与形成,一个成釉细胞形成釉柱的头部,三个相邻的细胞形成颈部和尾部,使釉柱呈乒乓球拍状。成釉细胞与其所形成的釉柱呈一角度,每个细胞的突起伸入到新形成的釉质中,在光镜下成釉细胞和釉质表面交界处呈锯齿状,Tomes突位于这些凹陷中(图7-12)。

釉质形成后,基质很快矿化。从釉质的表层到深层,其矿化程度逐渐减低。釉质的矿化方式是,在矿物质沉积到基质中的同

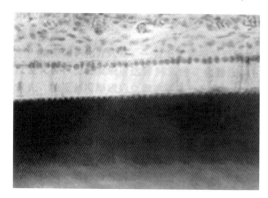

图7-12 成釉细胞与釉柱形成角度,边缘为锯齿状

时,水和蛋白质从釉质中被吸收,釉质中的有机物被吸收后,留下宽的间隙以容纳增多和长大的矿物盐晶体。如此反复交替,使釉质最后达到96%的矿化程度。釉质矿化是由成釉细胞调控的。成釉细胞在邻近釉质基质一侧的细胞膜形成皱褶,该结构可使无机离子渗出。而细胞膜呈平滑面结构时,可吸收蛋白和水分。这一过程贯穿釉质形成的全过程,使釉质成为身体中矿化程度最高的组织。

随着釉质基质的不断沉积,牙冠的体积也在增大。釉质在牙尖部和牙颈部不断地形成,使牙冠的高度和长度增加。在后牙,牙尖之间的内釉上皮细胞分裂增殖,使牙尖间的距离增加,牙冠的体积增大(图7-13)。从牙本质形成开始,到釉质完全形成,牙冠体积约增大了4倍。在牙冠形成后,成釉细胞在釉质表面分泌一层无结构的有机物薄膜覆盖在牙冠表面上,称为釉小皮。釉质发育完成后,成釉细

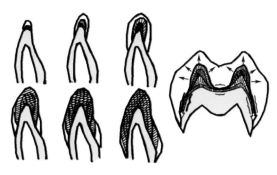

图 7-13　釉质的形成

胞、中间层细胞、星网状层与外釉上皮细胞合并,形成一层鳞状上皮覆盖在釉小皮上,称为缩余釉上皮。当牙萌出到口腔中,缩余釉上皮在牙颈部形成牙龈的结合上皮。

链接

口腔保健要从牙发育期做起

乳牙胚早在胚胎发育的第6周就开始形成了,到四五个月就开始钙化,恒牙胚则在第4个月开始形成,持续到出生后第4年。影响牙胚发育的原因除母亲自身的健康状况外,孕期的饮食也十分重要。孕期要注意饮食品种的多样化,还要保持食物的酸碱平衡、钙磷平衡。这一时期牙齿可随食物中蛋白质、钙、磷、氟化物,维生素 A、维生素 D 和维生素 C 等各种营养物质的改变而受到影响。妊娠期及哺乳期的妇女及婴幼儿应适量补充蛋白质和维生素 B_6,以确保牙齿的健康发育。孕期及学龄前儿童还应避免服用四环素类药物,以防造成四环素牙。患有梅毒的孕妇对胎儿的牙齿可能产生不良影响,婴儿可出现先天梅毒牙。因此,牙的保健从牙发育期就应当开始,这对于口腔保健十分重要。

三、牙髓的形成

牙髓由牙乳头形成,当牙乳头周围有牙本质形成时才可称为牙髓。牙乳头除底部与牙囊相接外,四周被形成的牙本质所覆盖。牙乳头的未分化间充质细胞分化为星形的成纤维细胞即牙髓细胞。随着牙本质不断地形成,牙乳头的体积逐渐减少,待牙根完全形成时,余留在髓腔内的多血管的结缔组织即为牙髓。此时,有少数较大的有髓神经分支进入牙髓,交感神经也随同血管进入牙髓。

四、牙根的形成

当牙冠发育即将完成时,牙根开始发生。内釉上皮细胞和外釉上皮细胞在颈环处增生,向未来的根尖孔方向生长,这些增生的双层上皮,称为上皮根鞘。上皮根鞘的内侧包围牙乳头细胞,外面被牙囊细胞包绕,被上皮根鞘包进的牙乳头外层细胞在其诱导下分化出成牙本质细胞,进而形成根部牙本质。上皮根鞘继续生长,向牙髓方向呈45°弯曲,形成一盘状结构,弯曲的这段上皮称为上皮隔(图7-14)。

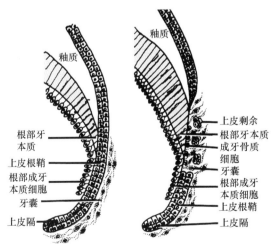

图 7-14　上皮根鞘在牙根发育过程中的变化

牙根的长度、弯曲度、厚度和牙的数目，均是由上皮隔和邻近的外胚间叶细胞所决定的。上皮隔围成一个向牙髓开放的孔，即未来的根尖孔，此时形成的牙根为单根。形成多根时，上皮隔向内长出两个或三个舌形突起，突起增生伸长并与对侧突起相连，将原上皮隔围成的单孔分隔为两个或三个孔，将来就形成双根或三根（图7-15）。每个根的发育过程与单根牙相同。

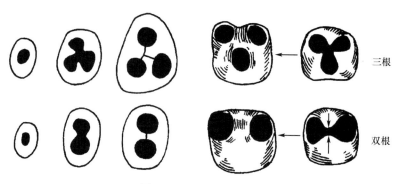

图7-15　多根牙的形成

上皮根鞘和上皮隔对于牙根的正常发育是很重要的，例如在根部牙本质形成之前，若上皮根鞘断裂或上皮隔舌侧突起融合不全，不能诱导牙乳头分化出成牙本质细胞，则形成侧支根管。如果上皮根鞘在规定的时间没有发生断裂，仍附着在根部牙本质的表面，牙囊的间充质细胞则不能分化出成牙骨质细胞形成牙骨质，结果在牙根表面特别在牙颈部，牙本质暴露，引起牙颈部过敏。

在牙根发育过程中，上皮隔的位置是保持不变的。随着牙根的伸长，牙胚逐渐向口腔方向移动，为牙根的继续生长提供了空隙。在牙根发育后期，上皮隔开口缩小，根尖孔宽度也随之缩小，随后根尖牙本质和牙骨质沉积，形成狭小的根尖孔。

五、牙周组织的形成

牙周组织包括牙骨质、牙周膜和牙槽骨，均由牙囊发育而来。随着牙根的发育，牙周组织也随之发生。

1. 牙骨质的形成　根部牙本质形成后，包绕牙根的上皮根鞘逐渐断裂，并与牙本质分离，牙囊内层细胞穿过断裂的间隙，与新形成的根部牙本质直接接触，并分化为成牙骨质细胞，在牙根表面和牙周膜纤维的周围分泌有机基质，将牙周膜纤维埋在基质中。断裂的上皮根鞘大部分变性消失，少数成团块状或条索状残留于牙周膜中，称牙周上皮剩余，也称马拉瑟（Malasse）上皮剩余。这种上皮无任何生理意义，但在某些因素下，可能发展为颌骨内上皮性肿瘤、囊肿或肉芽肿。

牙骨质基质矿化方式与牙本质相似，磷灰石晶体通过基质小泡扩散使胶原纤维矿化。这种新形成的牙骨质是无细胞的，又称原发性牙骨质，发育比较慢，覆盖在牙根冠方2/3处。牙萌出到咬合平面后，在根尖1/3处和后牙根分叉区，牙骨质形成快，但矿化差，成牙骨质细胞被埋在基质中，成为有细胞的继发性牙骨质。在正常情况下牙骨质厚度随年龄而增加。

2. 牙周膜的发育　当牙根形成时，牙囊细胞增生活跃，在邻近根部的牙骨质和牙槽窝内壁，分别分化出成牙骨质细胞和成骨细胞，进而形成牙骨质和固有牙槽骨。大量牙囊中央的细胞则分化为成纤维细胞，产生胶原纤维，形成牙周膜，部分被埋在牙骨质和牙槽骨中,形成穿通纤维。牙萌出前,由于牙槽嵴位于釉牙骨质界的冠方,所有发育中的牙周膜纤维束向牙冠方向斜行排列。随着牙冠萌出,釉质牙骨质界与牙槽嵴处于同一水平,位于牙龈纤维下方的斜纤维束变为水平排列。当牙萌出到功能位时,牙槽嵴位于釉牙骨质界下方,水平纤维又成为斜行排列,形成牙槽嵴纤维。这时牙周膜细胞增生形成致密主纤维束,并不断地改建呈功能性排列。以后在牙的整个生活期间,牙周膜仍然不断地更新和改建,以适应功能的需要。

牙尖进入口腔后,口腔上皮向根方移动到缩余釉上皮之上,牙龈上皮通过成釉细胞及其半桥粒和邻近釉质表面的基底板附着在釉质表面,形成结合上皮。

3. 牙槽骨的形成 当牙周膜形成时,牙囊外层细胞在骨隐窝的壁上和发育中的牙周膜纤维束周围分化出成骨细胞,形成新骨。新骨的沉积使牙与骨壁之间的间隙逐渐缩小,牙周膜的面积也在减少。

牙周支持组织形成后,在其改建过程中,来自骨髓的细胞通过血管进入牙周膜中,不断地补充新的成牙骨质细胞、成骨细胞和牙周膜成纤维细胞。

第3节 牙的萌出和替换

一、牙的萌出

牙萌出是指牙冠形成后向殆方移动,穿过颌骨和口腔黏膜,到达咬合平面并与对颌牙相接触的过程。这一过程可分为三个时期:萌出前期、萌出期和萌出后期。

1. 萌出前期 该期的主要改变是在牙根形成之前,牙胚在牙槽骨内的移动。随着颌骨的生长,乳牙胚不仅向殆方及前庭方向移动,同时前牙胚向近中,后牙胚向远中移动,以保持牙胚与颌骨间的正常位置。

恒牙胚在乳牙胚的舌侧发育(图7-16)。恒磨牙不需与乳牙交替,从牙板的远端延伸形成牙胚。开始颌骨仅有很小的空间容纳这些牙胚,因而上颌的磨牙在发育时,其殆面先朝向远中,随着上颌骨的生长,殆面转向正常位置。下颌磨牙胚的长轴先向近中倾斜,随着下颌骨的增长而移动到正常垂直位置。这也是临床上常见上颌第三磨牙远中阻生,而下颌第三磨牙近中阻生的原因之一。牙胚萌出前的移动是由牙胚的整体移动及一部分保持固定而其他部分继续生长两种方式完成

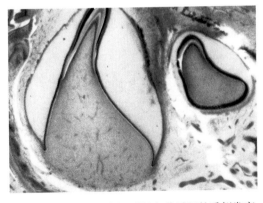

图7-16 同一隐窝中恒牙胚在乳牙胚的舌侧发育

的。通过牙胚的移动,来调整与邻牙和生长着的颌骨的关系,为牙萌出做好准备。

2. 萌出期 乳恒牙的萌出均从牙根开始形成起,持续到牙进入口腔达到咬合接触。牙进入口腔前,牙冠表面被覆缩余釉上皮,该上皮能保护牙冠在萌出移动中不受损伤,如果没有这一保护层,在结缔组织作用下,釉质和牙本质可被吸收而使牙冠变形。该上皮还能分泌酶,溶解结缔组织,加之萌出时上皮对结缔组织的压力,使结缔组织被破坏。此时,缩余釉上皮外层细胞和口腔上皮细胞增殖并移动到退变的结缔组织处,在萌出牙的上方融合形

成上皮团。上皮团在牙萌出的压力下变薄,中央细胞因缺血而发生凋亡,形成一个有上皮衬里的牙萌出通道。通过该通道,牙萌出时不会发生出血。

牙冠萌出到口腔,一方面是牙本身殆向运动的结果,即主动萌出;另一方面是由于缩余釉上皮与釉质表面分离,临床牙冠暴露,牙龈向根方移动来完成的,即被动萌出。当牙完全萌出后,仍然附着在牙颈部的缩余釉上皮即为结合上皮。牙尖进入口腔后,牙根的一半或3/4都已形成(图7-17)。

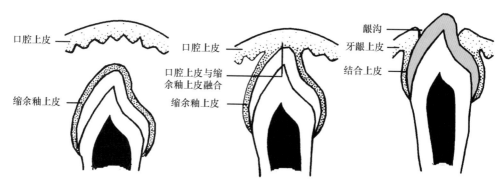

图 7-17　牙萌出全过程

3. 萌出后期　此期也称功能性萌出期。当牙萌出到咬合建立时,牙槽骨密度增加,牙周膜的主纤维呈一定方向排列,并形成各组纤维束,附着在牙龈、牙槽嵴和牙根周围的牙槽骨上。纤维束直径由细小变得粗大而稳定,牙周膜和牙槽骨中含有丰富的血管,有髓和无髓神经也伴随血管进入牙周膜中。

刚萌出牙的牙根尚未完全形成,髓腔大,根尖孔呈喇叭口,牙骨质薄,结合上皮附着在釉质上。牙萌出后,牙根继续发育。随着根尖牙骨质和牙本质的沉积,根管变窄,根尖孔缩小。乳牙一般经过 2~3 年,根尖部才完全形成,恒牙一般经过 3~5 年根尖部完全形成,根尖纤维也随之发育。一生中牙殆面及邻面不断地被磨损,这时可由牙轻微的殆向或近中移动来补偿。在牙移动的同时,牙周膜和牙槽骨都随之发生相应的改建。

自牙尖进入口腔到与对颌牙建立咬合的这一时期内,牙根尚未完全形成,牙周附着不牢固,牙槽骨较疏松,易受外力的影响,因而最易发生咬合异常。当然,对已出现牙移位者,在儿童期矫治也比成人效果好。

二、乳恒牙交替

随着儿童年龄的增长,乳牙的数目、大小和牙周组织的力量等,均不能适应长大了的颌骨和增强了的咀嚼力。从 6 岁左右,乳牙发生生理性脱落,恒牙陆续萌出,到 12 岁左右,全部为恒牙替代。乳牙的生长、发育和萌出,不仅影响牙弓的生长,而且刺激牙弓和颌骨的发育,为恒牙整齐地排列在牙弓上提供足够的位置。所以,乳牙过早脱落,可引起恒牙位置的紊乱,进而引起咬合错乱。

乳牙脱落是牙根被吸收,与牙周组织失去联系的结果。恒牙胚的发育及殆向移动,使恒牙胚与乳牙根之间的结缔组织受压,局部充血并转化为肉芽组织,同时分化出破骨细胞,导致牙骨质和牙槽骨的双重吸收。当乳牙根被吸收后,牙髓与肉芽组织融合,也转化为肉芽组织,参与乳牙的吸收过程。当乳牙根尖被吸收后,牙逐渐松动,吸收接近牙颈部时,乳牙完全失去与深层组织的附着而脱落。因此,脱落的乳牙一般没有牙根,或仅有极短的一段牙根,根面呈蚕食状,与牙根折断容易区别。

  乳牙根面吸收的部位,因恒牙胚的位置而异。恒前牙牙胚位于相应乳前牙牙根近根尖1/3的舌侧,故乳前牙的牙根吸收从这一部位开始,然后恒牙胚向𬌗面和前庭方向移动,并对乳牙根进行吸收(图7-18)。当恒前牙冠移至乳牙的根尖部,即乳牙根的正下方,则引起该处的水平吸收,恒前牙由此恰好在脱落的乳牙的位置上萌出。如果恒牙胚的双向移动不足,乳牙根吸收不够,恒牙则从乳牙的舌侧萌出,而出现双层牙。切勿将刚萌出的恒牙误认为是多余牙而拔除。尽早地拔除这种乳牙,有助于在舌侧萌出的恒牙调整到正确的位置上。

  恒前磨牙的牙胚位于乳磨牙牙根之间,乳磨牙的根吸收从根分叉处开始。首先是根间骨隔被吸收,然后乳牙根面发生吸收。同时牙槽突继续生长,以容纳伸长的恒牙根。乳牙向𬌗方移动,使恒前磨牙牙胚位于乳磨牙的根尖部。随着恒牙胚的继续萌出,乳牙根完全被吸收,恒前磨牙进入乳磨牙的位置(图7-19)。

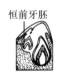
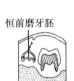

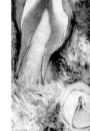
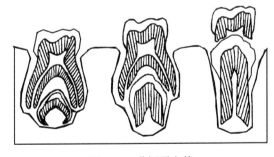

恒前牙胚

恒前磨牙胚

图 7-18 牙齿的萌出   图 7-19 乳恒牙交替

三、牙萌出的顺序和时间

牙的萌出有以下特点:

1. 牙萌出有一定顺序,萌出的先后与牙胚发育的先后基本一致。

2. 牙萌出有较恒定的时间性,但其生理范围较宽。

3. 左右同名牙大致同期萌出。

4. 下颌牙的萌出略早于上颌同名牙。

5. 恒牙列中,女性萌出的平均年龄略早于男性,乳牙列则相反。

6. 从出龈到萌出至咬合面,一般需 1.5～2.5 个月,尖牙常需要更长时间。

目 标 检 测

A₁ 型题

1. 牙根形成的多少取决于
   A. 成釉器
   B. 牙乳头
   C. 牙囊
   D. 上皮根鞘
   E. 上皮隔

2. 钟状期成釉器细胞分化不含下列哪一结构
   A. 外釉上皮层
   B. 内釉上皮层
   C. 星网状层
   D. 颗粒细胞层
   E. 中间层

3. 哪项是决定牙形状的重要因素
   A. 内釉上皮层
   B. 成釉器
   C. 牙乳头
   D. 牙囊
   E. 牙胚

4. 下列的描述哪一是正确的
   A. 第一恒磨牙的牙胚是在胚胎的第 4 个月形成
   B. 第二恒磨牙的牙胚在出生后 1 年形成
   C. 第三恒磨牙牙胚的形成在 4～5 岁
   D. 牙胚的活动期从胚胎第 6 周开始,持续到出生后第 4 年
   E. 以上均对

5. 部分残留的牙板上皮,又称 Serre 上皮剩余,下列描述哪一是错误的
   A. 婴儿出生后不久出现
   B. 俗称马牙子
   C. 为上皮珠
   D. 可自行脱落
   E. 应当及时去除

6. 牙萌出后,牙本质的沉积减少到每天约多少微米
   A. 0.1μm
   B. 0.2μm
   C. 0.3μm
   D. 0.4μm
   E. 0.5μm

7. 关于釉柱的描述下列哪一是错误的
   A. 每根釉柱由三个成釉细胞参与形成
   B. 一个成釉细胞形成釉柱的头部
   C. 三个相邻的细胞形成颈部和尾部
   D. 釉柱呈乒乓球拍状
   E. 光镜下成釉细胞和釉质表面交界处呈锯齿状

8. 釉质最后达到的矿化程度为
   A. 15%
   B. 30%
   C. 50%
   D. 80%
   E. 96%

9. 下列哪一结构参与缩余釉上皮的组成
   A. 成釉细胞
   B. 中间层细胞
   C. 星网状层
   D. 外釉上皮细胞
   E. 以上均参与

10. 对牙周上皮剩余的描述下列哪一是错误的
    A. 可能发展为颌骨内上皮性肿瘤
    B. 来自断裂的上皮根鞘
    C. 存在于牙周膜中
    D. 可能发展为颌骨内发育性囊肿
    E. 无任何生理意义

11. 乳牙一般萌出多少年,根尖部才完全形成
    A. 1～2 年
    B. 2～3 年
    C. 3～4 年
    D. 4～5 年
    E. 5～6 年

12. 恒牙一般萌出多少年,根尖部才完全形成
    A. 1～3 年
    B. 3～5 年
    C. 5～7 年
    D. 7～9 年
    E. 9～10 年

13. 在牙体组织中哪种组织是最先形成的
    A. 釉质
    B. 牙骨质
    C. 牙本质
    D. 牙髓
    E. 牙根

14. 关于牙体及牙周组织形成来源不正确的是
    A. 成釉器形成釉质
    B. 牙乳头形成牙髓
    C. 牙囊形成牙周膜
    D. 牙囊形成固有牙槽骨
    E. 牙乳头形成牙本质、牙骨质

15. 关于牙萌出的次序和时间下列错误的是
    A. 牙萌出有一定顺序
    B. 牙萌出有较恒定的时间性,但其生理范围较宽
    C. 左右同名牙大致同期萌出
    D. 下颌牙的萌出略早于上颌同名牙
    E. 从出龈到萌出至咬合面,一般需 3～6 个月

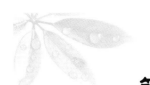

第2篇　口腔病理学

第 **8** 章

牙发育异常

1. 牙发育异常的分类。
2. 各类牙结构异常的临床特点及病理变化。
3. 各类牙形态异常的基本概念及病变特征；四环素牙的临床及病理特点。
4. 牙发育异常的病因；牙萌出及脱落异常的基本概念。

任务引领

　　患者，女，46 岁。主诉：牙齿变色多年，起初为牙面上出现白色斑点，近几个月逐渐加重，部分牙呈现黄褐色，并对刺激性的食物有过敏现象。经医生问诊发现其所居住的村庄有近1/3 的人牙齿出现了类似问题。该患者可能是什么病？其病因和病理变化又是怎样的？通过本章的学习，您一定会揭开谜底。

　　牙在生长发育时期，由于受到某些自身因素或外界不利因素的影响可导致牙发育异常。牙发育异常可因牙板或牙胚的分化异常所致，一般包括牙齿的萌出、数目、大小、形态和结构等异常。这些异常可以发生在出生前，也可发生在出生后；有的来自遗传或家族性的，有的来自后天环境或局部因素。

　　牙齿的发育经历了一个长期、复杂的阶段，人体再也找不到一个器官的发育如此长期、复杂，它包括发育开始、细胞增殖、细胞分化、形态分化、基质形成、矿物质沉积和萌出等一系列过程。因此，牙齿以各种类型的发育异常记录了人体过去发育过程中出现的情况。

第1节　牙数目异常和大小异常

一、牙数目异常

牙数目异常可分为缺额牙和多生牙。

（一）缺额牙

　　缺额牙包括少牙和无牙。少牙是指一个或数个牙缺失，无牙是指单颌或双颌牙列的完全缺失。古人缺牙情况甚少，而现代人类缺牙甚多，这说明牙齿在演化过程中逐渐退化。

　　少牙多发生在恒牙列，最常见的是第三磨牙缺失，这与人类咀嚼器官逐渐退化有关。其次是上颌侧切牙、下颌第二前磨牙，少牙常为对称性发生。多数或全口牙缺失称为无牙畸形（图

8-1)，常为全身性发育畸形的部分表现,此病罕见,常为 X 染色体隐性遗传。患者皮肤光滑、干燥、汗毛稀少;口腔内可有少数牙存在,但这些牙萌出迟缓、变形、牙冠呈圆锥形。

对本病的诊断可凭病史和 X 线检查,应避免与假性无牙相混淆。

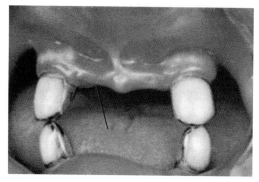

图 8-1 无牙畸形

● 链接

缺牙的种族差异性

第三磨牙先天缺失的出现率在各个民族均有不同,非洲人缺牙率约为 1% ,日本人约为 30% 。Clow(1984)用 X 线检查第三磨牙发育状况,发现其中 14% 无牙胚发育。上颌侧切牙先天缺少的出现率各民族也很不同,牙数不足多与发育不全同时出现。日本人、瑞典人下颌中切牙的缺失明显比其他种族多。谱系研究说明本症属于多因素遗传。患 Down 综合征时上颌侧切牙缺牙率可高达 15% ;唇腭裂患者上颌侧切牙亦常不能形成。

(二) 多生牙

多生牙也称额外牙,是指多出正常牙数目的牙。多生牙的发生率占恒牙列人群的 1% ~ 3% 。病变常单发,单发病例占全部多生牙的 76% ~ 86% 。多生牙常发生于恒牙列,颌骨任何部位均可见,乳牙列少见。

多生牙发生的机制有多种推测,可能是过长的牙板或断裂后的牙板残余发展形成,也可能是牙胚分裂而成。多生牙有时与其他一些缺陷有关,如腭裂、锁骨颅骨发育不良,这些病变可阻碍正常牙萌出或导致附近牙的移位、吸收,如牙未萌出还可形成含牙囊肿。

多生牙常见于上颌前牙区、磨牙区,下颌前磨牙区次之。最常见于上颌两中切牙之间,称正中牙,其牙冠呈锥形,牙根较短,体积一般较小(图8-2)。副磨牙位于上颌磨牙旁、颊侧

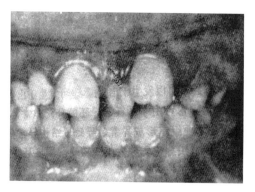

图 8-2 正中牙

或腭侧位。远中磨牙位于第三磨牙远中,也称第四磨牙,多发生于下颌。还有一种形态与正常牙相似但略小的多生牙,称附加牙。

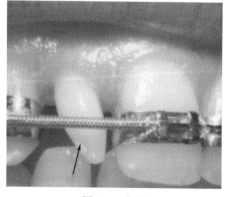

图 8-3 小牙

二、牙大小异常

牙大小异常包括巨牙和小牙。牙的体积超过正常范围与牙列中其他牙明显不对称,较正常大的牙称巨牙,较正常小的牙称小牙(图8-3)。

巨牙可分普遍性和个别性两类。前者表现为上、下颌全口牙齿过大,常伴有全身骨骼过长过大。此类罕见,其发生可能与脑垂体功能亢进、松果体增生有关。较常见的是个别巨牙,原因尚不清楚,偶见于上颌中切牙和下颌第三磨牙。

小牙亦有普遍性和个别性之分。牙列中普遍性小牙少见，常见于 Down 综合征、垂体性侏儒症、外胚叶发育不良等疾病。个别小牙最多见于上颌侧切牙，也可见于第三磨牙，牙冠呈锥形而牙根长度正常。

牙大小异常通常和牙数目异常同时存在，例如小牙常和少牙密切相关，一侧上颌侧切牙呈钉形者，对侧上颌侧切牙常缺失。巨牙常和额外牙有关。女性发生小牙、少牙的频率较高，男性则多见巨牙、额外牙。

第 2 节　牙形态异常

牙形态异常是指发生在牙冠、牙根或两者兼有的异常，与正常牙的解剖形态不一致。本节仅介绍常见的畸形中央尖、牙内陷、畸形舌侧尖、双生牙、融合牙、结合牙和釉珠。

一、畸形中央尖

畸形中央尖是指发生在前磨牙、磨牙的中央沟或颊尖舌侧嵴上的牙尖样突起。常见于前磨牙，尤其多见于下颌第二前磨牙，多为对称性，偶见于磨牙(图 8-4)。

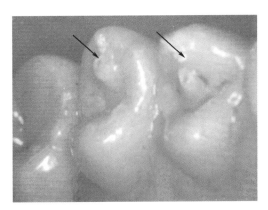

图 8-4　畸形中央尖

畸形中央尖在中国、日本、东南亚是很常见的现象，但欧美极少有报告。中央尖形态可为圆锥形、圆柱形或半球形，多由釉质、牙本质、牙髓构成。纵剖面可见牙本质突入尖内，中央有一狭细的髓角。牙萌出后不久，畸形中央尖由于位于咬合面而易被磨平或折断，导致牙髓暴露，进而产生牙髓炎、牙髓坏死或根尖周病，影响牙根的发育。

二、牙 内 陷

牙内陷是一种常见的牙发育畸形，是指在牙齿发育期间，成釉器过度增殖呈过度卷曲重叠，深入到牙乳头中而形成。常见的畸形有畸形舌侧窝和牙中牙。

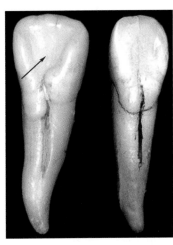

图 8-5　畸形舌侧窝

1. 畸形舌侧窝　畸形舌侧窝发生在牙冠，是牙内陷中最轻的一种畸形，但是细菌、食物残渣常滞留于此，易引起龋病、牙髓病等其他疾病。畸形舌侧窝多发生于上颌侧切牙，表现为牙的舌侧窝呈囊状深陷。此窝底部釉质较薄，有的甚至无釉质覆盖。少数情况下在舌侧窝处形成一纵行沟裂，沟裂深浅不一，有时可深达根尖部将牙根一分为二(图 8-5)。

2. 牙中牙　牙中牙是牙内陷最为严重的一型，常见于上颌侧切牙。此种畸形通过 X 线容易发现。牙呈圆锥形，体积稍大，内陷部分在 X 线片中显示为一个牙中好似包含有另一个小牙，故称牙中牙(图 8-6)。

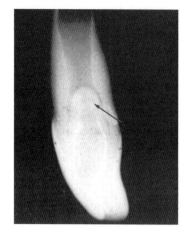

图 8-6　牙中牙

三、畸形舌侧尖

畸形舌侧尖是前牙牙面上轮廓清楚的副牙尖,又称鹰爪尖,由釉牙骨质界向切缘延伸至少一半的长度,主要位于恒上侧切牙、中切牙和下颌切牙,尖牙也可发生。其特征为:受累牙舌面有一个牙尖状突起,形似鹰爪样的三尖样结构;舌侧尖与其下牙面融合处可有深的发育沟;舌侧尖由釉质和牙本质组织组成,其中大部分内含延伸的牙髓组织;罕见的病变可见牙尖在牙的唇面或唇舌面突出。

四、双生牙、融合牙、结合牙

1. 双生牙　双生牙为单个牙胚未完全分裂,形成的牙有两个相似的牙冠,而牙根通常为一个,根管也只有一个。乳牙列和恒牙列均可发生,牙列中牙的数目一般正常。

2. 融合牙　融合牙是由两个正在发育的牙胚联合,导致两个牙融合。牙胚融合早者,两个牙的牙冠融合,牙根部融合或分离;牙胚融合晚时则牙根融合、牙冠分离(图 8-7)。融合的两牙牙本质相连,此点可与结合牙进行鉴别。牙列中牙的数目减少。

乳牙、恒牙均可发生融合,但最常见的是下颌乳切牙之间的融合。正常牙胚也可与额外牙发生融合。引起融合的原因可能是压力所致。

3. 结合牙　结合牙为两个牙沿根面经牙骨质结合,而牙本质不融合。由于牙拥挤或创伤,导致两牙间骨质吸收,以后由增生的牙骨质将两个牙连接在一起形成结合牙。结合牙可以是发育性的,也可以是炎症性的。发育性的结合牙常见于第二磨牙,其牙根距邻近阻生第三磨牙的牙根很近;炎症性结合是指牙根由于炎症受损后,两邻牙之间有修复性牙骨质沉积,从而使两个各自独立的牙结合为一体。

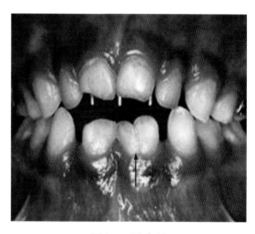

图 8-7　融合牙

五、釉　　珠

釉珠为发生于根面上的异位釉质,好发于磨牙,以上颌恒磨牙居多,下颌磨牙次之。釉珠多位于根分叉区或近釉牙骨质界处,大部分病变为一个釉珠,也有报道一个牙上有 4 个釉珠。釉珠呈半球状结构,可全部由釉质构成,或内含部分牙本质、牙髓组织(图 8-8)。釉珠可成为根面上的滞留区,引起或加重牙周感染,或将牙周感染引入深部,造成牙周治疗的困难。

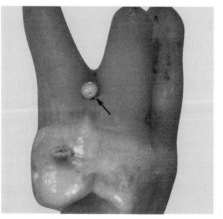

图 8-8　釉珠

第3节 牙结构异常

牙结构异常可分为遗传性和非遗传性两类,遗传性者常累及乳牙和恒牙的釉质或牙本质,非遗传性者常导致乳牙或恒牙的釉质或牙本质同时受累。以下介绍几种较常见的牙结构异常。

一、釉质发育不全

【病因】 釉质发育不全是在釉质发育期间由于釉质基质形成的缺乏或钙化障碍,于萌出后表现为永久性的缺陷。其发生可能与下列因素有关:①局部因素:如乳牙根尖部感染,乳牙外伤等,影响其下方恒牙胚的发育;②全身因素:如婴儿时期的肺炎、麻疹、猩红热等,严重的营养障碍如维生素 D 缺乏、消化不良、佝偻病,孕妇在胎儿牙发育时期患风疹、毒血症等;③遗传因素:多为常染色体显性遗传,在同一家族中可连续几代出现此病,无性别差异。

【临床特点】 主要表现为牙面出现坑窝状或横沟状的缺损和釉质变色——变为乳白或黄褐色。釉质发育不全矿化程度低,故其抗龋能力低,耐磨性差。根据病损程度可分为轻症和重症两种。

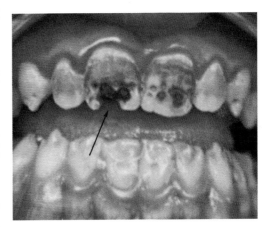

图 8-9 釉质发育不全

(1) 轻症:釉质厚度正常,色泽及透明度改变,呈白垩色,不透明,无实质性缺损或仅有细小的凹陷。如有色素渗入后,牙面可呈黄色或黄褐色。

(2) 重症:釉质厚度明显变薄,呈棕色或棕褐色,釉质表面有实质性缺损,呈带状、沟状、窝状或蜂窝状凹陷(图 8-9),甚至根本无釉质覆盖。发生在前牙者,切缘可变薄;发生在后牙,𬌗面牙尖可消失,釉质表面粗糙不平似桑葚状。

【病理变化】 将患牙制成纵磨片可看到相当于坑窝或横沟状的釉质缺陷。缺陷底部釉质生长线特别加重,如果一种病因能同时使釉质和牙本质的发育受到障碍,则在牙本质中也可看到球间牙本质及牙本质生长线增多和加重的现象。

镜下观察:轻症可见釉柱横纹、釉质生长线明显,柱间质增宽,釉丛、釉梭也更加明显。重症除有轻症釉质发育不全的表现外,还可见釉质表面不规则,甚至见不到釉质结构。

二、氟 牙 症

氟牙症又称斑釉,是牙发育期间经常摄入含氟量较高的水或食物所引起的一种特殊类型的釉质发育不全,其主要特征是牙表面出现黄褐色斑点和斑块。

【病因】 氟牙症的发生机制目前尚不十分清楚,可能是由于过多的氟进入机体,引起牙发育期成釉器细胞损伤。组织学观察发现成釉器细胞有损伤,从而导致成釉器细胞形成釉基质功能的缺陷;同时,较多的氟也干扰了釉基质的钙化过程。

链接

氟与牙齿的关系

一般认为水中含氟量以 1mg/L(ppm)为宜,该浓度既能有效防龋,又不致发生氟牙症。在牙发育期间,饮水中含氟量超过此浓度,就可发生氟牙症,浓度愈高,则引起釉质的损害就愈大;此外,长期食用含有大量氟的食物和蔬菜亦可发生氟牙症。在牙齿萌出以后,局部氟浓度增高则有以下作用:①增加牙釉质对酸的抵抗力;②增加牙萌出后的成熟速度;③促进早期龋损的再矿化;④促进牙的形态发育。

【临床特点】 氟牙症一般只发生在恒牙,受影响最大的是前磨牙、上颌切牙、第二磨牙,尖牙、第一磨牙、下颌切牙依次递减。乳牙几乎不发生氟牙症,但在严重的高氟区,也可累及乳牙。乳牙釉质的发育主要在胎儿期和婴幼儿期,母亲血液中的氟难以通过胎盘屏障进入胎儿体内;在哺乳期,母乳中的氟含量也比较恒定,故乳牙一般不发生氟牙症。牙发育完成后迁入高氟区的人也不会发生氟牙症。由于氟摄入量不同和个体对氟的耐受性不同,斑釉表现的程度很不一致。根据病损程度,氟牙症可分为三度:轻度者,部分牙的牙面有白垩色斑点、斑块或条纹(图8-10);中度者大部分或全部牙面出现白垩色、黄色、棕色或黑色斑块,可伴有牙面不规则凹陷;重度者多数牙或全部牙大部出现广泛性的黄褐色或黑色斑块,且牙面发生实质性缺损,即可见釉质表面凹陷相互融合,甚至丧失牙的正常形态。

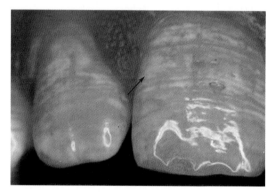

图 8-10　氟牙症

【病理变化】 在临床和形态学上,氟牙症与其他釉质发育不全难以区分。光镜下表现为釉质矿化不良与矿化过度同时存在,尤其是在釉柱之间及有机物较多的薄弱处,可见釉质矿化不良,但釉质表层过度矿化,釉柱排列不规则,釉牙本质界处的弧形结构比正常牙齿更明显。表层钙化良好,其深部的表层下区域则有弥漫性钙化不良。轻、中度氟牙症,病变区釉柱间质发育不全或完全消失,重度者除釉柱间质消失外,亦有凹陷缺损和棕色色素沉着。

三、先天性梅毒牙

【病因】 先天性梅毒牙是由于梅毒螺旋体感染牙胚,侵犯成釉器使釉质发育障碍,在恒切牙、第一恒磨牙牙釉质产生特征的发育不全改变。由于成釉细胞增生突向牙乳头,形成切牙中间特征性裂隙。

【临床特点】 临床上将发生于上、下颌的半月形切牙称为哈钦森牙,第一恒磨牙的病变称桑葚牙。哈钦森牙切缘狭窄,中央呈半月形凹陷,两切角圆钝,在上颌中切牙最为明显。病变的第一恒磨牙牙尖皱缩,咬合面及近咬合面 1/3 釉质表面有许多颗粒状细小结节,状如桑葚(图8-11)。

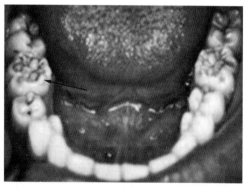

图 8-11　桑葚牙

【病理变化】 镜下观察见釉质明显减少或完全消失,伴牙本质发育障碍,如球间牙本质增多,生长线明显等。

梅毒牙与先天性梅毒

哈钦森(Hutchinson,1856)发现先天性梅毒患者可有三大特征,被称为哈钦森三联征:①半月形切牙;②神经性耳聋;③间质性角膜炎。半月形切牙和桑葚状磨牙的患者中约30%梅毒血清反应为阳性。据美国一项调查,271个先天性梅毒患者中63%有半月形切牙,65%有桑葚状磨牙。但是,类似先天性梅毒牙的牙齿畸形也偶见于非先天性梅毒患者,如佝偻病及外伤性病变。因而,不能完全依靠牙齿畸形轻易作出先天性梅毒的诊断,必须结合实验室检查等进行综合分析,才能慎重作出诊断。

四、遗传性乳光牙本质

【病因】 遗传性乳光牙本质即牙本质形成缺陷症Ⅱ型,是一种常染色体显性遗传性疾病,只侵犯中胚叶的牙本质而不累及釉质,导致牙本质结构异常,釉质结构则基本正常。

【临床特点】 该病男、女患病率相等,无性连锁现象,可在一个家族中连续几代出现。乳牙列、恒牙列均可累及。病变最严重的是乳牙,恒切牙、第一恒磨牙次之,第二恒磨牙、第三恒磨牙受影响最小。初萌时,牙外形正常,色泽呈乳光的琥珀样外观,逐渐呈半透明性,最终可呈灰色或棕色,伴有釉质上的淡蓝色反光。大部分患者釉质结构正常,但釉质很容易剥脱,牙本质暴露后牙显著磨损,从而使牙冠变短(图8-12)。X线显示牙冠呈球形,颈部缩窄,牙根细而短,髓腔部分封闭或完全消失。

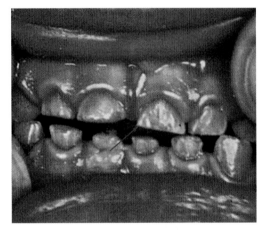

图8-12 遗传性乳光牙本质(箭头所指处牙已严重磨损)

【病理变化】 近釉质的一薄层罩牙本质结构正常,其余牙本质结构发生改变。牙本质小管数目减少,排列方向紊乱,形态不规则,管径变大,有的区域甚至无牙本质小管。髓腔表面见少量不典型的成牙本质细胞,细胞可被包埋在有缺陷的牙本质中。釉质牙本质界面变得平直而不呈波浪形,因此釉质易剥脱。由于异常牙本质的过度形成,可导致髓室、根管部分封闭或完全消失。多数患者的釉质正常,约1/3患者有釉质形成或钙化不全缺陷。

第4节 牙其他异常

一、牙萌出及脱落异常

1. 早萌 早萌牙多见于下颌乳中切牙,最常见的是胎生牙和新生牙。出生时即已萌出的牙为胎生牙,出生后30天内萌出的牙为新生牙。这些早萌牙的牙根尚未形成或仅形成小部分,缺乏牙周的支持而较松动,应注意防止被新生儿吸入或导致舌损伤。胎生牙和新生牙的冠部釉质、牙本质结构正常,而根部牙本质、牙骨质结构常不规则。

其他乳牙或恒牙的早萌较少,若出现则可能与局部因素如牙胚位置表浅、乳牙过早脱落等有关。恒牙的普遍早萌极罕见,与生长激素过度分泌、甲状腺功能亢进等内分泌异常有关。

2. 迟萌 短时期乳牙迟萌很难确定为病态,长达半年或 1 年以上的迟萌则与多种因素相关。个别牙迟萌多由局部因素引起,如萌出囊肿、阻生牙、外伤、感染等。多数牙迟萌则多与某些全身疾病如佝偻病、甲状腺功能低下、营养缺乏、染色体异常、重度遗传性牙龈纤维瘤病等有关。

3. 过早脱落 个别牙过早脱落常见于龋病、牙髓病、根尖周病和慢性牙周病。多数牙早失与一些特别疾病有关,如低磷酸酯酶症、遗传性掌跖过角化症、侵袭性牙周炎等。

4. 乳牙滞留 乳牙滞留是指乳牙在应脱落的时间内未脱落而滞留于口腔之中。个别乳牙滞留常与继替恒牙缺失或阻生有关。整个乳牙列的滞留较为少见,可能与全身性疾病有关,如锁骨、颅骨发育不全症,或由于乳牙滞留而导致恒牙萌出受阻。

5. 牙阻生 牙阻生是指超过了正常萌出时间,牙在颌骨内仍未萌出,或仅部分萌出,可呈对称性。在恒牙列,多发生于第三磨牙、下颌前磨牙和上颌尖牙,乳牙列罕见。牙阻生的局部因素包括牙胚位置异常、牙列拥挤、多生牙、乳牙滞留、囊肿、肿瘤等。多发性牙阻生常与锁骨颅骨发育不全症有关。

二、牙 变 色

牙变色可以受一种因素单独影响,也可以是不同因素共同影响。引起牙变色的原因可分为外源性和内源性,外源性牙变色是指由进入口腔的外来色素或口腔中细菌产生的色素在牙面沉积导致的牙齿着色;内源性牙变色则指因身体和(或)牙齿内改变所致的正常牙齿的颜色或色泽发生改变。

1. 外源性着色 外源性着色的原因较多,常见的有细菌性着色、铁、烟草,食物和饮料着色(如茶、咖啡),牙龈出血,修复性材料,药物的局部使用等。

2. 内源性着色 内源性着色包括一些由于牙组织结构、厚度改变导致的牙变色,如釉质形成不全症、牙本质形成不全症、氟牙症等;也包括牙组织形成过程中色素的异常进入,如高胆红素血症、先天性卟啉症、四环素色素沉着等,其中最广为人知的当属四环素色素沉着,即四环素牙。

四环素类药物属于广谱抗生素,包括四环素、金霉素、土霉素等。该类药物对机体的钙化组织如牙齿、骨骼有很强的亲和力,与钙结合形成稳定的螯合物沉积于钙化组织中。自1956 年四环素应用于临床以来,引起牙齿变色已有陆续报道。在牙齿发育过程中全身应用四环素类药物,可使四环素正磷酸钙盐复合物沉积于牙硬组织和骨组织,尤其是牙本质中,导致牙齿颜色改变,形成四环素牙。

四环素牙的主要临床表现有:牙呈黄色,在阳光照射下则呈现明亮的黄色荧光,以后逐渐由黄色变成棕褐色或深灰色(图 8-13);前牙比后牙着色明显,乳牙着色又比恒牙明显等。在受累牙的牙磨片上,黄色的色素条带可沿牙本质生长线分布;紫外线下,条带呈现明亮的黄色荧光(图 8-14)。牙体组织中除牙本质外,四环素还可沉积在牙骨质,但釉质中有四环素条带者少见。

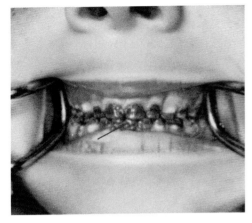

图 8-13 四环素牙

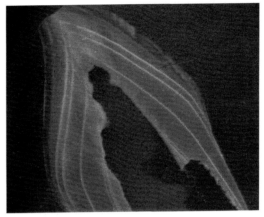

图 8-14 黄色荧光带(紫外线下)

四环素牙引起牙着色和釉质发育不全,都只在牙齿发育期摄入四环素才能显现出来。一般来说,在母亲妊娠期、哺乳期以及 8 岁以下的儿童要慎用四环素类药物。

目 标 检 测

A₁ 型题

1. 釉质发育不全多属于
   A. 常染色体显形遗传 B. 常染色体隐性遗传
   C. X 性连锁显形遗传 D. X 性连锁隐性遗传
   E. 以上都是

2. 釉质形成不全主要是由于
   A. 成牙骨质细胞出现了变化
   B. 成牙本质细胞出现了变化
   C. 成釉细胞出现了变化
   D. 缩余釉上皮出现了变化
   E. 釉小皮出现了变化

3. 四环素牙主要受累部位是
   A. 牙髓   B. 牙釉质
   C. 牙骨质   D. 牙本质
   E. 釉牙本质界

4. 氟斑牙一般发生在
   A. 乳切牙   B. 乳尖牙
   C. 乳磨牙   D. 恒牙
   E. 乳侧切牙

5. 造成牙釉质发育不全的病因不包括
   A. 婴幼儿水痘   B. 婴幼儿猩红热
   C. 母亲患牙周炎 D. 母亲患风疹
   E. 婴幼儿麻疹

6. 畸形中央尖最常见于
   A. 前磨牙   B. 乳尖牙
   C. 乳切牙   D. 乳恒牙

   E. 乳侧切牙

7. 个别小牙最多见于
   A. 前磨牙   B. 乳尖牙
   C. 上颌侧切牙   D. 乳恒牙
   E. 乳侧切牙

8. 鹰爪尖是指
   A. 畸形中央尖   B. 畸形舌侧尖
   C. 牙内陷   D. 釉珠
   E. 融合牙

9. 出生时即已萌出的牙称
   A. 早萌   B. 新生牙
   C. 迟萌   D. 胎生牙
   E. 以上均不对

A₃ 型题

(10、11 题共用题干)

患者,男,12 岁,前牙切缘变薄,釉质表面高低不平,出现小的凹陷。镜下可见釉质变薄,表面高低不平,柱间质增宽,釉柱横纹及生长线明显,釉丛、釉梭数目增多。

10. 病理诊断为
    A. 釉质发育不全 B. 牙本质发育不全
    C. 氟斑牙   D. 先天性梅毒牙
    E. 四环素牙

11. 牙釉质发育不全镜下所见哪项正确
    A. 牙釉质变薄
    B. 柱间质增宽

C. 釉柱横纹及生长线明显

D. 釉丛、釉梭数目增多

E. 以上均是

B 型题

(12～15 题共用备选答案)

A. 釉质发育不全   B. 氟牙症

C. 四环素牙   D. 牙本质发育不全症

E. 牙骨质发育不全症

12. 在牙齿发育阶段,如果饮用水中氟含量高于百

万分之一,或经其他途径摄入过多的氟,可导致釉质形成不全或钙化不全的是

13. 在牙的发育阶段,由于局部和全身因素造成釉质结构异常的是

14. 在牙的发育阶段,服用过量的四环素族药物,使牙着色的是

15. 一种常染色体遗传病,表现为牙冠呈微黄半透明,光照下呈现乳光色的是

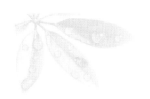

第 9 章

龋 病

学习要点

1. 龋病的发病情况及临床表现。
2. 龋病的病因及发病机制。
3. 釉质龋、牙本质龋的病理变化。
4. 牙骨质龋的病理变化。

任务引领

也许您对"虫牙"、"蛀牙"这样的词并不陌生,其实人们俗称的"蛀牙"就是龋病。那么,"蛀牙"真的是虫子引起的吗?患了龋病一定会痛吗?如果不是,病变究竟进展至哪一阶段才会有牙痛的症状?它是不是"疼起来真要命的"牙病呢?龋病发生时,牙体自身能否进行自我防御?通过本章的学习,您一定能找到满意的答案!

龋病是人类的常见病、多发病,广泛存在于世界各地,任何年龄、性别、种族、地区、职业的人群均可受到龋病的侵袭,世界卫生组织已将其列为危害人类健康的三大疾病之一。世界各国的龋病发病率差异较大,一些发达国家的患龋率较高,发展中国家的患龋率较低。自 20 世纪 70 年代开始发达国家的龋病发病率出现了下降趋势,而发展中国家的龋病发病率明显上升。这与口腔保健措施是否到位有关,而目前发达与不发达国家差异已明显缩小。

患龋率在不同年龄所表现的差异为,5~6 岁儿童的乳牙患龋率最高,以后随着乳牙逐渐被恒牙替换,患龋率逐渐下降,12 岁左右降为最低;同时恒牙开始患龋,患龋率又逐渐上升,25 岁左右渐平稳;中年以后,由于邻面磨损、牙龈退缩、牙根暴露等原因,使邻面龋、牙颈部龋增多,患龋率又再次升高。

龋病进展缓慢,早期无明显症状,因此不易受到人们重视。随着时间的推移,逐渐出现龋洞时可引起疼痛。病变进一步发展,波及牙体深部组织可引起牙髓病、根尖周病,甚至颌骨炎症等一系列并发症,给患者带来难以忍受的疼痛。若牙体严重缺损,终至丧失,可破坏咀嚼器官的完整性,以至严重影响全身健康。因此,研究龋病的病因、发生发展规律及防治,有助于人们在龋病早期采取相应的措施使病变静止,这对降低患龋率、保障人们健康具有重要意义。

第 1 节　龋病的病因与发病机制

龋病是牙体硬组织在以细菌为主的多种因素的共同作用下,发生无机物脱矿、有机物分解的一种慢性进行性破坏性疾病。病变早期,牙面呈白垩色,继而有色素沉着呈黄褐色、黑褐色,但无明显症状,病变进一步发展,硬组织软化、缺损并形成龋洞,逐渐可出现酸、痛症状,即牙体硬组织在色、形、质各方面均发生变化。龋病好发于牙面的点隙窝沟,其次为邻面及牙颈部。

人类对龋的发病机制及病因的研究经历了长期、复杂的探讨过程,相继有很多学者提出了各种学说。在公元前 5000 年,从美索不达米亚区域发现的碑文中就有关于所谓"虫牙学说"的记载。在古代的东方医学中,"虫牙学说"也一直占主导地位。中国和日本的古代医学书籍中也有类似的记录。后来,希腊医生提出了疾病的"体液学说",认为龋病是由于辛辣和腐蚀性液体的内部作用而发生的。从现代观点看,这种学说是龋病研究的萌芽。在17、18 世纪,由于化学的发展,一些学者提出了"化学学说",认为牙破坏是由于口腔中形成的酸所致,并认为这些酸是无机酸,但酸的来源无法解释。1935 年,Robertion 提出龋病是由于牙周围的食物分子发酵产酸所致。由于当时认为发酵过程是严格的无生命过程,因此未涉及微生物的作用。尽管如此,"化学学说"最先提出了酸的作用,推动了以后龋病研究的发展。1843 年,Erdl 从牙面附着的膜内发现了丝状微生物,1847 年,Ficinus 最早认识到在釉质中存在有机基质。1954 年,Dubos 提出了"寄生腐败学说",认为牙是被微生物所产生的化学物质所破坏的设想。

早期的龋病病因理论大致可分为两大类,包括内源性理论和外源性理论。内源性理论认为龋病是由于牙内部的变化造成的,包括体液学说、磷酸酶学说、结构论等。外源性理论认为龋病的发生主要是由外界因素所致,包括化学酸学说、寄生腐败学说、蛋白溶解学说、蛋白溶解-螯合学说、化学细菌学说等。这些理论已经初步涉及龋病病因中的实质性问题,虽然存在不同程度的片面性,但是为现代龋病病因理论的产生奠定了基础。现将对龋病病因的现代理论影响较大的几个学说介绍如下。

一、化学细菌学说

化学细菌学说又称酸原学说、化学寄生学说,是 1889 年由美国牙医 WD Miller 提出的,这一学说认为寄生在牙面上的产酸细菌作用于食物中的碳水化合物,发酵产生酸,酸作用于牙,使牙中的无机物分解,有机物则在细菌产生的蛋白水解酶的作用下被进一步破坏,最终形成龋洞。这一学说强调了龋病的过程分两个阶段,先是无机物的脱矿,继之有机物的分解。Miller认为釉质内只有脱矿过程,几乎无蛋白质溶解,而牙本质破坏需经上述两个阶段。

化学细菌学说首次提出了龋病形成的三个基本要素,即能产生酸和蛋白溶解酶的细菌、细菌代谢所必需的碳水化合物、发生龋病的牙,这在龋病病因学的研究史上具有重大意义,是现代龋病病因理论的基础。但化学细菌学说也存在着一定的缺憾,它未能指出特异的致龋菌群,认为在口腔内所有的产酸菌和溶解蛋白质的细菌均能引起龋;也没有指出微生物在牙面上的存在形式,即未提出牙菌斑的概念,从而不能解释釉质平滑面龋损形成的原因。

二、蛋白溶解学说

蛋白溶解学说是 1947 年由 Gottleib 等基于对龋病进行组织学观察后提出的。这一学说认为:龋病的早期损害首先发生在牙体的有机物部位,即釉质的釉板、釉丛、柱鞘和牙本质中的牙本质小管。微生物产生的蛋白溶解酶使这些部位的有机物分解,造成结构崩溃,形成了细菌进入的通道,继之细菌产酸使无机盐溶解,形成龋损。

蛋白溶解学说与化学细菌学说的主要分歧在于对龋损产生过程的不同看法,前者强调有机物的分解是龋病的首发因素,然后才是无机物脱矿。此外,蛋白溶解学说似乎对龋病的一些形态学改变做出了解释,如釉质龋表层下脱矿、早期龋时有机物相对丰富的部位破坏较明显。但有许多学者不支持这一学说,有学者证明只有经酸脱矿的牙本质才可被蛋白水解酶破坏;在无菌动物口腔内只接种具有蛋白分解能力的细菌并不导致龋病发生,而接种产酸菌后则引起龋病。

三、蛋白溶解-螯合学说

蛋白溶解-螯合学说是 1955 年由 Schatz 等提出的。螯合是指金属离子与螯合剂通过配位键形式结合,形成一种高度稳定的化合物的过程,此过程不受 pH 改变的影响,在中性甚至碱性条件下也可发生。蛋白溶解-螯合学说的主要内容为:龋病发生是由于口腔内细菌产生蛋白溶解酶,将釉质中的有机物分解,同时产生酸离子、胺、氨基酸、肽、聚磷酸盐、碳酸盐等具有螯合特性的衍生物,这些产物可与牙中的钙离子结合形成可溶性螯合物,使无机物脱矿形成龋损。这一学说强调了釉质内的有机物和无机物同时受到酶的作用而被破坏。

蛋白溶解-螯合学说最大的不足之处是缺乏有力的实验证据来证实,在釉质中不到 1% 的有机物分解产生的螯合剂具有螯合 96% 无机盐的能力。

四、三联因素学说

随着龋病微生物学、免疫学、生物化学的发展,以及对龋病超微结构观察的不断深入、人工龋模型的建立,在 20 世纪 50～60 年代,人们对龋病的认识有了很大进步,极大地丰富和补充了化学细菌学说。20 世纪 60 年代初,Keyes 提出了"三联因素"学说。其主要观点为,龋病是由细菌、食物、宿主三个必不可少的主要因素相互作用产生的。

目前认为,龋病是由多种复杂因素所致的感染性疾病。有学者认为时间因素也必须考虑在内,由此提出了已被人们广泛接受的"四联因素理论",指出菌斑中的致龋菌利用食物中的糖类产酸,使局部微环境的 pH 降低,这种低 pH 状态必须在牙面上维持一定时间才能形成龋(图 9-1)。

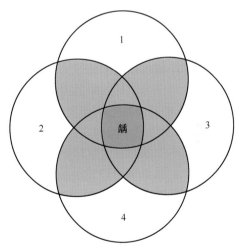

图 9-1　龋病病因的"四联因素"理论
1. 细菌;2. 食物;3. 宿主;4. 时间

(一) 细菌和菌斑

大量证据表明,龋病是一种细菌感染性疾病,细菌是龋病发生的先决条件。

目前大部分学者认为,龋病是由特异性细菌即致龋菌引起的。已明确与龋病密切相关的细菌有:①链球菌属,包括变形链球菌、远缘球菌、血链球菌、轻链球菌等;②乳杆菌属,包括干酪乳杆菌、嗜酸乳杆菌、发酵乳杆菌等;③放线菌属,主要为黏性放线菌、内氏放线菌。

细菌在牙面上以菌斑形式存在。菌斑是一种薄的、未矿化的细菌性膜状物,由细菌、唾液糖蛋白和细菌细胞外多糖构成的菌斑基质组成,以细菌为主的微生物占菌斑容量的60%～70%,另外,还含有少量脱落上皮细胞、白细胞、食物残渣等。菌斑是细菌的微生态环境,组织学上由基底层、中间层、表层三层结构组成。基底层紧贴牙面,为一层无细胞的均质结构,主要由唾液糖蛋白即获得性薄膜构成;中间层为菌斑的主体部分,由多种微生物构成,丝状菌相互平行且与牙面垂直呈栅栏状排列,其间有大量球菌、短杆菌;表层为菌斑最外层,结构较松散,由少量细菌、食物残渣、脱落上皮细胞等构成,丝状菌表面可附着球菌,形成谷穗状结构。菌斑中细菌的组成随附着的不同部位而不同,此外,紧密相邻的不同细菌之间存在着多种协同和拮抗作用。

◯**链接**

菌斑的形成

菌斑的形成是一较为复杂的过程,包括获得性薄膜的形成、细菌的黏附和集聚、菌斑的成熟三个阶段。获得性薄膜也称唾液薄膜,是由唾液糖蛋白选择性地吸附于牙面而形成的生物膜,其厚度为 $30 \sim 60 \mu m$,在牙面清洁并抛光后 20 分钟内即可形成,1 ~ 2 小时内达到稳定。获得性薄膜形成几分钟至几小时后,就开始有细菌附着于其上,最初附着的细菌主要为链球菌。以后,细菌集聚,成倍增长,24 小时之后,链球菌占菌斑菌丛的 95% 以上。链球菌在菌斑中作为主要的微生物维持 7 天,随着菌斑生态环境的改变,菌斑内细菌开始调整,菌斑进入成熟阶段,厌氧丝状菌逐渐增多,至第 14 天,显微镜下见主要微生物为厌氧丝状菌。后期,菌斑由以球状菌为主变为由球菌、杆菌、丝状菌、螺旋体菌混合构成。

牙菌斑中细菌种类繁多,但并非都能致龋。致龋菌一般具有能利用蔗糖产酸的能力、耐酸能力以及对坚硬牙表面的附着能力。在多种致龋菌中,变形链球菌致龋力最强。为什么变形链球菌是最有效的致龋菌?原因包括:①可发酵蔗糖等碳水化合物产生乳酸,其产酸力、速度、耐酸性均强于其他口腔链球菌;②可合成细胞外多糖如葡聚糖,使自身易黏附于牙,促进细菌的黏附与集聚,并且具有选择性地黏附于光滑面的能力,导致平滑面龋的产生;③合成细胞内多糖,作为能源物质储存于细菌内,当外源性糖不足时,它可被降解产酸;④在病变进展期菌斑中存在大量变形链球菌;⑤牙齿上发生龋的部位在龋发生前有大量变形链球菌存在;⑥在实验龋动物模型证实变形链球菌与龋发生关系极密切。然而,在龋病发生中变形链球菌的作用并未完全阐明。

由于釉质龋可在变形链球菌不存在时发生,提示其他细菌也可导致龋的发生。有证据表明乳酸杆菌参与了早期龋的发生,并在病变的进一步进展中可能发挥着重要作用,故变形链球菌、乳酸杆菌是与龋病发生有关的主要细菌。虽然在龋损部位还分离出其他一些菌属,但是仍然未能完全阐明它们对人类龋发生的意义所在。放线菌与根面龋密切相关,乳杆菌还在牙本质龋的发生中起促进作用。

口腔中的致龋菌可以发酵糖产生各种酸,但由于口腔中同时存在着强大的缓冲系统,加之唾液的机械冲洗作用,这些酸难以达到引起釉质脱矿的水平。因此,只有形成牙菌斑,口腔中的致龋菌才能发挥致龋作用。

(二)食物因素

食物与龋病的关系十分密切,糖是被公认的最主要的致龋食物。蔗糖等碳水化合物作为细菌的代谢底物,一方面可为细菌的生存提供营养,另一方面其代谢产物为龋病的发生提供了条件。碳水化合物通过多种方式影响龋病的发生。糖可代谢产酸,造成无机盐脱矿。蔗糖可由细菌葡糖基转移酶合成不溶性细胞外多糖,后者作为菌斑基质的一部分促进细菌的黏附和集聚。糖还可由细菌合成细胞内多糖和可溶性细胞外多糖,作为细菌能源储存形式。各类糖的致龋性与其产酸能力呈正相关,依次为:蔗糖、葡萄糖、麦芽糖、乳糖、果糖、山梨糖、木糖醇。其中蔗糖与龋病的关系最为密切,流行病学资料发现,蔗糖消耗量大的国家龋病状况较为严重,反之,蔗糖消耗量少的国家龋病发生率较低。

蔗糖显著地较其他糖的致龋性强,原因是它易于被细菌发酵产酸,可被葡糖基转移酶转化为细胞外葡聚糖及易于形成可溶性细胞外多糖。人类食物中最常见的碳水化合物是蔗糖和淀粉。如将淀粉溶液加到菌斑上,由于多糖扩散到菌斑的速度非常缓慢,在多糖被菌斑细菌吸收、代谢前已被细胞外淀粉酶水解,故未产生显著的 pH 下降,但烹调过的高度精细的淀粉尽管其致龋性较低仍可致龋。

山梨糖和木糖醇基本上不能被致龋菌利用产酸,故常用作防龋的甜味替代剂。糖的致龋作用除与种类有关外,还与糖的生物性状、摄入量和摄糖频率等有关。食物和饮水中的钙、磷、维生素 A、维生素 D 等的高低,对龋的发生也有一定影响。此外,食物的物理作用,如粗糙的食物在咀嚼过程中,对牙面的摩擦,有自洁作用,能抑制龋病的发生。而精细的、黏性大的食物易于黏附在牙面上,滋生细菌,引起龋病。

蛋白质对于发育阶段的牙有着显著的影响,如果此阶段蛋白质缺乏,发育不良的牙抗龋能力低。饮食中补充脂肪、脂肪酸能降低糖的致龋效果,减少龋病发生,机制尚不清楚。

矿物质也可影响龋病的发生。钙、磷对牙发育及抗龋性影响最大,牙发育期缺乏钙、磷,则牙的抗龋力减弱。另外,唾液中的氟离子存在于菌斑-釉质界面时,在矿物质再沉积过程中,菌斑中的游离矿物离子易在原有的釉质晶体表面沉积形成羟磷灰石和氟磷灰石。氟磷灰石晶格结构更稳定,在酸中较羟磷灰石不易溶解。在釉质发育期,全身性地给予氟,如在饮水中加氟,也可形成氟磷灰石晶体,有益于防龋。

(三) 宿主因素

牙的排列、形态、结构、成分等都与龋的发生有直接关系。牙齿排列不整齐,后牙深而窄的点隙裂沟,牙釉质发育不全等均有利于龋的发生。牙的理化性质、钙化程度、微量元素的含量等因素也影响龋病的发生与发展。

宿主对龋病的易感性涉及多方面因素,除与牙有关外,唾液是牙的外环境,唾液的量、流速、黏稠度、缓冲能力、唾液内的钙磷氟离子和溶菌酶等的含量,唾液和血清中的抗体性质和含量都可影响龋齿的发生。

另外,机体全身状况与龋病发病也有一定关系,而全身状况又受到营养、内分泌、遗传、机体免疫状况和环境等因素的影响。

(四) 时间因素

在 20 世纪 70 年代,有学者在三联因素基础上增加了时间因素,提出了龋病病因的四联因素理论,目前已被人们广泛接受。由于龋病是一种慢性进行性疾病,从早期龋至临床可见的龋洞一般需 1.5~2 年,所以即使致龋菌、可产酸的代谢底物、易感牙三者同时存在,龋病也不会立即发生,必须经过获得性薄膜沉积、菌斑形成、细菌代谢产酸并维持低 pH 一段时间以致脱矿等一系列过程,由此可见,时间是龋病发生的又一重要因素。

目前有关龋病病因的研究还在不断深化,有些学者已将遗传工程技术引入这项研究。由于致龋菌明确,免疫防龋已成为可能,人类自身的免疫状况以及人工主动免疫和被动免疫都将影响龋病的发生和发展。

第2节 龋病的病理变化

在临床及病理上龋病根据病变累及的牙体组织分为釉质龋、牙本质龋和牙骨质龋。根据病变累及牙面的解剖形态分为窝沟龋、平滑面龋、根面龋。除此之外,临床上龋病还有其他的分类方法,如根据龋病发病情况和进展速度可分为急性龋、慢性龋、静止龋、继发性龋;根据病变侵犯深度分为浅龋、中龋和深龋。

一、釉 质 龋

釉质龋是指发生在牙釉质的龋,属于浅龋。由于釉质是一种高度矿化的特殊硬组织,对细菌侵袭具有足够的抵抗能力,病变的扩散比起牙本质龋要慢得多,故对釉质龋的研究显得格外有意义。当龋病发生时,病变具有其他任何感染性疾病所没有的特征,是一种非细胞反应性病变,基本变化为脱矿和再矿化。对釉质龋的组织病理学研究,一般均通过牙釉质磨片,用透射光或偏振光显微镜、显微放射摄影等进行观察。此外,还可应用扫描和透射电镜、电子显微分析探针等进行原位的定性和定量研究。

临床上以点隙窝沟龋最常见。由于点隙窝沟解剖结构的复杂性,目前对釉质龋的病理变化、病变过程的理解大都是从研究平滑面龋得来的。

(一) 平滑面龋

平滑面龋常发生于牙邻接面接触点下方及颊舌面近龈缘的牙颈部。肉眼观察:早期釉质龋,局部呈白垩色斑点、不透明、无光泽,表面完整。用探针检查:表面硬而光滑或略粗糙。如有色素沉着,白垩色逐渐变为黄褐色、棕褐色。这种改变可长期保持不变,也可继续发展,形成龋洞。

光镜下观察:早期釉质平滑面龋的磨片,最早显示为病变区的釉柱横纹和生长线变得明显(图9-2),表面无明显缺损。病损区呈三角形,三角形基底部向着釉质表面,顶部向着釉牙本质界。病变的此种表现与釉柱从釉牙本质界向表面呈放射状排列有关。病变区域内有黄色色素沉着。病变由里向外可分四层:透明层、暗层、病损体部和表层(图9-3)。

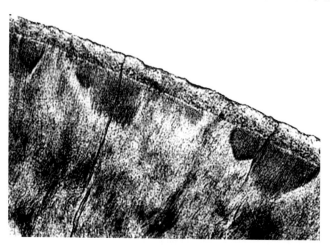

图9-2 釉质龋初期
釉质表面下方生长线和横纹明显,并有色素沉着

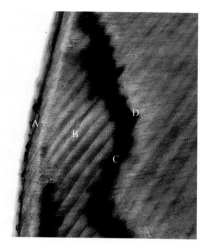

图9-3 釉质平滑面龋
A. 表层;B. 病损体部;C. 暗层;D. 透明层

1. 透明层 是龋损最早期的组织学改变,位于病损最前沿,与正常釉质相连。此层釉质晶体开始脱矿,晶体间孔隙增大,孔隙约占釉质容积的1% 当用与正常釉质折光率相似的加拿大树胶(折光率1.52)或喹啉(折光率1.62)作为介质封片时,这些大分子物质进入到孔隙中,故光镜下釉质结构消失而呈透明状,生长线、釉柱、横纹均不清楚。

高分辨率扫描电镜观察该层,羟磷灰石晶体直径在 25～30nm,比正常釉质中晶体直径 35～40nm 要小。用显微放射摄影观察时,该层也显示轻度脱矿。化学分析结果显示该层内镁和碳酸盐的含量较正常降低,提示镁和碳酸盐在龋损脱矿中首先被溶解。

2. 暗层　紧接于透明层表面。呈现暗褐色,结构混浊,模糊不清。偏振光显微镜观察,该层的孔隙增加,约占釉质容积的 2%～4%。孔隙大小不一,分子较大的树胶不能进入小孔隙,而被空气占据,空气的折光率为 1.0,明显小于羟磷灰石的折光率 1.62,当偏光透过此层时,产生较大的散射,故呈暗色、不透明状。

以往认为暗层是较透明层更进一步脱矿所产生的破坏区。但在釉质龋的再矿化实验中发现,将病损区暴露在唾液或合成矿化溶液中维持一定时间后,暗层增宽,表明暗层有再矿化现象的发生。再矿化的部分矿物盐可来自深部透明层脱矿游离出的矿物离子。因此,暗层是脱矿与再矿化并存的区域。

3. 病损体部　位于表层下至暗层的浅面,是病变的主要部分。该层生长线、釉柱、横纹均很明显,又称为"纹理明显层",其发生机制尚不清楚。偏振光显微镜观察,此层孔隙在边缘部较少,而在中心部则较多而且大,树胶分子可以进入,故该层较为透明。病损体部在釉质龋中是脱矿最为严重的一层,在所有病损中都存在。

4. 表层　为釉质龋最外面一层,一般厚 20～100μm,此层釉质结构变化不大。偏振光显微镜观察,表层表现为负双折射,表明该层相对于病损体部的矿化程度较高,但仍有轻度脱矿。表层是龋损发生时首先受酸侵蚀的部位,然而其脱矿程度明显较深层病损体部轻,即表层较正常,而表层下脱矿。有实验发现将正常釉质表面一层去除后,再形成人工龋,其病变区仍可出现一层相对完整的表层。说明病损区相对完整的表层并非由于釉质表层的结构特点所致,表层的出现与再矿化现象有关,可能是由于来自唾液和菌斑中的矿物离子,以及深部病损层脱出来的矿物离子在表层重新沉积所致。扫描电镜观察到表层晶体直径达 40～75nm,大于正常釉质,这更进一步证实了表层存在着再矿化的现象。

上述四个分层的形成并非由于细菌侵入,而是由于细菌产生的酸以及其他酸共同作用,使釉质发生了不同程度的脱矿、再矿化所致。只有当脱矿提供了足够大的通路时,细菌才进入釉质,而龋洞一旦形成,细菌和菌斑位于洞内,难以清除,病变更容易进展。

这些病变并不是各自独立的过程,而是连续性动态发展的过程,其形成主要经过以下各个阶段:①最早的表现是在表层下形成透明层,此时临床和 X 线均不能发现;②透明层扩大,部分区域有再矿化现象,中心部分出现暗层;③随着脱矿病变的发展,暗层中心出现病损体部,病损体部相对透明,生长线、釉柱、横纹明显,临床上表现为白垩色斑块;④病损体部被食物、烟和细菌产物等外源性色素着色,临床上表现为棕色龋斑;⑤当龋到达釉牙本质界,即向侧方扩展,形成潜行性破坏,以此种方式釉质可出现广泛损害,导致临床上所见牙表面的蓝白色外观;⑥随着矿物质的进行性丢失,釉质不能再承受加于其上的负荷,结构崩解,龋洞形成。龋的进展为一个缓慢过程,在龋洞形成前通常需数年时间。

釉质的磷灰石晶体并非化学纯的羟磷灰石,它含有一定量的碳酸根离子和镁、钠等杂质元素,从而使其晶体结构出现了畸变而相对不稳定。釉质龋早期时,首先有碳酸盐和镁的溶出,可见含有这些杂质元素的部位易受酸的侵蚀而发生溶解。釉质磷灰石中的杂质元素以分布在晶体中央和周缘为主。当釉质受到菌斑下酸的攻击时,晶体的中央和周缘往往首先发生溶解,最终整个晶体破坏崩解。晶体溶解的同时也存在着一系列再矿化的现象。当溶解了的钙、磷离子在移出的过程中受到某些因素的影响,如釉质表面唾液薄膜的阻挡、唾液中的同种离子浓度和电化学梯度的影响,或者菌斑下局部 pH 回升等,均可造成局部微环境中的钙、磷浓度达到过饱和状态,从而部分溶解的晶体上出现新的晶格生长或重新形成新的晶体,后者可以是磷酸氢钙或其他磷酸盐。龋损表层和暗层观察到的比正常釉质晶体大的晶体,是再矿化的重要证据。当在矿化部位存在氟离子时,则还可形成氟磷灰石或氟羟磷灰石。由于氟离子的原子半径小于羟基,因此氟替代羟基后其原子完全可以进入磷灰石晶体结构中的钙三角平面,从而形成晶格结构更为稳定的含氟磷灰石,这也是临床氟防龋的作用机制。

→ 链接

树脂渗透技术治疗牙釉质早期龋坏

树脂渗透是一种阻止早期釉质龋发展的新技术,它架起了龋病预防和治疗之间的桥梁,龋病渗透为光滑面和邻面的非洞病损,提供了微创治疗的方法,避免了因手术治疗造成的龋损周围健康硬组织不必要的损失。

临床上对于早期釉质龋的治疗方案,通常是利用氟化物促进再矿化、口腔卫生宣教和合理的饮食控制,但是,在龋病进展期及依从性较差的患者,这些治疗并不总是有效。渗透树脂具有极高的渗透系数,通过毛细管作用渗入表层下病损的微小孔道,就像海绵吸收水分一样,完全填塞并阻止营养物质的扩散和龋病的进展。堵塞和充填微孔的树脂在龋损内形成了屏障,替代了因脱矿所致硬组织的丢失,并能加强釉质结构,阻止釉质表面崩解形成龋洞。但是它并不改变牙齿的解剖形态和外观,这一技术尤其适合平滑面和邻面龋损。值得注意的是,由于渗透树脂无 X 线阻射,治疗的效果仅能通过复查来追踪。

(二) 窝沟龋

窝沟龋的病变过程和病理特征与平滑面龋相似,但由于窝沟处釉柱的排列方向与平滑面不同,所以当其发生龋时,病损常从窝沟侧壁开始,然后沿着釉柱的长轴方向向深部扩展,当病变进展超过窝沟底时,则侧壁病损相互融合,结果也形成三角形的龋损形态,但基底部向着釉牙本质界,顶部向着窝沟侧壁。窝沟底部釉质较薄,龋损很快扩展至牙本质,并沿着釉牙本质界向两侧扩展,形成口小底大的潜行性龋(图9-4)。窝沟龋与平滑面龋相比,进展更快,程度更严重。

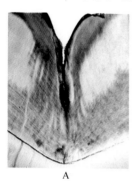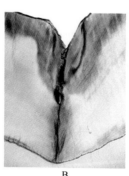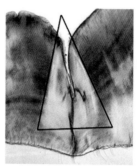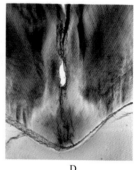

图 9-4　窝沟龋

A. 病损自窝沟壁开始;B. 沿釉柱方向向深部扩展;C. 至底部时形成三角形病损区;D. 病变达釉牙本质界

二、牙本质龋

牙本质龋由釉质龋发展而来,部分也可由根部牙骨质龋发展而来。牙本质与牙釉质在组织结构和理化特性上均有不同,因此牙本质龋的病理过程及表现也与釉质龋有着很大的差别。①牙本质内含有机物较多,约占其重量的 20%,在龋损形成过程中,除无机晶体溶解外,还存在着有机物的溶解破坏;②牙本质小管贯穿牙本质全层,龋损沿牙本质小管进展,病变范围广,发展较快;③牙髓和牙本质为一个生理复合体,在牙本质龋损的同时,还伴有牙髓组织的一系列防御性反应。

当龋损发展到牙本质时,龋损沿着釉质牙本质界、牙骨质牙本质界横向扩展,同时沿牙本质小管向深部发展,故牙本质龋的病变区也呈三角形,基底部位于釉质牙本质界,顶端指向髓腔(图 9-5)。按病变组织形态、脱矿程度和细菌侵入的情况不同,一般可将牙本质龋的病理改变由病损深部向表面分为四层:透明层、脱矿层、细菌侵入层和坏死崩解层(图 9-6)。

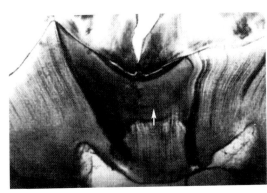

图 9-5　牙本质龋(磨片)

在龋损的釉质下方形成底向外的三角形病损区(箭头所指)

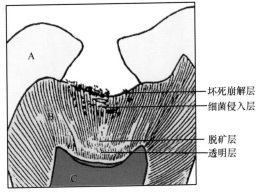

图 9-6　牙本质龋各层变化模式图

A. 牙釉质;B. 牙本质;C. 牙髓

1. 透明层　也称硬化层,位于病变的底部和侧面,为牙本质龋最深层、最早出现的改变。光镜下观察磨片,此层呈均质透明状,小管结构不明显。成牙本质细胞突起内或细胞突起周围有较多的矿化晶体沉积,随着时间推移,晶体数量逐渐增多,最后将小管完全堵塞,故呈透明状。显微硬度分析发现该层硬度较正常牙本质低,表明此层仍有一定量脱矿。有时,在细菌侵入之前,部分区域牙本质小管内成牙本质细胞突起在细菌酶的作用下,细胞膜等有机成分发生脂肪变性,光镜下呈云雾状,曾称此区域为脂肪变性层。在此基础上,也可发生矿物盐晶体的沉着,形成透明层。透明层有助于暂时阻止细菌侵入,在一定程度上使龋病发展速度减慢。透明层的形成需要一定的时间,如龋病发展较快,则无此层。

2. 脱矿层　位于透明层表面,是细菌侵入前酸已扩散至该区域所引起的脱矿改变。光镜下观察磨片,此层较狭窄,由于色素沉着,呈淡黄色。电镜下观察:小管结构较完整,小管内基本无细菌存在,仅见管周和管间牙本质的羟磷灰石晶体数量减少,但胶原纤维结构基本完好。此外,部分管周牙本质有时可出现少量体积比正常大的晶体,表明脱矿同时也有再矿化发生。

尽管此层软化牙本质无细菌侵入,在龋病治疗中曾被认为可予以保留,但临床实际操作中使用的各种龋检测染料,很难将其与受细菌感染的牙本质区分,目前不推荐作为常规使用。因此,在临床进行洞型制备时,还是应将这些软化牙本质去除。

3. 细菌侵入层　位于脱矿层表面,当细菌侵入到已脱矿的牙本质小管内时,则引起小管壁进一步脱矿,同时细菌产生的蛋白溶解酶使有机物分解。切片上观察:牙本质小管由于细菌繁殖团块的增加呈不同程度的肿胀、变形扩张,管周牙本质、管间牙本质被压迫、破坏,相邻小管相互融合而形成串珠状。相邻的串珠状小管扩张彼此融合,形成大小不等的坏死灶。部分坏死区形成与小管垂直的横向裂隙,横向裂隙形成的机制尚不确定。在扩张的牙本质小管和坏死灶、裂隙内充满了坏死的基质残屑和细菌(图9-7)。由于此层内有细菌存在,临床窝洞预备时应彻底清除该层组织。

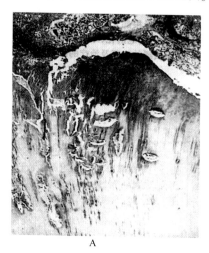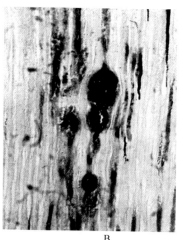

图9-7　牙本质龋(切片)

A. 牙本质小管呈串珠状,并扩张,融合成坏死灶和裂隙;B. 高倍镜下的串珠状小管和坏死灶

4. 坏死崩解层　为牙本质龋的最表层,也是龋洞底部的表层。此层内牙本质完全崩解破坏,为残留的坏死组织和细菌等。临床上,因细菌侵入层和坏死崩解层内有大量的细菌,治疗龋病时应将它们去除。

牙髓-牙本质是一个生理性复合体,当龋病进展到牙本质后,除了引起上述一些改变外,病理性刺激可通过牙本质小管、成牙本质细胞突起或神经传导到牙髓,导致牙髓组织出现一系列反应。如刺激强烈时可引起成牙本质细胞变性坏死和牙髓炎症甚至坏死;如刺激较弱和缓慢、机体修复能力强时,则在相应的髓腔壁上可有修复性牙本质形成。修复性牙本质中小管较少,而且排列不规则,故能阻挡细菌侵入牙髓,有一定的防御作用。但是,如不及时治疗,病变继续发展,修复性牙本质也可遭受破坏,最后导致牙髓疾病。

值得提出的是在软化牙本质的深部,质硬、着色的牙本质偶可有少量细菌,但这不会致龋,在洞型制备时,这些牙本质没必要去除。临床研究表明,只要充填物保持完整,用此种方式处理的病变就不会进展。

三、牙骨质龋

牙骨质龋好发于中年以后,这是由于牙龈萎缩、牙骨质暴露,在暴露的牙骨质表面常有牙菌斑附着而引起。暴露的牙骨质表面形成菌斑,菌斑下局部 pH 持续降低,酸和细菌代谢产物沿穿通纤维深入牙骨质深层,并沿牙骨质的层板状结构和生长线上、下扩展,使牙骨质进一步脱矿,有机物分解,进而形成牙骨质龋。

在牙骨质龋早期,电镜下可见牙骨质表面凹陷内有大量细菌。显微放射摄影显示牙骨质表层下脱矿,而表层矿化相对较高,形成一层相对完整的表层结构,其形成机制与釉质龋表层的形成相类似,其中矿物盐可能由来自唾液或表层下脱矿游离出的矿物离子。

由于牙骨质较薄,脱矿的牙骨质很容易发生崩解缺失,从而使病变迅速累及牙本质(图 9-8),因此临床上很少见到单独的牙骨质龋。根部牙本质龋的组织学改变与冠部牙本质龋相似,但根部牙本质小管数量相对比冠部少,且矿化程度随年龄的增加而增高,因此牙骨质龋累及根部牙本质后,其进展速度较冠部龋缓慢,在相应的髓腔侧也可形成修复性牙本质。

随着社会人口的老龄化和口腔保健水平的提高,牙龈萎缩、牙根暴露的人明显增多,牙骨质龋的发病率也逐年增高。目前对牙骨质龋的临床病理及防治等的研究已越来越为人们所重视。

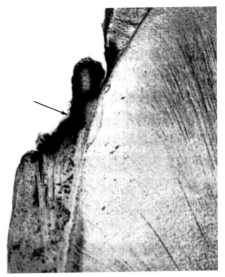

图 9-8 牙骨质龋(箭头所指)

→ 链接

静 止 性 龋

在龋病发展过程中,如果致龋的某些局部因素消失或被控制,使龋病发展速度逐渐变慢,最终呈静止状态,不再发展,称为静止性龋。临床以牙本质静止性龋多见,可发生于𬌗面及邻面,其外形如浅碟状,口大而浅,呈棕褐色,质地硬。显微镜下可见牙本质小管近表面处呈整齐的断面,表面有再矿化,相应髓腔壁上有修复性牙本质形成。这提示人们,在临床上对早期龋应积极采取相应的措施,未终止病变的进一步进展。

目 标 检 测

A₁ 型题

1. 牙骨质龋细菌入侵的主要通道是
   A. 牙骨质层板　　　　B. 穿通纤维
   C. 生长线　　　　　　D. 成牙骨质细胞突起
   E. 牙骨质细胞陷窝

2. 下列哪项不是牙本质龋引起的牙髓改变
   A. 修复性牙本质　　　B. 牙髓变性
   C. 牙髓脓肿　　　　　D. 牙髓坏死
   E. 牙体吸收

3. 牙本质龋的病理变化不包括
   A. 牙本质小管扩张,充满细菌
   B. 牙本质小管断裂,出现裂隙
   C. 牙本质小管融合,出现崩解
   D. 牙本质小管溶解,钙盐沉积
   E. 牙本质小管矿化,呈串珠状

4. 下列哪层不是牙本质龋的病理变化
   A. 透明层　　　　　　B. 脱矿层

C. 再矿化层　　　　　D. 细菌侵入层
   E. 坏死崩解层

5. 平滑面龋的病损形态是
   A. 烧瓶状,口小底大
   B. 烧瓶状,口大底小
   C. 浅碟状,口大底浅
   D. 三角形,顶向釉牙本质界
   E. 三角形,顶向釉质表面

6. 釉质龋最早出现的病理变化是
   A. 透明　　　　　　　B. 混浊
   C. 色素沉着　　　　　D. 坏死崩解
   E. 再矿化

7. 静止龋出现的条件是
   A. 机体抵抗力增加
   B. 龋损处致龋的环境消失
   C. 口腔内致龋菌数量减少
   D. 口腔唾液流量增加

E. 摄糖总量减少

8. 光镜下早期釉质龋未脱矿的磨片,其病损四层结构由里向外分别是
   A. 透明层→病损体部→暗层→表层
   B. 病损体部→透明层→暗层→表层
   C. 病损体部→暗层→透明层→表层
   D. 暗层→透明层→病损体部→表层
   E. 透明层→暗层→病损体部→表层

9. 釉质龋中的透明层
   A. 是病变范围最广泛的一层
   B. 是龋损时最早发生的组织学改变
   C. 脱矿和再矿化同时存在
   D. 该层的孔隙容积约占釉质容积的5%
   E. 与病损体部相连

10. 关于釉质龋病损体部描述哪项是错误的
    A. 偏振光显微镜呈正双折射,其颜色与暗层相似
    B. 该层孔隙所占容积在边缘区较少,中心区较多
    C. 釉质横纹及生长线较为明显
    D. 该层晶体直径可减少10~30mm
    E. 病损体部脱矿为4个区中最严重

11. 关于平滑面牙釉质龋显微镜下所见哪项是错误的
    A. 早期病损区的釉柱横纹及生长线变得明显
    B. 牙釉质龋继续发展,牙釉质深层受累,病损区呈三角形
    C. 三角形的基底部向着牙釉质的表面
    D. 三角形的基底部向着牙本质界
    E. 在三角形病损处,可见棕黄色色素沉着,其边缘处颜色较深

12. 死区位于牙本质龋损的哪一层
    A. 透明层   B. 脱矿层
    C. 脂肪变性层   D. 细菌侵入层
    E. 坏死崩解层

13. 牙本质龋的脱矿层在窝沟制备时可以保留,其

原因是
   A. 脱矿不明显
   B. 有再矿化现象
   C. 所有小管因矿物盐沉积而封闭
   D. 无细菌侵入
   E. 全部去除易引起牙髓感染

14. 扫描电镜观察到的牙釉质龋透明层的磷灰石晶体直径在
    A. 15~20nm   B. 25~30nm
    C. 35~40nm   D. 45~50nm
    E. 55~60nm

15. 在牙釉质龋损中包含脱矿与再矿化交替进行过程的是
    A. 透明层   B. 病损体部
    C. 表层   D. 暗层
    E. 正常釉质

16. 平滑面龋中,釉质晶体脱矿导致间隙增大,形成较大的孔隙;磨片浸封时,树胶分子足以进入这封孔隙;这一层称为
    A. 透明层   B. 病损体部
    C. 表层   D. 暗层
    E. 正常釉质

17. 关于釉质龋的叙述,错误的是
    A. 可分为透明层、暗层、病损体部和表层
    B. 暗层中的变化没有脱矿和再矿化的过程
    C. 窝沟龋通常可形成口小底大的潜行性龋
    D. 表层中有再矿化的现象存在
    E. 病损体部脱矿最严重

18. 早期釉质病变的暗层
    A. 孔隙增加,约占釉质容积的20%
    B. 紧接在表层的表面
    C. 是病损区范围最大的一层
    D. 生长线和横纹的结构不清楚
    E. 是龋损引起的最先可观察到的改变

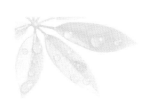

第 **10** 章
牙 髓 病

1. 牙髓病的病因与临床特点。
2. 急、慢性牙髓炎的病理变化及临床特点。
3. 牙髓变性、牙髓坏死、牙体吸收的病理特点。

任务引领

患者,男,43岁。因昨夜右侧后牙出现剧烈疼痛来就诊。自诉半个月前右侧后牙就开始出现冷热刺激疼痛,没太在意。近几天症状有所加重,昨夜右侧后牙突然出现剧烈疼痛,疼痛呈阵发性发作,并向右侧面颊部、头部放散,不能定位,痛苦难耐,正所谓"牙疼不是病,疼起来真要命"。那么,该患者可能患了什么病? 为什么会有阵发性疼痛并向头面部放散? 此时该病的病理变化有哪些特点? 如果病情进一步发展,在组织病理特征上又会有什么变化呢? 本章将为您解开这些疑惑。

牙髓病是发生在牙髓组织的一类疾病,包括牙髓组织的炎症、坏死和退行性变,其中最常见的是牙髓炎症。牙髓组织是一种特殊分化的、对刺激极为敏感且易产生反应的疏松结缔组织,富含毛细血管和神经。当牙体疾病(龋病、外伤等)波及牙本质深层,刺激会通过牙本质小管传入牙髓,引起牙髓组织的炎症反应或修复反应。牙髓组织位于髓腔内,四周是坚硬的牙本质围成的壁,仅借狭窄的根尖孔与外界相通,因此当细菌感染、不良刺激、营养障碍及生存环境发生改变时,牙髓组织会发生炎症、变性、坏死及吸收等一系列的病理变化。

牙髓病的组织病理学分类如下所述。

1. 牙髓炎 ①牙髓充血。②急性牙髓炎:A. 急性浆液性牙髓炎;B. 急性化脓性牙髓炎。③慢性牙髓炎:A. 慢性闭锁性牙髓炎;B. 慢性溃疡性牙髓炎;C. 慢性增生性牙髓炎。

2. 牙髓变性坏死 ①牙髓变性:A. 成牙本质细胞空泡变性;B. 牙髓钙化;C. 牙髓网状萎缩;D. 牙髓纤维性变。②牙髓坏死。

3. 牙体吸收 ①牙内吸收;②牙外吸收。

第 1 节 牙 髓 炎

牙髓炎是牙髓病中最主要、最常见的疾病,细菌感染是其重要的致病因素。由于牙髓所处的特殊解剖环境,当牙髓组织发生炎症反应时,炎性渗出物不能及时引流而积聚,导致牙髓腔内压力增高,一方面压迫神经产生剧烈疼痛,另一方面感染易于扩散。又因牙髓没有侧支循环,一旦发生急性感染难以恢复而导致牙髓坏死。因此,牙髓一旦发生炎症,有以下三个方面的特点:①感染易扩散至整个牙髓;②产生剧烈疼痛;③难以痊愈而导致坏死。临床上需根据患者的症状和检查结果来判断患牙的牙髓状况,对需要保存活髓的患牙,正确地估计牙髓的病理变化及恢复能力是非常重要的。

【病因】 引起牙髓病的病因种类很多,概括起来有以下三个方面:

1. 细菌因素 细菌感染是牙髓病尤其是牙髓炎的最主要致病因素。感染牙髓的细菌种类较多,大多为混合性感染,主要是专性厌氧菌和兼性厌氧菌。感染因素有以下几个特点:①混合性细菌感染比单纯性细菌感染严重;②厌氧菌是感染根管的优势菌;③牙髓炎的严重程度与感染细菌的数量和作用时间呈正相关。感染途径有三:①经深龋、磨耗、楔状缺损、隐裂等途径到达牙髓,其中深龋为最常见的感染途径。有研究证实:当细菌侵入牙本质距离牙髓<1.0mm 时,牙髓可出现轻微的炎症反应;当细菌距离牙髓<0.5mm 时,牙髓可发生明显的炎症反应;②通过深的牙周袋经根尖孔或侧支根管进入牙髓,这种感染引发的牙髓炎症称为逆行性牙髓炎;③经血源感染,多发生在牙髓有损伤或有退行性变的基础上,这种途径极为罕见。

2. 物理因素 急、慢性创伤,包括交通事故、竞技运动、暴力、咀嚼硬物等均可导致牙髓外伤。值得注意的是,医疗工作中的操作不当和意外,如高速电钻磨牙产热、深龋充填垫底不当、正畸治疗施力不当、牙周袋刮治伤及根尖血管而影响牙髓血供等均可引起牙髓损伤,甚至牙髓坏死。

3. 化学因素 引起牙髓炎的化学刺激主要来自窝洞的酚类消毒药物、水门汀类垫底材料和树脂类充填材料。选择这些材料用于深龋治疗时操作不当均可引起牙髓炎症。

以上各种因素是否引起牙髓炎,与细菌的数量和毒力、理化刺激强度、持续时间、宿主抵抗力和牙髓血供情况等密切相关。

一、牙 髓 充 血

牙髓充血有生理性及病理性之分。生理性充血主要见于牙发育期、月经期、妊娠期的牙髓。高空飞行时由于气压下降,牙髓也可呈现暂时性充血状态。病理性牙髓充血是牙髓炎的早期阶段,指牙髓受到轻微而缓慢的刺激(如深龋、楔状缺损、磨耗、创伤等)时,在刺激相对应的牙髓组织内血管呈扩张充血状态。若刺激因素去除,这一病理过程是可以逆转的,故临床上又称为可复性牙髓炎。若刺激因素持续存在,则可发展为急性或慢性牙髓炎。

【临床特点】 主要表现为牙本质过敏的瞬间激发痛,对冷、热、酸、甜刺激敏感,尤其是冷刺激时,可出现一过性疼痛,但刺激去除后疼痛立即消失,一般无自发痛。

【病理变化】 肉眼见充血的牙髓呈红色。光镜下主要表现为血管反应:早期牙髓血管扩张呈树枝状;随后毛细血管壁通透性增强,浆液渗出,牙髓组织水肿,血管周围少量红细胞外渗(图 10-1)。晚期血管内血流缓慢,血浆浓缩,可形成血栓。

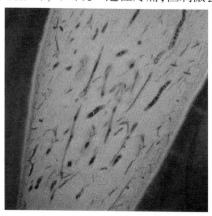

图 10-1 牙髓充血
血管扩张呈树枝状,浆液渗出组织水肿,
血管周围少量红细胞外渗

二、急性牙髓炎

急性牙髓炎多由牙髓充血发展而来,或者是慢性牙髓炎急性发作。常因深龋感染牙髓所致,也可逆行感染引起。

【临床特点】 主要特征为剧烈的难以定位的自发性和阵发性疼痛。

1. 自发性痛 是指在无任何刺激的情况下发

生的疼痛,特别是在夜间,可因疼痛而醒来或因疼痛而不能入睡。随着炎症的发展,疼痛可由锐痛转为剧烈跳痛,夜间加重。

2. 阵发性痛 早期疼痛时间短,间歇时间长,发作次数少;晚期则间歇时间短,发作频繁,甚至无明显的间歇期。

3. 放射痛 疼痛部位不局限在患牙,常放射到同侧上、下牙及面部、耳颞部较广泛的区域,患者不能明确指出患牙位置。但一般不会放射到患牙的对侧。

4. 温度刺激痛 冷热刺激可激发或加剧疼痛。牙髓炎早期对冷刺激敏感,晚期对热刺激敏感,冷刺激反而可缓解疼痛。

【病理变化】 病变范围可局限于牙髓的局部,也可弥散于整个牙髓。早期表现为急性浆液性牙髓炎,晚期表现为急性化脓性牙髓炎。

1. 急性浆液性牙髓炎 主要表现为牙髓血管扩张、充血,浆液渗出,牙髓组织水肿;少量中性粒细胞浸润和纤维蛋白渗出;局部病变区域成牙本质细胞坏死(图10-2)。

2. 急性化脓性牙髓炎 主要表现为牙髓组织中有大量中性粒细胞浸润,中性粒细胞在吞噬细菌的同时释放溶酶体酶和蛋白水解酶,使局部组织液化坏死,形成脓肿。早期脓肿局限,其周围有密集的中性粒细胞浸润,其余牙髓水肿伴少量炎细胞浸润;若得不到及时治疗,炎症迅速向周围扩散,中性粒细胞广泛浸润整个牙髓,形成多个小脓肿;当髓腔压力极度增加时,整个牙髓组织迅速液化坏死,结构消失(图10-3)。

逆行性感染者病变始于根髓,易导致牙髓坏死;发生在多根牙时,大多只形成个别根髓坏死。

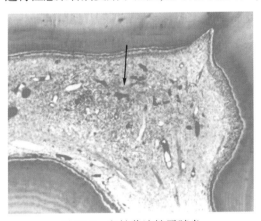

图 10-2 急性浆液性牙髓炎

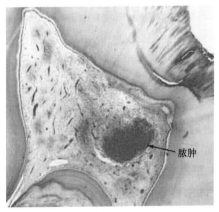

图 10-3 急性化脓性牙髓炎早期

➥链接
急性牙髓炎特征性疼痛原因剖析

牙髓内的神经多为有髓神经,主要含痛觉感受器,对任何刺激只有一种疼痛反应,因此牙髓炎症时,髓腔内压力增高,压迫神经产生剧烈疼痛;又因牙髓内缺乏本体感受器,无定位能力,故患者不能准确指出痛牙部位。

急性牙髓炎早期,牙髓神经对外界刺激极度敏感,冷热刺激均可激发剧烈疼痛;晚期表现为"热痛冷缓解"则是因为病灶内细菌代谢产物遇热膨胀,髓腔内压力剧增,疼痛加剧,遇冷刺激时,组织水肿减轻,髓腔压力降低使疼痛缓解。

牙髓内还有少量的无髓神经末梢,可调节血管的收缩和舒张。急性炎症髓腔内压力增高引起疼痛时,无髓神经末梢调节血管使其收缩,血流量减少,髓腔内压力降低,疼痛随之消失。因此,急性牙髓炎表现为阵发性疼痛的特点。

此外,夜间平躺时头部血流量增多,牙髓血管扩张,髓腔内压力增加。故急性牙髓炎常表现为夜间痛。

三、慢性牙髓炎

慢性牙髓炎是临床上最常见的牙髓炎类型,多由龋病发展而来,也可由急性牙髓炎转变而来。根据牙髓腔是否穿通而将慢性牙髓炎分为如下三种类型。

(一)慢性闭锁性牙髓炎

慢性闭锁性牙髓炎是指发生在龋损或磨损相对应的牙髓组织中的慢性炎症,见于未露髓的情况下,如较深的龋洞、楔状缺损、牙隐裂、牙折等,但主要见于龋病。由于牙髓腔尚未暴露,细菌及其代谢产物通过牙本质小管缓慢或低毒地刺激牙髓,使牙髓组织局部产生慢性炎症性病变。

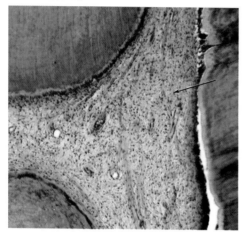

图 10-4 慢性闭锁性牙髓炎
血管扩张充血,慢性炎细胞浸润,成纤维细胞及
毛细血管增生,肉芽组织形成

【临床特点】 主要表现为:①患者常有冷、热刺激疼痛史,疼痛可放射至患侧头面部,刺激去除后疼痛仍持续较长时间;②部分病例可出现阵发性钝痛,持续时间较长,但少有自发性剧痛;③多数患牙有轻度叩痛和咬合痛。

【病理变化】 此型特点是牙髓中炎性肉芽组织增生,髓腔未暴露。光镜下可见:①病变区域牙髓组织血管扩张充血,淋巴细胞、浆细胞等慢性炎细胞浸润,成纤维细胞及毛细血管增生,肉芽组织形成;②有的炎症区周围有结缔组织包绕(图10-4);③当机体抵抗力降低,细菌毒力增强时易急性发作,可发生局灶性牙髓组织坏死及小脓肿形成,脓肿周围常有肉芽组织包绕。

(二)慢性溃疡性牙髓炎

慢性溃疡性牙髓炎是由于覆盖牙髓的硬组织受到破坏,使牙髓组织暴露于口腔而形成。通常发生在穿髓孔较大或急性牙髓炎应急处理后未进一步治疗者。

【临床特点】 典型临床特征有二:①温度刺激性疼痛,刺激去除后疼痛仍持续较长时间;②食物嵌入龋洞时可引起剧烈疼痛,食酸、甜食物也可引起疼痛。有时因穿髓孔小或牙髓溃疡面坏死组织较多时,可出现患牙咬合不适或咬合痛。

【病理变化】 髓腔开放,在暴露的牙髓组织表面形成溃疡。光镜下观察:①患牙有穿髓孔,暴露的牙髓表面有食物残屑、炎性渗出物及坏死组织覆盖,有时溃疡表面可有钙化物沉积或修复性牙本质;②溃疡下方是炎性肉芽组织及新生的胶原纤维;③深部有活力的牙髓组织血管充血扩张,其中散在淋巴细胞、浆细胞、巨噬细胞等慢性炎细胞浸润(图10-5)。

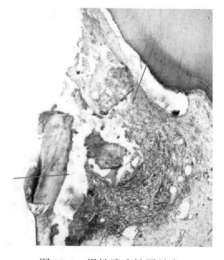

图 10-5 慢性溃疡性牙髓炎

（三）慢性增生性牙髓炎

慢性增生性牙髓炎又称牙髓息肉，是炎性牙髓组织增生呈息肉状突出于穿髓孔外，好发于乳磨牙及第一磨牙，多见于儿童及青少年。此型牙髓炎的发生需具备两个条件：①根尖孔粗大，血运丰富，牙髓组织增生能力强；②穿髓孔较大，能容许息肉由髓腔突出。

【临床特点】　典型的临床特征为进食时患牙出血或疼痛，长期不敢用患侧咀嚼食物。对温度刺激表现为钝痛，一般无自发痛。检查时可见患牙有大而深的龋洞，暗红色或粉红色的息肉充满或突出到龋洞外，探之易出血但疼痛不明显。

【病理变化】　主要特征是增生的牙髓组织充满龋洞或突出于龋洞外。根据其增生的成分不同，将慢性增生性牙髓炎分为溃疡型和上皮型。

1. 溃疡型　肉眼观呈红色或暗红色，质松软，探之易出血。光镜下观察：溃疡型表面为炎性渗出物及坏死组织覆盖，深部为炎性肉芽组织，新生的毛细血管极为丰富，并含有大量慢性炎细胞（图 10-6）。病程长者可见较多的成纤维细胞和胶原纤维。

2. 上皮型　肉眼观呈粉红色，质较坚实，探之不易出血。光镜下观察：表面被覆复层鳞状上皮，下方为大量成纤维细胞和胶原纤维构成的息肉，内有散在的慢性炎细胞浸润。鳞状上皮可能由口腔黏膜上皮

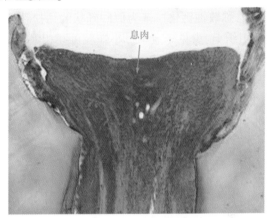

息肉

图 10-6　慢性增生性牙髓炎
增生的炎性肉芽组织充满龋洞

脱落细胞种植而来，也可能由龋洞邻近的牙龈上皮增生而来。

第 2 节　牙髓变性和牙髓坏死

一、牙　髓　变　性

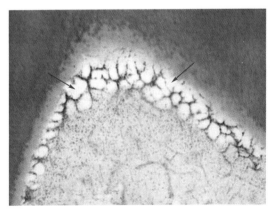

图 10-7　成牙本质细胞空泡变性
成牙本质细胞间液体积聚形成空泡，细胞挤压成堆状似稻草束

牙髓变性是指牙髓组织受到长期的慢性刺激，或因根尖孔缩窄牙髓供血不足使牙髓组织代谢障碍而表现出的不同程度或不同类型的退行性变。由于这种变化是缓慢进行的，临床一般无明显症状。常见的牙髓变性有以下几种类型。

（一）成牙本质细胞空泡变性

指成牙本质细胞间液体积聚而形成空泡。光镜下可见成牙本质细胞因受挤压而体积变小，一些细胞挤压成堆，状似稻草束。严重时成牙本质细胞数目减少甚至消失，仅留下大小不等的空泡（图 10-7）。这

种变性多因牙髓供血不足、细菌毒素刺激、制备洞形时创伤及充填材料的慢性刺激等而引起。

（二）牙髓钙化

牙髓钙化是指牙髓组织由于营养障碍或组织变性，在此基础上钙盐沉积所形成的大小不等的钙化团块。牙髓钙化有以下两种类型。

1. 髓石 多见于髓室内，由牙髓细胞变性坏死并成为钙化中心，钙盐层层沉积而形成，部分髓石内可见不规则的牙本质小管样结构。髓石大小不等，形态各异，可游离于髓室，也可附着于髓室壁，大者可充满髓室，妨碍根管治疗（图10-8）。髓石一般不引起明显临床症状，极少数可出现剧烈的自发痛，颇似三叉神经痛。

2. 弥散性钙化 多为似砂砾状的钙盐颗粒，沿根管长轴沉积于纤维样变或玻璃样变的根髓组织上，少见于冠髓。小颗粒可互相融合形成较大的钙化团块，散在于根管内。

（三）牙髓网状萎缩

牙髓网状萎缩是牙髓组织因供血不足而出现大小不等的充满液体的空泡间隙，牙髓细胞减少，成牙本质细胞、血管、神经消失，整个牙髓呈纤维网状结构（图10-9）。肉眼可见牙髓苍白坚韧，多见于老年人牙髓。

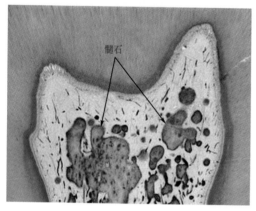

图 10-8　髓石
髓石大小不等，形态各异，可游离于髓室，也可附着于髓室壁

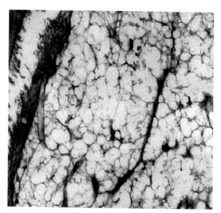

图 10-9　牙髓网状萎缩
整个牙髓呈纤维网状结构

（四）牙髓纤维性变

牙髓纤维性变是指牙髓组织因供血不足，细胞及血管成分减少甚至消失，纤维成分增多。粗大的纤维束呈现均质性红染的玻璃样变。多见于老年人牙髓，肉眼观牙髓苍白坚韧。

二、牙髓坏死

牙髓坏死多为未经治疗的急、慢性牙髓炎的自然结局。炎症、退行性变、物理或化学等因素均可导致牙髓组织的死亡。

【病因】 凡是能够影响牙髓血液供应，使得牙髓营养障碍的因素均可导致牙髓坏死。常见的因素有：

1. 牙髓炎 未经治疗的各型急、慢性牙髓炎的自然结局。

2. 牙创伤 牙受到外伤如碰撞打击、矫正力不当等,使根尖血管断裂致牙髓血供受阻;牙体预备时产热过多刺激牙髓导致牙髓坏死。

3. 化学刺激 牙髓受到某些化学药物如窝洞消毒材料、充填材料等的刺激均可引起牙髓坏死。

4. 退行性变 老年人的牙髓因营养不良而导致退行性变,严重供血不足时,也可发展为牙髓坏死,称渐进性坏死。

【临床特点】 牙冠变色是最主要的临床特征,牙体多呈灰色或暗黄色,一般无自觉症状。临床检查多能见到深达牙髓的龋洞或缺损,探之无感觉,牙髓活力测验无反应。多数患者有急、慢性牙髓炎病史,或有外伤史。

【病理变化】 肉眼观:牙髓呈暗黑色或灰褐色的条索或碎片。光镜下见:牙髓组织结构消失,牙髓细胞发生核固缩、核碎裂、核溶解,整个牙髓呈现为一片红染无结构的颗粒状物质。

若牙髓坏死合并腐败菌感染,使坏死组织呈黑色并伴有恶臭,称牙髓坏疽。

链接

牙髓坏死对机体的影响

牙髓坏死后,其内的组织结构分解破坏,所产生的代谢产物及色素沉积于髓腔内,渗入牙本质小管致使牙齿变色,影响美观。牙髓组织坏死后,失去了对牙体硬组织的营养供给作用,久而久之牙齿变脆,咀嚼力过大时可能导致牙体折断。与健康牙髓相比,坏死的牙髓更利于细菌的孳生繁殖,即所谓的"引菌作用",这些细菌及其毒素易经根尖孔扩散到根尖周组织,引起根尖周组织炎症。

第3节 牙体吸收

牙体吸收分为生理性和病理性两种类型。生理性吸收发生在乳恒牙交替,乳牙脱落时,由于恒牙萌出时所产生的压力使乳牙牙根吸收;病理性吸收分为牙内吸收和牙外吸收两种。

一、牙内吸收

牙内吸收指从牙髓腔内壁开始向牙表面的吸收。

【病因】 不十分清楚,但多发生在受过创伤的牙,如外伤牙、再植牙、正畸治疗的牙及做过活髓保存治疗的牙。可能是由于某些刺激如牙髓炎症、创伤导致牙髓被炎性肉芽组织取代,成牙本质细胞和前期牙本质破坏,失去屏障功能。炎性肉芽组织内的各类细胞释放炎性介质,激活破骨细胞,导致从牙髓腔内壁开始由内向外的吸收过程。

【临床特点】 牙内吸收(图10-10)多发生在单个牙,必须去除牙髓腔内的肉芽组织并做根管治疗后才能使吸收停止。其临床表现为:①一般无自觉症状;②若有症状者可表现为与牙髓炎相似的症状,如自发痛、阵发痛、放射痛、温度刺激痛等;③内吸收发生在牙冠部,且吸收接近表面时,牙

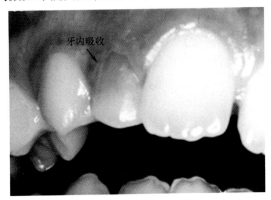

图10-10 牙内吸收

内吸收的牙冠表面呈现粉红色

冠呈现出粉红色(图10-10),严重者可致患牙穿孔、破损甚至折断;④X线片可见髓腔有圆形或卵圆形不规则增大的透射区(图10-11)。

【病理变化】 光镜下可见:牙髓组织部分或全部由炎性肉芽组织取代。成牙本质细胞和前期牙本质消失,髓腔面牙本质壁呈不规则凹陷,凹陷内可见多核或单核的破骨细胞(图10-12)。有时可见吸收和修复同时存在,表现为吸收的凹陷部分或全部被修复性牙本质或骨样牙本质所替代,新形成的骨样牙本质或修复性牙本质又可被吸收。

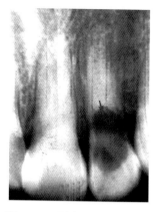

图10-11 牙内吸收(X线片)

髓腔有圆形或卵圆形不规则
增大的透射区

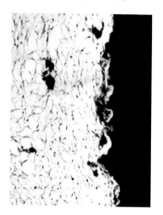

图10-12 牙内吸收

髓腔面牙本质壁呈不规则凹陷,
可见多核或单核的破骨细胞

二、牙外吸收

牙外吸收是指从牙体表面开始的吸收过程,好发于恒牙根部。

【病因】 引起牙外吸收的原因是多方面的,较常见的有以下几种:

(1)炎症性吸收,如慢性根尖脓肿、根尖肉芽肿、牙周炎有深牙周袋时。

(2)肿瘤或囊肿压迫性吸收,如发生在根尖部的肿瘤或囊肿,可使牙根受压移位的同时发生吸收。

(3)完全阻生或埋伏牙压迫邻近牙,使其牙冠或牙根吸收。

(4)过大的咬合力和正畸治疗时超过生理限度的机械力均可使牙根发生吸收。此外,正常成年人也有无明显原因的恒牙根吸收,但通常较轻微。

【临床特点】 轻度吸收者无明显临床症状,重度吸收者可出现咀嚼无力、牙齿松动等症状。

【病理变化】 光镜下可见:患牙牙根表面出现蚕食状小凹陷,若处于吸收活动期,凹陷内可见破骨细胞;若吸收相对静止时,则无破骨细胞。当刺激减弱或机体抵抗力增强时,吸收陷窝可被新形成的牙骨质修复。

目 标 检 测

A₁ 型题

1. 急性牙髓炎

　A. 可分为闭锁性和溃疡性两类

　B. 有大量淋巴细胞和浆细胞浸润

　C. 常伴肉芽组织形成

　D. 常导致牙髓发生营养不良和退行性变

　E. 不及时治疗会迅速波及整个牙髓

2. 慢性牙髓炎

　A. 血管壁有中性粒细胞游出和纤维蛋白渗出

　B. 炎细胞释放出大量的化学介质

C. 得不到及时治疗炎症会迅速向周围扩散

D. 有大量的淋巴细胞、浆细胞、巨噬细胞浸润

E. 多数会迅速导致牙髓坏死

3. 关于牙髓钙化错误的是

A. 髓石形成多见于冠髓

B. 髓石一般不引起临床症状

C. 髓石中可含牙本质小管样结构

D. 弥漫性钙化常见于髓室底部

E. 髓石可游离于髓室内或附着于髓室壁

4. 牙髓坏死伴发腐败菌感染又称为

A. 牙髓坏疽　　　　B. 牙髓脓肿

C. 牙髓变性　　　　D. 牙髓坏死

E. 牙髓梗死

5. 牙髓息肉

A. 又称慢性牙髓脓肿

B. 表现为慢性炎症性牙髓组织的过度增生

C. 多发生于中老年患者

D. 患牙一般无穿髓孔

E. 多发生于切牙

6. 下述牙髓炎的病因中,最罕见的是

A. 细菌感染　　　　B. 化学药物

C. 金属充填物刺激　　D. 牙周炎症

E. 咬合创伤

7. 下列哪项不属于牙髓变性

A. 牙髓坏死液化

B. 成牙本质细胞空泡性变

C. 牙髓网状萎缩

D. 牙髓纤维性变

E. 牙髓钙化

8. 未经治疗的牙髓炎最常见的转归是

A. 牙内吸收　　　　B. 牙髓萎缩

C. 牙髓坏死　　　　D. 牙髓变性

E. 牙髓钙化

A₂ 型题

9. 某女,34 岁。左下后牙咬合不适数月,临床检查

患牙可探及穿髓孔,较敏感。其穿髓孔处牙髓组织变化内由表及里依次为炎性坏死渗出物、炎性肉芽组织、新生的胶原纤维及散在的炎细胞浸润。此患者患牙的病理诊断是

A. 急性浆液性牙髓炎

B. 急性化脓性牙髓炎

C. 慢性闭锁性牙髓炎

D. 慢性溃疡性牙髓炎

E. 慢性增生性牙髓炎

10. 某男,12 岁。因上前牙牙冠变色来诊。临床检查:左上颌中切牙牙冠发暗,冷热诊检查无反应。仔细询问病史,该牙曾在半年前因跌倒受过碰撞。此患儿患牙最有可能的病理诊断是

A. 牙髓钙化　　　　B. 牙髓充血

C. 牙髓坏死　　　　D. 牙体吸收

E. 牙髓纤维性变

A₃ 型题

(11、12 题共用题干)

某女,26 岁。1 个月前右侧后牙出现冷酸刺激痛。3 天前突然出现夜间阵发性疼痛,并向右侧耳面部放散,时轻时重,未引起重视。昨晚出现搏动性跳痛来诊。

11. 此患者最有可能的诊断是

A. 急性浆液性牙髓炎

B. 急性化脓性牙髓炎

C. 慢性闭锁性牙髓炎

D. 慢性溃疡性牙髓炎

E. 慢性增生性牙髓炎

12. 如果对此患牙做病理检查,下述哪项不是此患牙的病理变化

A. 成牙本质细胞坏死

B. 牙髓细胞坏死液化

C. 牙髓病变处脓肿形成

D. 大量炎性肉芽组织形成

E. 大量中性粒细胞聚集

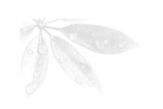

第 **11** 章
根 尖 周 病

1. 根尖周病的病因与分类。
2. 急、慢性根尖周炎的病理变化。
3. 急、慢性根尖周炎的临床特点。

任务引领

患者,女,38岁。因左侧面颊部肿胀1天就诊。患者自诉近2个月来左侧后牙出现咀嚼无力和肿痛不适,时轻时重。近几天症状有所加重,不敢用左侧牙齿咬东西,今日晨起突然发现左侧面颊部肿胀,急忙前来就诊。那么她可能患了什么病?为什么不敢用左侧牙齿咬东西?又为什么会出现面颊部肿胀?如何从病理的角度来分析和阐释此患者的病情发展及病理变化呢?通过本章的学习您对这些问题就会豁然开朗。

根尖周病是指发生在根尖周组织的炎症性疾病,多为牙髓病的继发病变。根尖周组织是指包绕在牙齿根尖部的组织,包括牙骨质、牙周膜和牙槽骨,借根尖孔与牙髓组织相连。牙髓炎症时,其内的细菌及其代谢产物可通过根尖孔扩散到根尖周组织,引起牙齿根尖部的炎症反应,邻近牙骨质及牙槽骨吸收,形成根尖周脓肿、肉芽肿或囊肿等病变。

【分类】

1. 急性根尖周炎　①急性浆液性根尖周炎;②急性化脓性根尖周炎。

2. 慢性根尖周炎　①根尖周肉芽肿;②慢性根尖周脓肿;③根尖周囊肿;④根尖周致密性骨炎(少见)。

【病因】

1. 细菌感染　是引起根尖周病的主要致病因素。感染根尖周组织的细菌种类繁多,大多为混合感染,主要有专性厌氧菌和兼性厌氧菌。感染途径有:①牙髓炎和牙髓坏死时,感染根管的细菌、毒素及炎性渗出物等通过根尖孔进入根尖周组织;②深牙周袋中细菌及毒素直接扩散至根尖周组织;③菌血症、脓毒血症时,细菌偶尔可经血液循环进入根尖周组织。

2. 物理因素　主要有两类:①突发外力引起的根尖周组织创伤,如跌倒、碰撞、突然咀嚼硬物等;②医源性因素引起的根尖周组织损伤,如临床上根管治疗器械穿出根尖孔,损伤根尖周组织并可将细菌带入;牙齿充填后过高的咬合所造成的根尖部创伤等。

3. 化学因素　化学刺激导致的根尖周炎多为医源性的,常因根管治疗时用药不当引起。如根管内放置刺激性药物过多、亚砷酸用量过多或封药时间过长等,药物均可扩散到根尖周组织引起药物性根尖周炎。

4. 免疫因素　根管内的细菌及其代谢产物、坏死牙髓组织的分解产物、某些药物作为半抗原与体内蛋白结合成为抗原等均可引起机体的免疫应答,从而促进骨的破坏吸收,使病变逐渐扩大,这在根尖周病的发生发展中起着重要作用。

第1节 急性根尖周炎

急性根尖周炎是指发生在根尖周组织的急性炎症,多由牙髓炎或牙髓坏死发展而来,也可由咬合创伤或外伤引起,临床上最常见的是慢性根尖周炎的急性发作。一般分为急性浆液性和急性化脓性两种类型,也可以说是病情发展的两个阶段。

一、急性浆液性根尖周炎

【临床特点】 早期表现为患牙发木,轻微疼痛,有浮出感,但咬紧患牙时疼痛可缓解;随着病情发展,患牙浮出感加重,出现明显咬合痛和自发性持续性钝痛。患者能清楚地指出患牙位置,临床检查时有明显叩痛。

【病理变化】 急性浆液性根尖周炎是急性根尖周炎的早期。病变局限于根尖区牙周膜内,镜下观察:可见牙周膜血管扩张、充血、浆液渗出、组织水肿,少量中性粒细胞浸润。急性浆液性根尖周炎的病程较为短暂,如机体抵抗力弱,细菌毒力强,局部引流不畅,则病变很快发展为急性化脓性炎症;反之,如机体抵抗力强,细菌毒力弱,炎性渗出物引流不彻底,病变可转变为慢性根尖周炎。

二、急性化脓性根尖周炎

急性化脓性根尖周炎又称急性牙槽脓肿,常由急性浆液性根尖周炎发展而来,也可以是慢性根尖周炎的急性发作。

【临床特点】 根据脓液形成后向周围扩散的部位,临床上可将急性化脓性根尖周炎分为以下三个阶段:

1. 根尖周脓肿 当脓液初步形成聚集在根尖孔下方时,患牙浮出感加重,有严重的自发性、持续性、搏动性跳痛,咬合或叩击时加重。

2. 骨膜下脓肿 当脓液穿破牙槽骨聚集在骨膜下时,由于骨膜致密坚韧,致使局部张力大、压力高,疼痛达最高峰,此时除患牙浮起松动、局部黏膜红肿外,常伴有发热、白细胞增多、全身不适,相应区域淋巴结肿痛等症状。

3. 黏膜下或皮下脓肿 一旦脓液穿破骨膜到达黏膜下方时,局部张力降低,疼痛立即缓解,但相应部位的黏膜或皮肤红肿会更明显,扪诊有明显波动感。脓肿穿破黏膜或皮肤表面后疼痛缓解,表面常可见到瘘管口,并有脓液溢出。脓液如不能及时引流,可引发广泛的化脓性炎症,即蜂窝织炎,患者面部相应部位出现弥漫性红肿、疼痛及张口受限。

X线检查:急性根尖周炎根尖部改变不明显或仅有牙周间隙增宽,围绕根尖周的硬骨板不如正常清楚。如果是慢性根尖周炎的急性发作,则可见根尖部牙槽骨和牙骨质破坏的透射影像。

【病理变化】 肉眼观:根尖部软组织坏死、液化,脓肿形成,若将患牙拔除,可见牙槽窝内的脓液随血液一起溢出。镜下观:病变区有大量中性粒细胞浸润,局部组织坏死,中性粒细胞释放出各种酶使坏死组织液化,自身崩解,形成脓肿。脓肿早期局限在根尖孔附近的牙周膜内,随着炎症继续发展,迅速向周围牙槽骨扩散蔓延,形成局限性的牙槽突骨髓炎,称急性牙槽脓肿。脓肿中心为坏死液化的组织和脓细胞,周围有大量中性粒细胞围绕,边缘区可见淋巴细胞、浆细胞、巨噬细胞等(图11-1)。

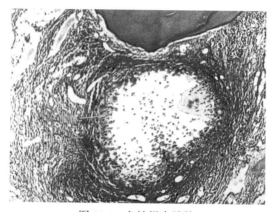

图 11-1　急性根尖脓肿

急性牙槽脓肿形成后若得不到及时引流,压力会越来越大,导致脓液从组织结构薄弱处突破形成自然引流。常见的排脓引流途径有:①经牙槽骨自黏膜或皮肤排脓,此为病变自然发展的主要排脓方式,也是最常见的排脓途径;②经根管自龋洞排脓,多见于根管粗大且根尖孔较大的患牙,为最理想的排脓途径;③经深牙周袋或经牙周膜自龈沟排脓,可见于乳牙及有严重牙周炎的患牙。此种途径对牙周组织的破坏性最大。

第 2 节　慢性根尖周炎

慢性根尖周炎是由根管内的感染或病原刺激物长期慢性刺激而导致的根尖周组织的慢性炎性反应,主要表现为以增生为主的炎症。当机体抵抗力下降时,可急性发作;机体抵抗力增强或病原刺激减弱时,急性病变又可转为慢性病变。病损常波及根尖周牙槽骨和根尖牙骨质。慢性根尖周炎的常见类型有根尖周肉芽肿、慢性根尖周脓肿和根尖周囊肿。

一、根尖周肉芽肿

根尖周肉芽肿是慢性根尖周炎的主要病变类型。根尖周牙周膜由于受到根管内病原刺激物的刺激而形成炎性肉芽组织,使根尖周正常组织被肉芽组织取代。极少数也可由急性化脓性根尖周炎转变而来。

【临床特点】　临床大多无明显自觉症状,患牙多有深龋洞、无探痛、牙冠变色无光泽,部分患者有咀嚼不适或无力,偶有疼痛。

X 线检查:病程短、病损范围小者,可见根尖区牙周间隙增宽;病程长、病损范围较大者,可见根尖区界线清楚的圆形透射区(图 11-2)。

【病理变化】　肉眼观:患牙根尖部附着有大小不等的肉芽团,因与根尖区牙周膜相连,可随患牙一同拔出(图11-3)。镜下观:根尖区可见边界清楚的增生肉芽组织团块,主要由新生的毛细血管、成纤维细胞和浸润的各类炎症细胞构成,炎症细胞包括淋巴细胞、浆细胞、巨噬细胞和中性粒细胞;肉芽组织外周常有纤维结缔组织包绕。根尖牙骨质和牙槽骨有吸收(图 11-4)。有时可见增生的上皮

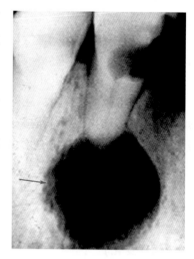

图 11-2　根尖周肉芽肿 X 线表现

团块或上皮条索相互交织呈网状。部分病例可见到含铁血黄素(图 11-5)和胆固醇晶体沉积,胆固醇晶体在制片过程中被有机溶剂溶解而呈现针状或梭形透明裂隙。裂隙周围有巨噬细胞吞噬脂质后形成的泡沫细胞(图 11-6)。

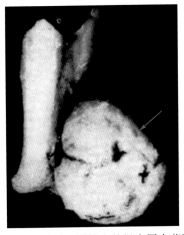

图 11-3 随牙一同拔出的根尖周肉芽肿

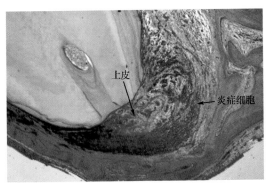

图 11-4 根尖周肉芽肿

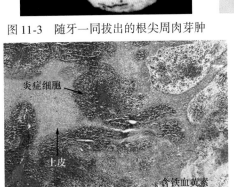

图 11-5 根尖周肉芽肿

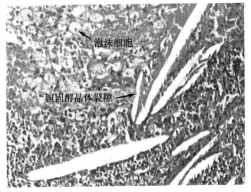

图 11-6 根尖周肉芽肿

🔵链接

根尖周肉芽肿内上皮组织的来源

根尖周肉芽肿内增生的上皮团块或上皮条索可能来源于：①Malassez 上皮剩余；②经瘘管口长入的皮肤或口腔黏膜上皮；③牙周袋壁上皮；④呼吸道上皮，可见于病变与上颌窦或鼻腔相通的病例。

根尖周肉芽肿可随机体抵抗力、病原刺激强度的变化而变化。当机体抵抗力增强而病原刺激较弱时，肉芽组织中纤维成分增多，牙槽骨和根尖周牙骨质吸收暂停或修复，使病变缩小；反之，肉芽组织中炎细胞成分增多，破骨细胞被激活，牙槽骨和根尖周牙骨质出现吸收，病灶扩大。有些年轻患者抵抗力强，在病原刺激轻微时，炎症减轻，肉芽组织可出现修复性反应。吸收的牙槽骨重新沉积，骨小梁增粗，骨髓腔缩小，骨密度增大，骨髓中纤维组织增生。同时，吸收破坏的根尖牙骨质也出现修复，甚至过度增厚。X 线片显示根尖周局灶性阻射影，与正常骨分界不清，称致密性骨炎。根尖周肉芽肿、根尖周脓肿及根尖周囊肿之间还可相互转化。

二、慢性根尖周脓肿

慢性根尖周脓肿又称慢性牙槽脓肿，常由急性牙槽脓肿经应急处理或自行穿破引流后未能彻底治疗所致，也可由根尖周肉芽肿发展而来。

【临床特点】 临床大多无明显自觉症状，常有牙髓炎病史、反复疼痛史及反复肿胀史。患牙多有深龋洞、无探痛，牙体变灰暗色，部分患者有咀嚼不适或咀嚼痛。有瘘管形成者可见患牙相对应的黏膜或皮肤上有红色肉芽状外观的瘘口,时有脓液排出。检查时患牙轻叩痛。

X线检查:根尖周呈边界模糊的不规则透射区,其周围的骨质较疏松而呈云雾状。

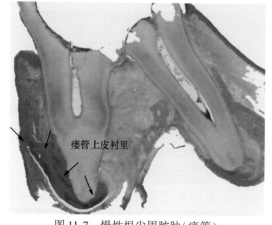

图 11-7　慢性根尖周脓肿(瘘管)

【病理变化】　肉眼观:拔除的患牙,可见根尖有污秽的脓性分泌物黏附,根尖粗糙不平。镜下观:根尖区牙周膜内形成脓肿,中央为液化的坏死组织及脓细胞;周围为炎性肉芽组织,其中散在中性粒细胞、淋巴细胞、浆细胞、巨噬细胞和新生的毛细血管;肉芽组织外围为纤维组织包绕。根尖区的牙骨质及牙槽骨出现不同程度的吸收破坏。慢性根尖周脓肿可分为有瘘型和无瘘型两种,如果脓肿穿破黏膜或皮肤,可形成龈瘘或皮瘘,瘘管壁被覆复层鳞状上皮衬里(图11-7)。

三、根尖周囊肿

根尖周囊肿通常由根尖周肉芽肿或根尖周脓肿发展而来,是颌骨内最常见的牙源性炎症性囊肿。

【临床特点】　一般无自觉症状,部分患者有咀嚼不适感。根尖周囊肿通常和末期龋、残根或死髓牙伴随,患牙牙体无光泽,呈灰黄色。囊肿大小不等,较大时可使患牙根尖部颌骨膨胀,常引起唇颊侧骨壁吸收变薄,扪之似乒乓球。

X线检查:根尖区可见圆形或卵圆形透射区,边缘整齐,界限清晰。部分病例透射区周围有薄层阻射线(图11-8),这与囊肿发展缓慢、周围骨组织修复改建有关。

【病理变化】　肉眼观:囊肿大小不等,囊壁厚薄不一,囊腔内为棕黄色透明囊液。多数情况下囊壁已破

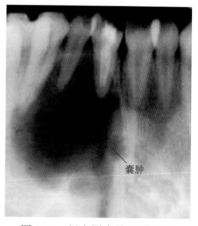

图 11-8　根尖周囊肿 X 线表现

裂,难以见到完整的囊肿。光镜下:根尖周囊肿由衬里上皮、纤维囊壁和囊内容物构成(图11-9)。衬里上皮为无角化的复层鳞状上皮,厚薄不均,常有不规则伸长的上皮钉突形成;纤维囊壁环绕在衬里上皮外围。纤维囊壁和衬里上皮常伴炎症细胞浸润,主要为淋巴细胞、浆

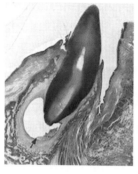

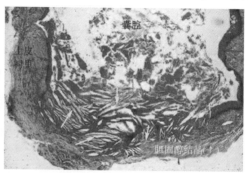

图 11-9　根尖周囊肿
由衬里上皮、纤维囊壁和囊内容物构成

细胞和少量中性粒细胞。在炎症细胞浸润密集区,衬里上皮被破坏而不连续,上皮钉突向纤维囊壁内呈网状增生(图 11-10)。衬里上皮的囊壁内可有含铁血黄素和胆固醇晶体沉积所遗留的裂隙,裂隙周围常出现多核巨细胞反应。有时衬里上皮和纤维囊壁内可见透明小体,呈弓形或环形发卡状,均质、嗜伊红染色,可能来源于血液或上皮细胞的特殊分泌产物(图 11-11)。

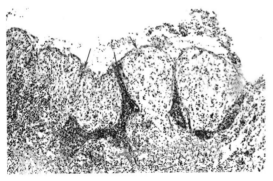

图 11-10 根尖周囊肿
↑上皮衬里;←含铁血黄素

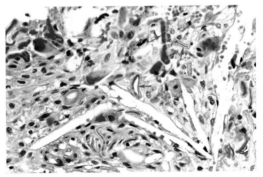

图 11-11 根尖周囊肿

⊖ 链接
根尖周肉芽肿、根尖周脓肿及根尖周囊肿的相互转化

根尖周肉芽肿体积较大时,其中心可因缺血导致营养难以供给而发生坏死、液化,根尖周肉芽肿转变为根尖周脓肿;急性发作时可出现急性牙槽脓肿的症状;如果脓液自行穿破骨壁或虽经治疗但不彻底,则在相应的牙龈上出现瘘管口,随之转化为慢性根尖周脓肿。

上皮性根尖周肉芽肿可通过以下方式转变为根尖周囊肿:①增生的上皮团中心因缺血致营养障碍而发生坏死、液化,渗透压随之增高,周围组织液进入而发展为囊肿;②根尖周肉芽肿内存在脓腔,当增生的上皮将脓腔覆盖,炎症缓解后就转变为根尖周囊肿;③根尖周肉芽肿被增生的上皮包裹,其内部的炎性肉芽组织发生退行性变、液化坏死形成囊肿。

由龋病所引起的牙髓炎和根尖周炎的发展变化见图 11-12。

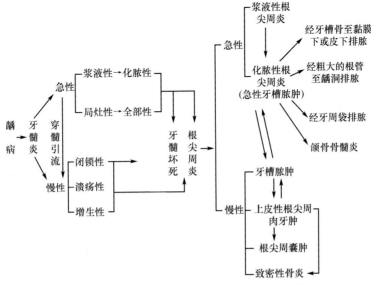

图 11-12 龋病、牙髓炎、根尖周炎发展变化示意图

总之,根尖周病多为牙髓病的继发病变,急性根尖周炎的主要特点是根尖周组织急性脓肿形成。慢性根尖周肉芽肿的主要病变特点是根尖部牙周膜正常结构破坏,形成炎性肉芽组织;慢性根尖周脓肿的主要病变特点是根尖区牙周膜内脓肿形成,脓肿穿破黏膜、皮肤可形成龈瘘或皮瘘;根尖周囊肿的主要病变特点是形成非脓性病理性囊腔,内含囊液。囊壁由纤维组织和内衬上皮组成。以上病变均可破坏牙骨质及牙槽骨。

目 标 检 测

A₁ 型题

1. 根尖周肉芽肿中的泡沫细胞来自于
    A. 成纤维细胞   B. 中性粒细胞
    C. 淋巴细胞   D. 巨噬细胞
    E. 浆细胞

2. 根尖周肉芽肿内的上皮成分绝大多数来自
    A. Malassez 上皮剩余   B. 口腔上皮
    C. 缩余釉上皮   D. 异位的腺上皮
    E. 牙板上皮

3. 根尖周脓肿最少见的排脓方式是
    A. 经牙周袋排脓
    B. 经皮肤排脓
    C. 经上颌窦排脓
    D. 经根管自龋洞排脓
    E. 经牙槽骨自黏膜排脓

4. 根尖周囊肿的病理改变不包括
    A. 囊壁内衬复层鳞状上皮
    B. 囊壁内常有淋巴细胞核浆细胞浸润
    C. 可见透明小体
    D. 常含胆固醇结晶裂隙
    E. 上皮衬里的基底细胞呈柱状,胞核呈栅栏状排列

5. 最常见的根尖周炎是下述哪一种
    A. 急性浆液性根尖周炎
    B. 急性化脓性根尖周炎
    C. 慢性根尖周脓肿
    D. 根尖周肉芽肿
    E. 根尖周囊肿

A₂ 型题

6. 某男,43 岁。左侧后牙严重龋坏,拔除后见根尖区附着一个肉团。镜下观察:以淋巴细胞、浆细胞和巨噬细胞浸润,血管内皮细胞与成纤维细胞增生为特征,并可见不规则上皮增殖岛和泡沫细胞。其病理诊断应该是
    A. 急性根尖周炎   B. 根尖周囊肿
    C. 根尖周肉芽肿   D. 牙槽脓肿
    E. 慢性根尖周脓肿

7. 某女,36 岁。自诉右侧上颌后牙经牙髓治疗后数月,一直有咀嚼不适。应患者要求拔牙后送检物为囊壁样组织。镜下囊壁内衬复层鳞状上皮,厚薄不均,有不规则上皮钉突形成;囊壁内有炎细胞浸润,主要为淋巴细胞、浆细胞、也混有中性粒细胞,部分囊壁区域可见针形裂隙。其病理诊断为
    A. 慢性牙周炎   B. 根尖周囊肿
    C. 牙槽脓肿   D. 根尖周肉芽肿
    E. 慢性根尖周脓肿

8. 某男,15 岁。打篮球时不慎撞击上前牙后近 1 周,起初感觉患牙伸长有浮出感,未引起重视。因近 2 天浮出感明显加重,咀嚼时疼痛难忍,并出现搏动性跳痛就诊。下列哪一项是此患牙光镜下的特征性病理变化
    A. 病变区有大量中性粒细胞浸润,局部组织坏死液化形成脓肿
    B. 中央为液化坏死组织,周围为炎性肉芽组织,外围为纤维组织包绕
    C. 边界清楚的增生肉芽组织团,其中可见增生的上皮团块或条索
    D. 由衬里上皮,纤维囊壁和囊内容物构成
    E. 将患牙拔除,可见牙槽窝内的脓液随血液一起溢出

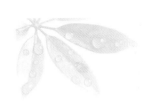

第 **12** 章

牙周组织病

1. 慢性龈炎及龈增生的病理变化特点；牙周炎的病理变化及发展过程。
2. 牙周创伤的病理改变；剥脱性龈病损的概念。
3. 慢性龈炎、牙周炎的病因及主要临床特点。
4. 牙周变性、牙周萎缩的病理改变。

任务引领

　　文先生,56 岁。下前牙松动、咬物无力已十余年。经医生检查:下前牙唇、舌侧牙龈红肿,暗红色,触易出血,牙周袋深 5mm,叩痛(+),牙Ⅲ度松动,X 线片见牙槽骨水平型吸收,达根长 2/3,牙石(+++)。根据上述表现,文先生患的可能是什么病? 原因有哪些? 这种病除了牙松动,咬合无力外,还常伴有哪些症状? 它的临床病理又是怎样的呢? 通过本章的学习,您会有所收获。

　　牙周组织病是发生在牙齿支持组织(牙周组织)的疾病,又称牙周病。牙周组织病与龋病同为口腔两大类常见病和多发病。广义的牙周病主要包括牙龈病和牙周炎,除此之外还包括发生在牙周组织的其他病理改变,如牙周变性、牙周创伤及牙周萎缩等。临床所说的牙周病特指由菌斑诱发的牙周组织的炎症性、破坏性疾病,即通常所说的牙周炎。本章将分别介绍牙龈病、牙周炎和发生在牙周组织的其他病变。

第 1 节　牙　龈　病

　　牙龈病包括牙菌斑性牙龈病和非菌斑性牙龈病损两大类,其中最常见的为慢性龈炎,是由菌斑引起的非特异性炎症,病变仅限于牙龈组织,不侵犯深部牙周组织。

一、牙菌斑性牙龈病

(一) 慢性龈炎

　　慢性龈炎主要局限于牙龈组织的边缘部位,又称之为边缘性龈炎。如病变主要局限于牙龈乳头时,则称为牙龈乳头炎。

　　慢性龈炎可以长期单独存在,其中有一少部分可能发展为牙周炎,但牙龈炎和牙周炎两者并不一定存在因果关系。

　　【病因】　主要为口腔细菌及其毒性产物引发的牙龈组织的慢性非特异性炎症。此外口腔不洁所致的软垢、牙石、食物嵌塞以及不良修复体等均可促进或加重炎症的发生、发展。

　　【临床特点】　炎症水肿型主要表现为:龈缘红肿、光亮、松软、易出血。尤其是受到机

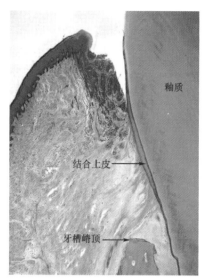

釉质

结合上皮 ——→

牙槽嵴顶 ——→

图 12-1　慢性龈炎
牙龈沟炎症浸润范围局限,牙槽骨及
牙周膜尚未被侵

械刺激,如刷牙或咬硬物时均可引起出血。纤维增生型又称增生性龈炎,表现为龈缘肿胀增生较明显、质坚实。慢性龈炎无真性牙周袋的形成,无牙槽骨吸收,无牙松动。

【病理变化】　病变仅限于游离龈、龈乳头及龈沟底附近,深部牙周膜及牙槽骨均未见明显变化。龈沟上皮增生呈网状,上皮下方的结缔组织中可见血管扩张、充血,组织水肿,大量淋巴细胞和中性粒细胞浸润,胶原纤维变性破坏或丧失(图 12-1)。根据慢性龈炎的病理变化可分为两种类型:

1. 炎症水肿型　结缔组织水肿明显,毛细血管增生、扩张、充血,大量淋巴细胞、中性粒细胞浸润,可见少量浆细胞。

2. 纤维增生型　主要为纤维结缔组织增生成束,可伴有淋巴细胞及浆细胞浸润。炎症成分减少,毛细血管增生不明显。

(二) 龈增生

龈增生为一组由多种原因引起的以牙龈结缔组织增生为主的疾病。

【病因】　主要由全身性因素引起,常伴有局部菌斑感染,表现为牙龈的炎症性增生。如女性内分泌因素引起的青春期龈炎、妊娠期龈炎,又称激素性龈炎;长期服用抗癫痫药苯妥英钠或某些免疫抑制剂等引起的药物性龈炎等。蛋白质、叶酸、维生素 C 及微量元素锌等缺乏及某些血液病等,也能引起牙龈增生。

【临床特点】　牙龈增生时,体积明显增大可覆盖部分牙冠。与内分泌相关的龈增生,多与女性经期、妊娠等密切相关,青春期过后或妊娠终止、月经结束,则病变逐渐恢复、消退。药物性龈增生多发生在前牙唇侧,龈乳头增大,牙龈表面可呈颗粒结节样改变,停药后可逆转。维生素 C 缺乏者,牙龈呈紫红色肿胀,质地柔软易出血。

【病理变化】　主要表现为纤维结缔组织增生,粗大的胶原纤维束形成瘢痕样结构,有时可见胶原纤维水肿、变性,毛细血管增生、扩张、充血为主要表现等。炎症一般不明显,如上述病变合并菌斑感染时则出现一系列炎症性改变。

二、非牙菌斑性牙龈病

(一) 急性坏死溃疡性龈炎

急性坏死溃疡性龈炎也称急性坏死性龈炎、奋森龈炎、梭螺菌龈炎等。本病现在不常见。

【病因】　本病主要病原菌为梭形杆菌与奋森螺旋体,广泛存在于牙龈沟或牙周袋深部,属厌氧菌,一般不致病。当机体抵抗力低下,如营养不良而极度虚弱时,加上口腔不洁等局部因素,细菌趁机大量繁殖,毒性增强,引发本病。此病曾在第一次世界大战战壕中的恶劣环境下流行,故又名"战壕口炎"。

【临床特点】　本病多发生于儿童,常突然发病,有严重的腐败性口臭,患部易出血。主要特征为龈缘及龈乳头坏死,坏死的牙龈组织脱落形成溃疡,牙龈边缘呈蚕食状缺失,溃疡表面覆盖有灰白色假膜。病变局部有灼痛及木胀感,可伴有发热、下颌下淋巴结肿大等体征。严重时形成坏疽性口炎,溃疡可累及唇颊黏膜,甚至导致严重的面颊部缺损,称走马疳,是本病的重症型,死亡率较高。

【病理变化】　本病为非特异性炎症改变,龈缘及龈乳头上皮和固有层组织坏死,表面有纤维素性渗出物及组织坏死形成的假膜。结缔组织水肿,并有大量中性粒细胞浸润,病变最表层为细菌螺旋体。龈沟液涂片可见大量梭形杆菌及奋森螺旋体等微生物。

（二）剥脱性龈病损

剥脱性龈病损是局限于牙龈的发红及脱屑样病变,旧称"剥脱性龈炎"。它是多种疾患在牙龈的表征,如类天疱疮、扁平苔藓、天疱疮、红斑狼疮或其他大疱性疾病,而并非一种独立性的疾病。真正的或特发性剥脱性龈炎甚为少见。

【临床特点】　本病多见女性,特别是绝经期女性,男性也可发病,但少见。主要表现为牙龈鲜红、光亮及上皮表层脱落。有的上皮分离后未脱落形成灰白色假膜。创面对各种刺激极为敏感,患者自觉烧灼感等不适,脱皮面积较大时,可出现剧烈疼痛。该病损一般病程较长,可自行缓解,也可慢性迁延、反复发作。

【病理变化】　剥脱性龈病损镜下可分为疱型和苔藓型。疱型为上皮与结缔组织间形成基底下疱,结缔组织内有大量炎症细胞浸润,病变特征同良性黏膜类天疱疮;也可形成上皮内疱,病变似天疱疮。苔藓表现为上皮萎缩、棘层变薄,基底细胞水肿、液化,可见到胶样小体。固有层有密集的淋巴细胞浸润,病变符合类天疱疮样或萎缩型扁平苔藓。

第 2 节　牙　周　炎

牙周炎是发生在牙周组织上的炎症性感染性疾病,其发生、发展过程是细菌微生物与宿主之间相互作用的结果。病变常从牙龈开始,逐渐向深部发展,破坏牙周膜及牙槽骨,最终引起牙齿松动、脱落。牙周炎与龋病同为口腔两大多发病,牙周炎是成人牙齿脱落的主要原因。目前,世界卫生组织已将牙周健康列为人类保健水平的一项重要指标。牙周炎的主要临床特征为牙周溢脓、牙齿松动;主要病理特征为牙周袋形成、牙槽骨吸收。

【病因】

牙周炎是一种多因素性疾病,菌斑微生物是发病的始动因子,宿主易感因素是牙周炎发展、加重的决定因素。

1. 牙菌斑　牙菌斑是牙周炎发病的始动因素,细菌及其毒性产物可直接侵入并破坏牙周组织,同时还可通过宿主的防御系统引发免疫反应,间接损害牙周组织。各类型牙周炎并不完全都是由单一细菌引起,其致病菌也不一致,有的可能是多种细菌微生物联合作用的结果。大多数口腔细菌对人体无害,少数毒性极强的细菌具有致病性。引起牙周炎的致病菌很多,其中与牙周炎发生关系最密切的为牙龈卟啉单胞菌、放线共生放线菌(又称伴放线杆菌)。此外,近年又发现了新的可疑致病菌,如福塞斯类杆菌、嗜麦芽糖密螺旋体、中间密螺旋体等。研究证实,福塞斯类杆菌、牙龈卟啉单胞菌、放线共生放线菌是大多数牙周感染的首要致病菌。

菌斑的致病机制:主要通过细菌内毒素、细菌酶、释放的外毒素及代谢产物等直接刺激和破坏牙周组织;或通过细菌抗原成分激活宿主防御细胞释放大量炎症介质及细胞因子等,引起牙周组织局部的免疫反应,间接导致组织损伤,并抑制宿主的防御功能。

⬤ 链接

细菌对牙周组织的破坏作用

归纳起来有以下几类:①细胞膜成分:G^-厌氧菌细胞膜上含有脂多糖,是一种细菌内毒素,具有很强的毒性,多在细菌死亡或裂解后释放出来,主要损伤细胞成分。它能抑制成纤维细胞的生长、繁殖;活化破骨细胞,促进骨的吸收、破坏;还可增强吞噬细胞释放溶酶体酶,引起组织损伤,促进炎症反应;②细菌酶:牙菌斑中很多细菌能产生各种毒性很强的酶,如胶原酶、透明质酸酶、硫酸软骨素酶、蛋白酶等,可破坏细胞间质,扩大细胞间隙,为细菌及其毒性产物开辟通道,使牙周组织变性和降解,促进牙周袋的加深和骨吸收;③细胞外毒素:可影响牙周组织的局部防御机制,刺激机体产生抗体,诱导宿主防御细胞产生细胞因子;④代谢产物:细菌代谢过程中产生的氨、硫化氢、吲哚等,对牙周组织的细胞有毒性作用。目前,已把细菌内毒素作为检测牙周炎病损组织中细菌作用的一项重要标志。

2. 局部促进因素　牙菌斑细菌的致病作用受许多局部促进因素的影响,如软垢、牙石等有利于菌斑的形成或损伤牙周组织,使之易受细菌感染,还可促进原有牙周病变的发展。软垢主要由细菌、真菌、白细胞及脱落的口腔上皮以及黏液、食物残渣等组成,其内的细菌及其产物可引起牙龈炎、牙周炎。牙石是沉积在牙面或龈沟内矿化了的菌斑及软垢,其致病作用与它吸附大量的细菌及毒素,对牙龈造成机械性刺激和损伤有关。其他局部促进因素还有咬合创伤、食物嵌塞、不良修复体等。

3. 全身易感因素　宿主的易感性在牙周炎的发生、发展过程中起着重要的作用。如侵袭性牙周炎多与遗传因素有关,有一定的家庭聚集倾向;某些全身系统系疾病及遗传病对牙周炎具有促进作用,如糖尿病、骨质疏松症、艾滋病等均可促进和加重牙周炎的发展。某些全身疾病的控制情况与牙周炎的严重程度呈正相关,如糖尿病与牙周炎两者可相互影响。目前已公认,糖尿病是牙周炎的危险因素之一。另外,内分泌紊乱、吸烟、口腔不洁、营养不良、精神压力等都是促进牙周炎发展的危险因素,如吸烟可增加牙周附着的丧失并加重牙槽骨的吸收、破坏。调查资料表明,吸烟者牙周炎患病率明显增高,吸烟是牙周炎发展和加重的高危因素。

【临床特点】　牙周炎的主要临床特征为牙周溢脓和牙齿松动。牙周炎初期一般症状不明显,逐渐可出现牙周溢脓、口臭、咀嚼无力、牙齿松动、倾斜、伸长及移位等,严重时牙自行脱落。

X线表现:牙槽嵴顶消失,牙槽骨硬骨板不同程度吸收,牙周间隙增宽。严重时牙槽嵴部分或全部吸收、破坏、消失。

【病理变化】　牙周炎的病理表现是逐渐形成和加重,且不断变化的复杂的病变过程,这一过程受菌斑微生物的刺激及宿主免疫和炎症反应等多种因素的影响。病理变化在活动期最为严重,而静止期呈现修复性变化。

1. 牙周炎的发展过程　牙周炎的发展是一个连续的过程,可将其人为地分为始发期、早期、病变确立期和进展期四个阶段,各个阶段相互联系,逐步移行过渡。病变可缓解、静止并出现修复现象,亦可持续性发展直至牙松动、脱落。

(1)始发期:主要表现为急性渗出性炎症反应。血管扩张充血,通透性增加。龈沟上皮及结合上皮周围的结缔组织内有大量中性粒细胞和少量淋巴细胞、巨噬细胞浸润。龈沟液渗出增多。此期一般持续 2～4 天。

(2)早期病变期:结合上皮下方结缔组织除中性粒细胞增多外,开始出现大量的淋巴细胞,主要为 T 淋巴细胞。结合上皮开始增生,胶原纤维变性破坏。临床出现典型的牙龈炎表现。此期可持续 3 周或更长时间。

（3）病变确立期：上皮下除大量的中性粒细胞和 T 淋巴细胞之外，B 淋巴细胞不断增加，并可见大量浆细胞浸润。结合上皮继续向根方增殖移位，形成较浅的牙周袋，尚无明显牙槽骨吸收破坏。此期临床表现为慢性龈炎，可稳定数月或数年，部分可发展为难以逆转的破坏性病损，进入进展期。因此，该期为牙周炎治疗的关键期。

（4）进展期：结合上皮继续向根方增生，其冠方与牙面分离、形成深牙周袋。基质及胶原纤维广泛变性、溶解、丧失。破骨细胞活跃，牙槽骨吸收明显，炎症浸润向深部蔓延。临床逐渐出现牙周溢脓，牙齿松动等症状。此期如不能控制使其停止破坏，最终将导致牙脱落(图 12-2)。

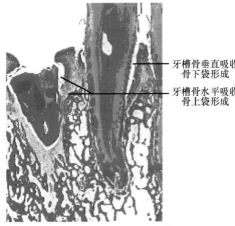

牙槽骨垂直吸收骨下袋形成

牙槽骨水平吸收骨上袋形成

图 12-2　牙周炎晚期

2. 牙周炎的病理变化

（1）活动期牙周炎的病理变化：活动期牙周炎是指已出现牙周袋及牙槽骨吸收时的牙周组织的各种病理变化(图 12-3)。①牙面可见不同程度的菌斑、软垢及牙石堆积。②牙周袋内有大量炎性渗出物。③沟内上皮糜烂或溃疡，部分上皮向结缔组织内增生呈条索状或网眼状，伴大量炎细胞浸润。部分炎细胞及渗出物移至牙周袋内。④结合上皮与牙面剥离向根方增殖，形成深牙周袋，周围有密集的炎细胞浸润。⑤沟内上皮和结合上皮下方结缔组织及牙周膜中胶原纤维变性、水肿、破坏，并被炎症细胞取代，牙槽嵴顶吸收明显(图 12-4)。⑥牙槽骨表面出现活跃的破骨细胞及骨吸收陷窝，引起牙槽嵴顶及固有牙槽骨的吸收、破坏。⑦牙周膜的基质与胶原变性、降解，牙槽骨破坏、吸收使牙周膜间隙增宽。⑧深牙周袋导致根面牙骨质暴露，可见牙石与牙骨质牢固地附着。

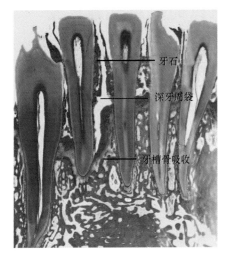

牙石

深牙周袋

牙槽骨吸收

图 12-3　活动期牙周炎切片

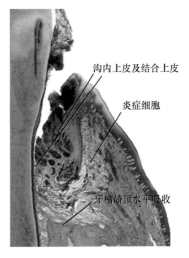

沟内上皮及结合上皮

炎症细胞

牙槽嵴顶水平吸收

图 12-4　牙周袋下方牙槽嵴顶水平吸收

（2）静止期（修复期）的病理变化

1）沟内上皮及结合上皮周围炎症明显减轻，可见大量新生的纤维结缔组织，有粗大的胶原纤维束增生及新生的毛细血管,其间有少量慢性炎细胞浸润。

2)牙槽骨吸收呈静止状态,一般看不到破骨细胞。原有吸收的陷窝内或牙槽嵴部位均可有类骨质或新骨形成(图12-5)。

3)牙根面被吸收的牙骨质也出现新生现象,增生的粗大胶原纤维附着在根面的牙骨质上。

3. 牙周袋的类型 临床病理上将牙周袋分为以下三种类型(图12-6)。

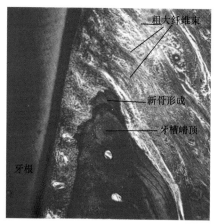

图12-5 修复期牙周炎的病理变化

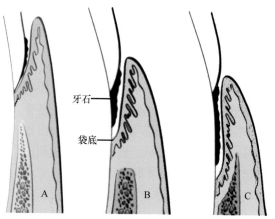

图12-6 牙周袋的类型示意图
A. 龈袋;B. 骨上袋;C. 骨内袋

(1)龈袋:又称假性牙周袋。附着上皮未向根方移位,牙槽骨尚无明显吸收,牙槽骨的高度并未丧失,仅仅是牙龈组织炎性增生、肿胀,体积增大,导致龈缘覆盖牙冠而形成。

(2)骨上袋:牙槽嵴呈水平吸收,其高度明显降低,牙周袋底在牙槽嵴顶的上方,导致骨上袋形成。

(3)骨内袋:牙槽骨发生垂直性吸收,牙槽骨的高度变化不明显。牙周袋底位于牙槽嵴顶下方,位于牙根面与牙槽骨之间,称为骨内袋,亦称骨下袋。

第3节 发生在牙周组织的其他病理改变

发生在牙周支持组织上的其他病理改变包括牙周组织的变性、创伤和萎缩。

一、牙周变性

牙周变性是指牙周组织的非炎症性、营养不良性变化,属于一种退行性改变。

牙周变性包括水样变性、黏液变性和玻璃样变等。这些病变往往是全身系统性病变的一部分,并不是一种临床上的疾病。牙周变性如合并局部菌斑感染,除了与一般牙周炎相似的临床表现外,常伴有全身疾患,并可促进和加重牙周炎的发展。

【病理变化】 牙周变性的病理改变包括牙周膜主纤维束消失并发生水样变性、玻璃样变、病理性钙化或局灶坏死等;牙槽骨形成障碍,发生广泛性骨吸收、骨的沉积线紊乱等病理性成骨;牙骨质形成障碍,可发生颗粒样钙化等病理性沉积;牙周膜血管可发生增生、扩张,管壁增厚、管腔狭窄甚至闭塞等各种变化(图12-7)。

二、牙周创伤

牙周创伤可由咬合创伤、外科创伤、牙髓治疗创伤等引起,其中咬合创伤可加重牙周炎的发生和发展。牙周创伤是一种致伤性咬合关系引起的牙周组织创伤性的病理改变,这种咬合关系称为创伤性咬合,如深覆𬌗、牙列紊乱、充填物过高、不良修复体等。

【病理变化】 受压侧的牙周膜可见出血、血管栓塞、纤维变性、坏死及钙化。牙槽骨的硬骨板消失,牙根面亦可吸收,牙周间隙暂时受压变窄,以后由于牙槽骨吸收而变宽。受牵引侧牙周间隙变宽,牙周纤维增生变粗,硬骨板成层增生(图12-8)。在组织学上一般侧方压力比垂直压力对牙周组织的损伤更重。

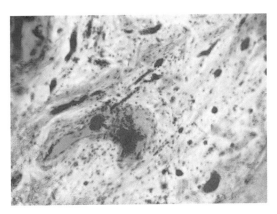

图 12-7 牙周变性
牙周膜主纤维束消失、组织疏松水肿

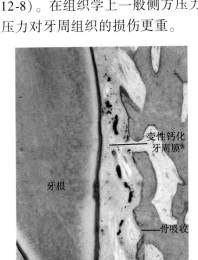

变性钙化牙周膜

牙根

骨吸收

图 12-8 牙周创伤
创伤侧牙槽骨吸收,牙周膜出血、变性及钙化

⊙链接

咬合创伤与牙周炎的关系

单纯的咬合创伤虽可引起牙周组织发生病理改变,但不会引起龈炎和牙周炎。当引起创伤的病因去除之后,牙周组织的创伤性病理变化是可以恢复的。如果咬合创伤合并了局部菌斑感染,则可导致炎症的发生和加重病变的发展。尤其在牙周炎晚期,轻微的咬合力即可造成严重的咬合创伤,此称为继发性咬合创伤,可加重牙周炎的发展,促进牙齿松动脱落。

三、牙周萎缩

在临床上牙周萎缩主要是指牙龈退缩,其中最常见的是炎症消退后的组织萎缩。一般先有牙槽骨退缩,后发生龈退缩。

牙周炎时组织水肿,因牙槽嵴吸收使牙槽骨高度降低,待炎症消退后可出现组织萎缩。增龄引起的牙周萎缩又称老年性萎缩,牙龈退缩致使牙颈部暴露,常发生牙颈部过敏或根面龋。发生于年轻人且病因不明的牙周萎缩称早老性萎缩,可能因某些内分泌功能紊乱,影响了牙周组织的再生功能。此外,局部因素也可引起局限性的牙周萎缩,如食物嵌塞、牙石、不良修复体及长期不正确的刷牙等,均可造成牙周萎缩。

【病理变化】 牙周萎缩的病理变化并不明显,主要表现为牙周组织体积缩小。上皮变薄,细胞及纤维成分均减少,牙周膜变窄,主纤维束变细,排列方向不规则,骨小梁变细并稀疏。

目 标 检 测

A₁ 型题

1. 龈袋是指
   A. 牙周袋邻近牙龈的部分
   B. 假性牙周袋
   C. 加深的龈沟
   D. 早期骨内袋
   E. 由牙槽嵴水平型吸收在牙龈和牙冠之间形成的袋

2. 关于牙周炎描述哪项是错误的
   A. 一种由细菌微生物引起的牙周组织炎症性破坏性疾病
   B. 临床特征是牙龈出血、牙齿松动、牙周溢脓
   C. 主要病理改变是结合上皮破坏向根方移位，牙周袋形成，牙槽骨吸收
   D. 所有牙周炎的发展均为一种持续性缓慢过程
   E. 晚期牙齿松动、脱落

3. 决定牙周炎进展和结局的主要因素是
   A. 细菌微生物   B. 食物因素
   C. 宿主因素   D. 时间因素
   E. 环境因素

4. 下列哪项不是进展期牙周炎的病理变化
   A. 结合上皮下方的胶原纤维水肿、变性、丧失
   B. 牙槽嵴顶的固有牙槽骨吸收、消失
   C. 结合上皮向根方增殖、延伸，形成深牙周袋
   D. 牙周袋内有大量炎性渗出物
   E. 结缔组织内出现大量的淋巴细胞

5. 牙周炎致病菌菌膜上所含脂多糖的描述错误的是
   A. 细菌生长繁殖时直接释放的物质
   B. 主要损伤细胞成分
   C. 抑制成纤维细胞的生长、繁殖
   D. 活化破骨细胞，促进骨吸收破坏
   E. 增强吞噬细胞释放溶酶体酶，引起组织损伤

6. 慢性牙龈炎与牙周炎之间关系正确的是
   A. 慢性牙龈炎一定发展为牙周炎
   B. 慢性牙龈炎一定不会发展为牙周炎
   C. 慢性牙龈炎一部分会发展为牙周炎
   D. 慢性牙龈炎大多数会发展为牙周炎
   E. 慢性牙龈炎与牙周炎之间存在因果关系

7. 关于静止期牙周炎的病理变化下列哪项是错误的
   A. 牙周袋壁上皮和结合上皮周围结合上皮周围炎症明显减少
   B. 牙周袋与牙槽骨之间可见大量新生的纤维结缔组织增生
   C. 牙槽骨吸收呈静止状态，牙槽嵴旁骨吸收处可见新骨形成
   D. 牙槽骨内常见成骨细胞和破骨细胞
   E. 根面被吸收的牙骨质也可有新生现象

8. 牙周炎发展过程中的始发期一般持续
   A. 2～4 天   B. 4～6 天
   C. 6～8 天   D. 8～10 天

E. 1 个月

9. 炎症水肿型慢性牙龈炎的病理变化不包括
   A. 牙龈纤维结缔组织水肿明显
   B. 牙龈纤维结缔组织增生明显
   C. 牙龈组织内有大量淋巴细胞、中性粒细胞浸润
   D. 有少量浆细胞浸润
   E. 毛细血管增生、扩张、充血

10. 不属于独立性疾病的是
    A. 慢性牙龈炎
    B. 龈增生
    C. 急性坏死性溃疡性牙龈炎
    D. 奋森龈炎
    E. 剥脱性龈病损

11. 牙周炎各期中出现破骨细胞活跃的是
    A. 始发期   B. 早期
    C. 病变确立期   D. 进展期
    E. B+C

12. 下列哪项不是牙周炎的病理改变
    A. 结合上皮破坏
    B. 牙周袋形成
    C. 牙槽骨吸收
    D. 龈缘及龈乳头坏死
    E. 活动期和静止期交替出现

A₂ 型题

13. 5 岁男孩，现严重营养不良，口腔卫生较差，软垢和牙石较多。龈乳头及龈缘坏死，牙龈边缘呈虫食状缺损，表面有灰白色假膜，患处易出血。颌下淋巴结肿大。镜下可见：病变表面有纤维素性渗出，结缔组织水肿，有大量中性粒细胞浸润，龈沟液涂片可见到大量的螺旋体和梭形杆菌。病理诊断为
    A. 慢性龈炎
    B. 龈增生
    C. 急性坏死性溃疡性龈炎
    D. 浆细胞龈炎
    E. 剥脱性龈病损

14. 患者，女，29 岁。牙齿松动 1 个月余，患牙有咬合创伤。镜下可见牙槽骨的硬骨板消失。牙根面发生吸收。牙周膜间隙增宽，固有牙槽骨一侧发生吸收，一侧发生增生。病理诊断为
    A. 牙周炎   B. 牙周萎缩
    C. 牙周创伤   D. 牙周变性
    E. 以上都不是

A₃ 型题

(15、16 题共用题干)

患者,男,56 岁。主诉:下前牙松动、咬物无力,十余年。检查:下前牙唇、舌侧牙龈红肿,暗红色,触易出血,牙周袋深 5mm,叩痛(+),牙松动 Ⅱ度,X 线片:牙槽骨水平型吸收,达根长 2/3,牙石(+++)。

15. 上述病例的诊断为

    A. 牙周炎   B. 牙周萎缩

    C. 牙周创伤   D. 牙周变性

    E. 牙龈炎

16. 其牙周袋类型属于

    A. 龈袋   B. 假性牙周袋

    C. 骨上袋   D. 骨下袋

    E. 骨内袋

B 型题

(17～19 题共用备选答案)

    A. 始发期   B. 早期

    C. 病变确立期   D. 进展期

    E. 静止期

17. 哪一期在临床上出现典型牙龈炎

18. 结合上皮继续根方增殖,开始形成牙周袋在哪一期

19. 牙槽骨吸收破坏明显,胶原纤维变性溶解,主纤维破坏为哪一期

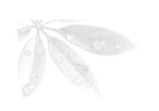

第 13 章

口腔黏膜病

1. 口腔黏膜病的基本病理变化。

2. 白斑、扁平苔藓、慢性盘状红斑狼疮、天疱疮等常见口腔黏膜病的病理变化。

3. 艾滋病的口腔典型特征;其他少见口腔黏膜病的病理变化。

任务引领

53 岁的王先生,1 年前偶然发现自己的口腔黏膜上有一些特殊的白色病损。起初并没有任何不适,最近感觉白色区域范围增大,且有粗糙和干涩感,用纱布擦却擦不掉。经当地医生治疗,去除可疑刺激因素后,病变仍未消失。口腔黏膜为什么会发生这样的病变? 哪些病会有类似表现? 会癌变或逆转消失吗? 其病理学检查各有何典型特征? 如果病变进一步发生了糜烂或溃疡,说明了什么? 想要知道其中的缘由,就让我们一起步入显微镜下这个奇妙的世界吧!

口腔黏膜病是指发生在口腔黏膜软组织中的疾病。口腔黏膜病种类繁多,主要为口腔局部性病变,可以单独发生于口腔黏膜,也可同时合并皮肤病变,有一些则是全身疾病在口腔的表征。口腔黏膜病病因、病理及临床表现复杂,给临床诊断和治疗带来一定的困难。因此,对黏膜病的正确诊治不仅需要病理与临床密切结合,还需要局部与全身相结合。本章主要介绍口腔黏膜病的基本病理变化及常见口腔黏膜病的临床病理。

第 1 节 口腔黏膜病基本病理变化

（一）过度角化

过度角化又称角化亢进,是指黏膜或皮肤的角化层过度增厚,临床上表现为乳白色或灰白色。在组织学上可分为过度正角化和过度不全角化两种。过度正角化为角化层增厚,细胞界限不清,细胞核消失,形成均匀嗜伊红染色的角化物,伴有粒层增厚及透明角质颗粒明显增多;过度不全角化表现为增厚的角化层中细胞核未完全分解消失,有残留固缩的细胞核,粒层增厚不明显(图 13-1 和图 13-2)。

（二）角化不良

角化不良也称错角化,为上皮的异常角化,是指在上皮棘层或基底层内个别或一群细胞发生角化(图 13-3 和图 13-4)。角化不良可分为良性角化不良和恶性角化不良,前者多在高度增生的上皮钉中出现,后者伴有细胞形态异型性,见于原位癌及鳞状细胞癌。

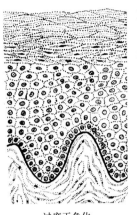
过度正角化

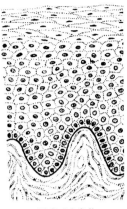
过度不全角化

图 13-1　过度角化

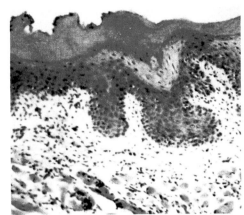
图 13-2　过度正角化

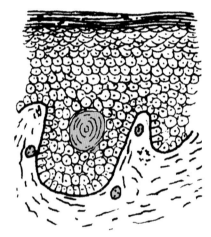
图 13-3　角化不良

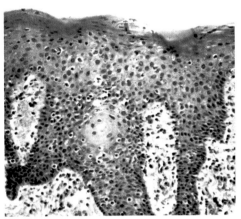
图 13-4　角化不良

（三）上皮异常增生

根据 WHO 的定义，上皮异常增生是指上皮总的紊乱，个别细胞改变称为非典型性增生。上皮异常增生可发生以下变化：①上皮基底细胞极性消失；②出现一层以上基底样细胞；③核浆比例增加；④上皮钉突呈水滴状；⑤上皮层次紊乱；⑥有丝分裂象增加，可见少数异常有丝分裂；⑦上皮浅表 1/2 处出现有丝分裂；⑧细胞多形性；⑨细胞核浓染；⑩核仁增大；⑪细胞黏着力下降；⑫上皮错角化。并非以上 12 项均出现才能诊断为上皮异常增生，根据上述各项出现的数量，分为轻、中、重度上皮异常增生（图 13-5）。

（四）基底细胞空泡性变及液化

基底细胞空泡性变及液化为基底细

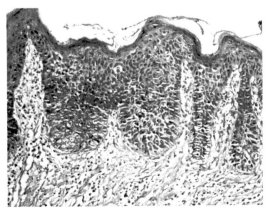
图 13-5　上皮重度异常增生

内水肿,较轻时细胞稍增大,胞浆呈空泡状,称空泡性变;水肿严重时,细胞液化溶解破碎,排列不齐,基膜不清,甚至消失。此种病变常见于扁平苔藓和红斑狼疮。

（五）棘层松解

棘层松解是由于上皮棘层细胞间张力原纤维及黏合物质发生变性、断裂破坏,细胞间桥溶解,从而使棘细胞间联系力松弛,严重时细胞发生断裂、解离,在棘层形成裂隙或疱。此种病变主要见于天疱疮等。

（六）疱

疱是指黏膜或皮肤内储存液体而成疱。疱的内容物可有浆液（水疱）、血液（血疱）和脓液（脓疱）。疱高出黏膜表面,呈半圆形,周围可有红晕。疱的大小不一,一般直径超过5mm者称大疱。小的水疱直径1~3mm,若聚集成簇,称为疱疹。口腔黏膜的疱很容易破裂,形成糜烂或溃疡,但不结痂皮,这是由于口腔内经常有唾液湿润的缘故。

组织学上根据疱形成的部位可分为:

1. 棘层内疱 疱在上皮棘层内或在基底层上,有棘层松解、细胞分离,常见于天疱疮、病毒性水疱(图13-6)。

2. 基层下疱 疱在基底层之下,基底细胞变性,使上皮全层剥离,见于黏膜良性类天疱疮、多形渗出性红斑(图13-7)。

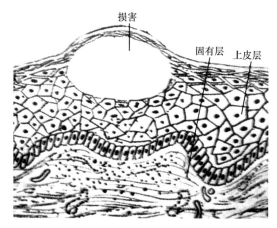

图 13-6 棘层内疱

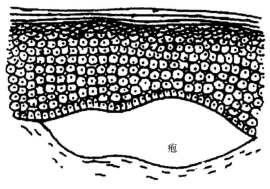

图 13-7 基层下疱

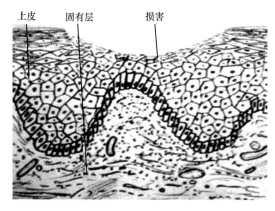

图 13-8 糜烂

（七）糜烂

糜烂是指上皮浅层破坏,未侵犯上皮全层。可由机械刺激或药物烧伤而引起,也可继发于水疱破溃后。糜烂面鲜红,表面平滑而湿润,可有疼痛,痊愈后不遗留瘢痕(图13-8)。

（八）溃疡

溃疡是指黏膜或皮肤表层坏死脱落而形成的凹陷。按其组织破坏程度,可分为浅层溃疡和深层溃疡。浅层溃疡只破坏上皮层,愈合后不留瘢痕,如复发性阿弗他溃疡。深层溃疡则病变累及黏膜下层,愈合后遗留瘢痕,如复发性坏死性黏膜腺周围炎(图 13-9)。

● 链接

重视溃疡的检查

溃疡是口腔黏膜病最常见的病损之一,对其检查不容忽视。溃疡是多种多样的,大小、数目、深浅均不一。检查溃疡时尤其要注意"一边、二膜、三底、四周",即:边缘是否整齐,有无倒凹;溃疡表面有无假膜形成;底部是平坦,抑或是有颗粒结节,基底部有无硬结;溃疡是否向四周浸润。这些现象对于确定诊断及分析黏膜病,特别是早期发现恶性病变极其重要。

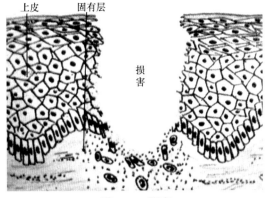

图 13-9 溃疡

(九) 假膜

假膜也称伪膜,为灰白色或黄白色膜,常在溃疡表面出现。假膜由炎症渗出的纤维素形成网架,将坏死脱落的上皮细胞和炎症细胞聚集在一起而形成。它不是组织本身,能被擦去或撕脱,只是在不同疾病或疾病的不同阶段撕脱有难易之分(图 13-10)。

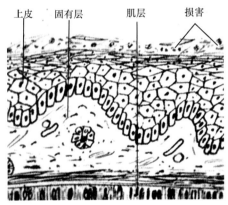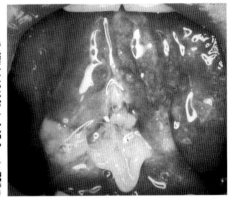

图 13-10 假膜

(十) 丘疹

丘疹是指黏膜或皮肤上凸出的小疹,直径为 1～5mm,色灰白或发红,较硬,消退后不留痕迹。丘疹的顶端可为尖、圆或扁平形,基底为圆形或椭圆形。麻疹患者常在颊黏膜出现丘疹,是诊断该病的一个早期特征。显微镜下丘疹表现为:①上皮增厚;②浆液渗出;③炎细胞浸润。

(十一) 斑

斑是指黏膜或皮肤上的颜色异常,为暂时性或永久性。范围较局限,不高起,不增厚,硬度亦无改变。红色斑是由于黏膜固有层血管增生、扩张及充血形成,临床常用玻片压迫法鉴别红色斑是充血还是出血所致,如压迫后红色消失即为充血,反之则为出血。黑斑的形成可有多种原因:如上皮基底层黑色素细胞增多;黏膜固有层有噬黑色素细胞或含铁血黄素存在;黏膜内某些金属颗粒沉积等。

第2节 常见口腔黏膜病

一、白斑

白斑一词首先由匈牙利医生 Schwimmer(1877)提出,关于白斑的定义目前已基本取得共识:是指发生在黏膜表面的白色斑块,不能被擦掉,不包括局部因素去除后可以消退的单纯性过角化;白斑属于癌前病变或为潜在恶性病变。白斑是一个临床病名,没有任何组织病理学含义。

【病因】 白斑的发病与局部的长期刺激有关。吸烟是白斑最常见的原因,咀嚼槟榔、残冠或不良修复体等局部机械性刺激也能引起白斑。据调查统计,白斑伴有吸烟习惯者约占80%~90%,且发病部位与烟的刺激部位相一致。WHO 及有关白斑专门的国际研讨会建议,将白斑的病因分为两类:一类为不明原因的(特发性的)与烟草相关的白斑;另一类为有明确局部原因(如磨耗、修复体、咬颊等)的白色病损,此类可临时性诊断为口腔白色病变,在排除可疑诱因并经组织病理学检查后方能做出确定性诊断。

【临床特点】 白斑可发生于口腔各部位黏膜,以颊、舌最多见。男性多见,男女之比为13.5∶1。白斑表现为灰白色或乳白色斑块,边界清楚,与周围黏膜平齐或略高起,有粗涩感。临床可分为均质型和非均质型两类。

1. 均质型白斑 表面平坦、起皱、呈细纹状,此型占大多数。

2. 非均质型白斑 表现为白色病损中夹杂有疣状、硬结、溃疡或红斑样成分。

一般情况下,非均质型白斑较均质型白斑的恶变危险性高。白斑的发病部位也与恶变有密切关系,尤其是发生在口底、舌腹以及舌侧缘的白斑,被认为是高危险区,其癌变率较高,应提高警惕,及时活检,并定期追踪观察。白斑癌变率为3%~5%。

【病理变化】 白斑的主要病理改变为上皮增生,有过度正角化或过度不全角化,或两者同时出现呈混合角化。上皮单纯性增生为良性病变,主要特征为上皮过度正角化,粒层明显,棘层增生,没有非典型性细胞。上皮钉突可伸长且变粗,但基膜清晰。固有层和黏膜下层有淋巴细胞、浆细胞浸润(图13-11)。若上皮表面高低不平,呈刺状或乳头状增生,则为上皮疣状增生,见于疣状白斑(图13-12)。

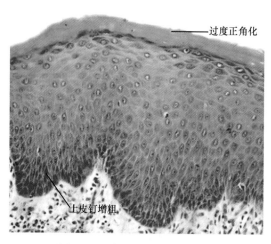

图13-11 白斑上皮单纯性增生
上皮过度正角化,粒层明显,棘层增生

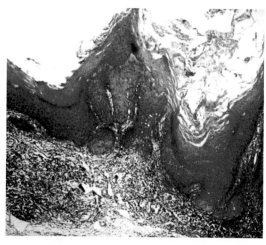

图13-12 疣状白斑
上皮过度角化,表面高低不平呈乳头状

白斑伴有上皮异常增生时(图 13-13),其恶变几率随上皮异常增生程度的增加而增大。通常将上皮异常增生分为轻、中、重度三级,重度异常增生实际就是原位癌,其上皮层内细胞发生恶变,但基膜尚完整,未侵犯结缔组织。当白斑癌变时,其上皮表层为过度不全角化,过度不全角化病损通常较过度正角化病损的上皮要厚。非均质型白斑常表现为上皮异常增生、原位癌甚至鳞状细胞癌。

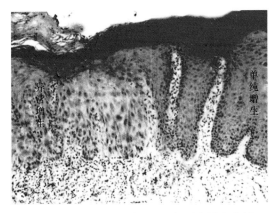

图 13-13　白斑上皮单纯增生与异常增生交界

●链接

口腔白斑可逆转

世界卫生组织早已把白斑定为癌前病变。癌前病变并不等于癌症,然而把它提到癌前这个位置上,是为了提醒人们对白斑的关注和重视。临床和病理学方面的研究发现,无论是在临床抑或病理学上,白斑病是有其可逆性的。如能遵从医嘱,戒除烟酒,去除一切刺激因素,结合适当的治疗,有的白斑可逐渐消失。同样,在病理学观察中有的病例上皮不典型增生的现象也会消失。因此,早发现、早治疗,患者和医生互相配合,可以防患于未然。

二、红　斑

红斑也称增殖性红斑、红色增殖性病变。红斑是指口腔黏膜上出现的鲜红色、天鹅绒样斑块,在临床及病理上不能诊断为其他疾病者。红斑这一含义不包括局部感染性炎症,如结核及真菌感染等,而是指癌或癌前病变的红斑。

【临床特点】　最多见于 41～50 岁,男性稍多。发病部位以舌缘、龈、龈颊沟、口底及舌腹较多见。红斑边界清楚,范围固定,临床分三型:①均质型红斑:病变鲜红色,较软,表面光滑,不高出黏膜面;②间杂型红斑:红白相间,红斑的基底上有散在的白色斑点;③颗粒型红斑:边缘不规则,稍高于黏膜面,表面有红色或白色颗粒样小结节,似桑葚状,此型常是原位癌或早期鳞癌的表现。

【病理变化】　口腔黏膜红斑不如白斑多见,但在组织学上恶性者所占比例却很高。红斑表面上皮为不全角化层,钉突之间的上皮萎缩变薄,结缔组织中毛细血管增生且扩张充血,使病损在临床上表现为红斑。均质型红斑在镜下可表现为上皮萎缩、上皮异常增生或原位癌。颗粒型红斑大多为原位癌或早期浸润癌。

三、口腔黏膜下纤维化

口腔黏膜下纤维化属于癌前状态,主要发生于印度、越南、泰国等地,中国湖南湘潭、台湾是高发地区。本病病因不明,可能与嚼槟榔、食辣椒有关,与 B 族维生素和蛋白质缺乏亦有关。

【临床特点】　好发于 20～49 岁,男女无明显差异,常发生于颊、软腭、唇、舌、口底等部位。早期无症状,此后可有烧灼感,尤其在进食刺激性食物时更明显,部分患者可有自发痛、口干、味觉减退。晚期张口困难、语言及吞咽活动障碍。检查见口腔黏膜变白,触诊发硬,可触及纤维条索。

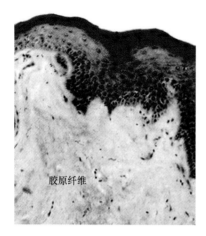

图 13-14 口腔黏膜下纤维化
上皮下胶原纤维增生、玻璃样变，
细胞及血管减少

【病理变化】 主要为结缔组织纤维变性，可分为四个阶段：①最早期：胶原纤维明显水肿，伴中性粒细胞浸润；②早期：上皮下方形成胶原纤维玻璃样变带，有淋巴细胞浸润；③中期：胶原纤维中度玻璃样变，伴淋巴细胞、浆细胞浸润；④晚期：胶原纤维全部玻璃样变，血管狭窄、闭塞（图 13-14）。上皮萎缩或增生，有时出现异常增生，严重张口度受损者可见大量肌纤维坏死。

四、扁平苔藓

扁平苔藓（LP）是较为常见的一种皮肤黏膜病，约有 44% 的皮肤扁平苔藓患者伴发口腔黏膜病变，口腔单独出现病变者也不少。

【病因】 病因目前仍未明了。大量研究资料显示，本病的发生与多因素有关。可能与局部的慢性机械损伤、药物刺激、牙科材料、口腔内的流电刺激以及精神紧张、全身性疾病和遗传因素等有关，还可能与某些细菌、病毒感染相关。近年研究表明，免疫调节异常与本病的发生密切相关，特别是 T 细胞介导的免疫反应起着重要作用。T 细胞功能缺陷或降低，是本病的一项客观检测标志。

【临床特点】 本病好发于 40～49 岁的女性，患病率约为 0.5%。发病部位以颊黏膜最为多见，其次为舌、唇及牙龈等处，病变常为对称性分布。典型病损是在黏膜上出现白色或灰白色条纹，这些条纹可呈网状、树枝状、线状或环状，条纹之间的黏膜充血发红。舌背部的扁平苔藓则一般为灰白色斑块状，似黏膜表面滴了一滴牛奶，比白斑色浅，且不似白斑高起、粗糙。临床常分为六型：网状型、丘疹型、斑状型、萎缩型、溃疡型及疱型，以网状型最为多见。皮肤病变为圆形或多角形扁平丘疹，中心凹陷，初为鲜红色或紫红色，以后逐渐变浅成为褐色斑。

【病理变化】 在黏膜的白色条纹处，上皮为不全角化；在黏膜发红部，上皮表层无角化，结缔组织内血管可有扩张充血。一般棘层增生多见，少数也可萎缩。上皮钉突不规则延长，少数上皮钉突下端变尖呈锯齿状。基底层细胞液化、变性，排列紊乱，基膜界限不清，液化明显者可形成上皮下疱。固有层有密集的淋巴细胞浸润带，一般不达黏膜下层（图 13-15）。有的病例在上皮棘层、基底层或固有层中可见圆形或卵圆形，呈均质嗜酸的胶样小体（Civatte 小体），PAS 染色呈玫瑰红色。这种胶样小体可能是细胞凋亡的一种产物。

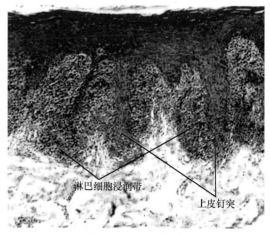

图 13-15 扁平苔藓
上皮钉突呈锯齿状，固有层密集的淋巴细胞浸润带，
基底细胞液化变性，基膜不清

口腔扁平苔藓长期以来被认为是一种良性病变，近年来有关其能否癌变一直有争议，且众说纷纭。目前多数学者认为口腔扁平

苔藓确实存在潜在的恶性,且有组织病理学的形态变化,如上皮可出现不同程度的异常增生。对本病应提高警惕,尤其是对糜烂型、溃疡型以及萎缩型更应注意追踪观察。

五、慢性盘状红斑狼疮

红斑狼疮为结缔组织病,临床上分为六个亚型。发生于口腔颌面部的慢性盘状红斑狼疮(DLE),是其中最轻的一型,为皮肤黏膜病,很少累及内脏器官,预后良好。临床上 DLE 较少发生癌变,但约 5% 的患者可能发展为系统性红斑狼疮(SLE)或亚急性皮肤型红斑狼疮(SCLE)。本病为非器官特异性自身免疫病。

【临床特点】　慢性盘状红斑狼疮主要发生在口颊部皮肤和黏膜,多无全身性损害。面部鼻梁两侧皮肤为好发部位,表现为鲜红色斑,其上覆盖白色鳞屑,称之为"蝴蝶斑"。揭去鳞屑,可见扩大的毛囊,在鳞屑的内面,可见呈棘状突起的角质栓塞。口腔则好发于唇颊黏膜,其特征为红斑样病损,可有糜烂、出血,唇红部可结痂。陈旧性病变可有萎缩、角化,病损周围可见白色放射状条纹。

【病理变化】　上皮表面过度角化或不全角化,粒层明显,角化层可有剥脱,有时可见角质栓塞(图 13-16);上皮棘层变薄,有时可见上皮钉突增生、伸长;基底细胞液化、变性,上皮与固有层间可形成裂隙和小水疱,基膜不清;上皮下有淋巴细胞浸润,以 T 细胞为主;扩张的毛细血管内有玻璃样血栓,血管周围有类纤维蛋白沉积,PAS 染色阳性,管周有淋巴细胞浸润;胶原纤维变性、水肿、断裂;基膜增厚,PAS 反应阳性。以上病理改变不一定同时存在,但这些变化对诊断本病具有一定意义。

【免疫病理】　直接免疫荧光技术可在病损部位上皮基膜区域检测到一条翠绿色的荧光带,由免疫球蛋白和补体沉积而成,称之为狼疮带(图 13-17)。狼疮带存在与否,对本病的诊断、判断治疗效果及其预后的监测具有重要的临床意义。采用间接免疫荧光技术,在病变活动期多数患者可以检测出自身循环抗体,如抗核抗体及抗天然 DNA 抗体,在病情缓解期,自身循环抗体一般为阴性。

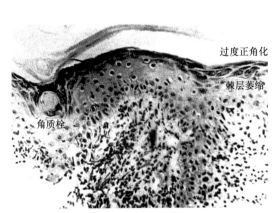

图 13-16　慢性盘状红斑狼疮

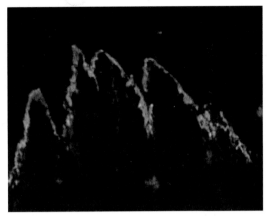

图 13-17　慢性盘状红斑狼疮的狼疮带
上皮基膜区免疫球蛋白沉积,为狼疮带

六、黏膜良性淋巴组织增生病

黏膜良性淋巴组织增生病是口腔较常见的一种淋巴组织增生性疾病。本病病因不明,多为良性病变,但约 10% 的患者可发展为癌。本病属癌前病变,在口腔黏膜病中癌变率较高。

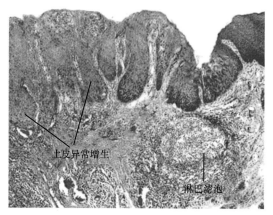

图 13-18　黏膜良性淋巴组织增生病
固有层结缔组织中有淋巴滤泡形成,伴有上皮异常增生

【临床特点】　好发于 21～40 岁,男性较多见。多发生于唇、颊、腭、舌等黏膜,下唇的病变与慢性唇炎类似,故又称淋巴滤泡性唇炎。本病可反复发作,导致唇部肿胀、发红、干裂、糜烂、脱皮、渗出及结痂,有剧烈瘙痒感。唇颊黏膜发红、糜烂并伴角化条纹时,与慢性盘状红斑狼疮或糜烂性扁平苔藓难以鉴别。

【病理变化】　一般分为两型:滤泡型和非滤泡的弥散型。固有层或黏膜下层有淋巴滤泡形成是本病的主要特征,滤泡周围是淋巴细胞,中心为组织细胞,淋巴滤泡间可见大量淋巴细胞与浆细胞(图 13-18)。

血管扩张充血,有的可见玻璃样血栓。淋巴滤泡不明显的病例,可见到密集的淋巴细胞呈灶性聚集,形成淋巴小结状结构,为非滤泡型。本病上皮可有萎缩、增生或溃疡,少数可出现上皮异常增生甚至癌变。

七、天　疱　疮

天疱疮是一种严重但少见的皮肤黏膜疱性疾病。临床上一般分为寻常性、增殖性、落叶性及红斑性四型,发生在口腔内的主要为寻常性天疱疮,预后极差。

【病因】　本病为自身免疫性疾病,上皮细胞间的桥粒蛋白为抗原,机体对其产生自身抗体,使桥粒结构受到破坏,导致棘细胞松解,形成疱性病变。约 40% 以上患者在病变活动期可检测出自身循环抗体,主要是抗上皮细胞间桥粒蛋白抗体,且抗体滴度多随病情进展和恶化而增高。

【临床特点】　患者以中年人居多,女性稍多。病损可广泛发生于口腔各部位,最常见于软腭、颊及牙龈。疱壁薄而易破形成糜烂面。天疱疮的主要临床特征为形成不易愈合的大疱,有周缘扩展现象,即用探针沿疱底向周围外观似正常的黏膜轻微挑拨,可出现剥离。此外,对外观看似正常的皮肤或黏膜加压或摩擦,可迅速形成疱或脱皮,称 Nikolsky 征阳性。口腔黏膜因糜烂或继发感染,通常疼痛较明显。皮肤水疱破裂后由于大量体液丢失,如不能及时有效控制病情,可致全身衰竭甚至死亡。

【病理变化】　基本病理特征为棘层松解和上皮内疱形成。镜下难以见到完整的水疱,但可见到松解的棘细胞,细胞肿胀呈圆形,核染色深,核周常有胞质晕环绕,这种游离为单个或数个成团的细胞,称之为天疱疮细胞(Tzanck 细胞)。疱底可见不规则的乳头向上突起呈绒毛状,乳头表面排列着单层基底细胞(图 13-19)。

【免疫病理】　采用直接免疫荧光技术染色,可见病变及其相邻部位的上皮棘细胞层呈翠绿色的网状荧光(图 13-20),主要为 IgG 或 IgA 及 IgM 免疫球蛋白沉积。涂片检查加直接免疫荧光染色,松解的棘细胞周围亦可见翠绿色荧光环。

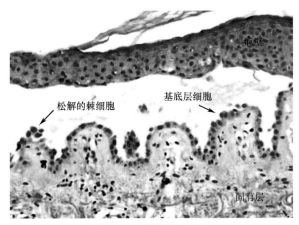

图 13-19 寻常性天疱疮
棘层松解,上皮内疱形成,基底细胞附着于结缔组织
乳头上方,呈绒毛状

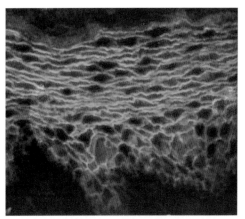

图 13-20 寻常性天疱疮
上皮棘细胞间免疫球蛋白沉积呈网状荧光

八、良性黏膜类天疱疮

良性黏膜类天疱疮又称瘢痕性类天疱疮。本病以水疱为特征,除发生于口腔黏膜以外,还可发生在眼、尿道、外阴、肛门及皮肤等处。眼部水疱愈合后可形成瘢痕,引起睑球结膜粘连,影响视力,甚至导致失明。口腔黏膜病损愈后很少形成瘢痕。

【病因】 本病为慢性自身免疫性疾病,预后较好。上皮的基膜区半桥粒蛋白为抗原,机体产生抗基膜抗体,形成基层下疱。病变活动期常可检测出自身循环抗体,病程较长,但不危及生命,可反复发作达数年或数十年。

【临床特点】 本病好发于 50 岁以上成人,女性多见。口腔黏膜中最易发生于牙龈,此外腭、颊、舌等部位也可受累。最典型的牙龈病变表现为发红、水肿,类似于剥脱性龈炎。也可形成疱性病损,疱壁较厚,色灰白,无周缘扩展现象,破溃后形成的溃疡面不扩大,Nikolsky 征阴性。类天疱疮一般不侵犯口唇。

【病理变化】 病损处基底细胞变性,上皮全层剥脱,形成基层下疱,结缔组织表面光滑,胶原纤维水肿,有大量淋巴细胞浸

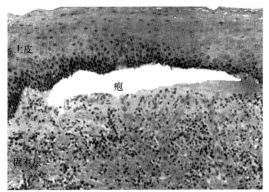

图 13-21 良性黏膜类天疱疮
上皮全层剥脱形成基层下疱,固有层有大量炎症细胞浸润

润(图 13-21)。晚期黏膜固有层纤维结缔组织增生。根据上皮剥脱后结缔组织表面无残留的基底细胞层,且上皮内无棘层松解,可与寻常性天疱疮进行区别。

【免疫病理】 直接免疫荧光技术检查,可见病损处的上皮基膜区域呈翠绿色的荧光带,是本病的特异性诊断标志。

九、复发性阿弗他溃疡

复发性阿弗他溃疡(RAU)又称复发性阿弗他口炎、复发性口腔溃疡,本病在口腔黏膜病中发病率最高。

【病因】 病因较复杂,尚未明了。大量研究表明,本病与遗传、免疫失调、自身免疫、胃

肠道疾病、贫血、内分泌失调、感染、营养缺乏以及精神紧张等多种因素有关。40%～50% 患者有家族史,其症状比无家族史者更为严重。

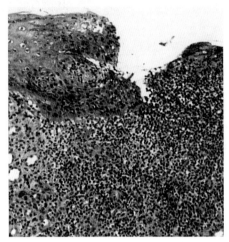

图 13-22　复发性阿弗他溃疡
上皮细胞水肿,部分糜烂、溃疡,结缔组织中有密集的炎细胞浸润

【临床特点】　本病多发于 10～30 岁女性,好发于唇、舌、颊以及口底、软腭等处。溃疡为圆形或椭圆形,表面有浅黄色假膜,直径约 0.5cm,通常为单发,也可多发,疼痛明显。一般 7～14 日愈合,不留瘢痕,但可复发。

【病理变化】　早期黏膜上皮细胞内及细胞间水肿,以后上皮溶解、破溃、脱落,形成非特异性溃疡。溃疡表面可有纤维素性渗出物形成的假膜或为坏死组织所覆盖。溃疡部位为密集的炎症细胞浸润,以中性粒细胞及淋巴细胞为主。固有层中胶原纤维水肿、变性、弯曲断裂,甚至破坏消失。溃疡底部炎症仍明显,密集且多在血管周围(图 13-22)。毛细血管扩张、充血,血管内皮细胞肿胀,管腔肿胀甚至闭塞。

⊙链接

警惕长期的口腔溃疡

　　口腔溃疡不一定都能变成癌,但在长期慢性的刺激因素持续作用下有一部分会转变成癌。老年人常有残冠、残根或戴有不合适的义牙,有的老人还有刮舌苔,喜食烫辣食、嗜酒、吸烟等不利于口腔保健的习惯,这些长期的慢性刺激和不良习惯使老年人的口腔溃疡发病率较高。老年人口腔黏膜与血管弹性较差,抗病能力降低,致使口腔溃疡难以愈合,较易形成长期的口腔溃疡。

　　口腔癌主要发生于中老年人,是危及其生命的重要因素之一,如能在早期被发现,治愈率较高。因此老年人要高度警惕长期的口腔溃疡,定期检查,追踪观察,对可疑的溃疡,及时行活体组织检查,做到早发现、早治疗。

十、白塞综合征

　　白塞综合征又称眼、口、生殖器三联征,由土耳其眼科医生 Behcet 于 1937 年首先报道。本病主要特征是口腔与生殖器溃疡及眼部虹膜炎,具有其中两种特征者为不全型,此外还可合并血管炎、胃肠病变、皮肤病变、滑膜炎以及脑膜炎等症状。

　　【病因】　现已明确本病为自身免疫性疾病。遗传因素及免疫反应失调为本病的内因,细菌、病毒等感染可能为其发病的诱因。

　　【临床特点】　多发生于青年人及成人。口腔表现为反复发作的口腔溃疡。眼部为程度不同的结膜炎、角膜炎、虹膜睫状体炎以及视网膜炎等,严重者前房积脓以至失明。生殖器病变为发生于睾丸、阴茎或女性阴唇的圆形表浅性溃疡。皮肤可出现丘疹、脓疱病、毛囊炎、结节红斑及多形红斑等。患者常有周期性发热、头痛,偶尔可累及关节、心血管系统、消化系统、呼吸系统及神经系统等,病程较长,易反复发作。

　　【病理变化】　与复发性阿弗他溃疡相似,但本病血管变化较为明显。多数血管内有玻璃样血栓,管周有类纤维蛋白沉积,部分血管内皮细胞肿胀且失去完整性,小动脉及小静脉壁有炎症细胞。胶原纤维水肿变性,结缔组织内有大量淋巴细胞及浆细胞浸润(图 13-23)。

十一、复发性坏死性黏膜腺周围炎

复发性坏死性黏膜腺周围炎（PMNR）又称腺周口疮、复发性瘢痕性阿弗他口炎。本病是复发性口腔溃疡的重型，其特征为溃疡深而大，并形成瘢痕，可能与自身免疫有关。

【临床特点】 好发于舌、软腭、咽部、颊、唇等有腺体的黏膜部位。溃疡较大，直径常在 5mm 以上，周围隆起，深达黏膜下层，波及腺体，甚至累及肌层。溃疡大多为单发，有时可为 2～3 个，病程较长，一般 1～2 个月，少数可持续 1 年不愈，愈合后遗留瘢痕。

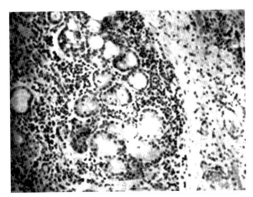

图 13-24 复发性坏死性黏膜腺周围炎
部分腺泡破坏消失，腺管上皮增生

与抗原-抗体引起的变态反应有关。

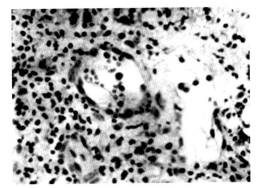

图 13-23 白塞综合征
血管扩张，白细胞从血管壁移出，管周有类
纤维蛋白沉积，并有大量炎症细胞浸润

【病理变化】 与复发性口腔溃疡相似。病变深达黏膜下层，腺泡破坏，腺管扩张，腺管上皮增生。严重时腺小叶结构消失，被密集的淋巴细胞所取代，也可形成滤泡样结构（图 13-24），炎症组织中还可见浆细胞及嗜酸粒细胞。发生于舌部的深溃疡可侵犯至肌层，肌束之间水肿，有较多的炎细胞浸润。

十二、多形渗出性红斑

多形渗出性红斑又称多形红斑，为皮肤黏膜的急性渗出性炎症。病变表现多种多样，其形态及颜色不一致，故有多形之称。本病可能

【临床特点】 好发于青年男性。皮肤病变多见于手背、足背、四肢伸侧，多为对称性，常突然发生红斑、丘疹、结节、水疱等，典型病变为虹膜样损害，即中央为大疱，周围为水肿区，再外有红斑环绕。口腔黏膜病变好发于舌、腭、颊、唇及牙龈，初为充血的红斑，继而形成水疱、渗出、结痂、糜烂及溃疡等多形变化。重者发病时有全身症状，如高热、头痛、咽痛、关节痛及疲倦等。生殖器及眼结膜也可受累，本病的重症型又称 Stevens-Johnson 综合征。

【病理变化】 上皮细胞内和细胞间水肿，上皮内疱或裂形成，但无棘细胞松解；也可形成上皮下疱。结缔组织水肿，有炎症细胞浸润，早期以嗜酸粒细胞为主，逐渐以中性粒细胞居多。血管扩张，血管内皮细胞肿胀及管壁增厚，血管周围主要为淋巴细胞浸润（图 13-25）。

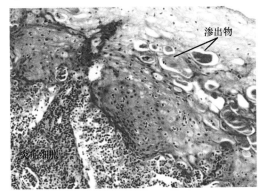

渗出物

炎症细胞

图 13-25 多形渗出性红斑
上皮细胞内及细胞间水肿，可见上皮内疱或裂，内有渗
出物，无棘细胞松解，结缔组织有大量炎症细胞浸润

十三、疱疹性口炎

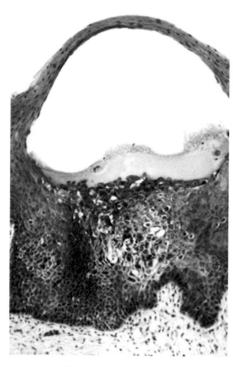

图 13-26　疱疹性口炎

疱疹性口炎又称单纯性疱疹,由Ⅰ型单纯疱疹病毒引起,病毒主要潜伏于三叉神经节。本病好发于儿童,当机体抵抗力降低,如感冒、肺炎时即可发病,患者缺乏终身免疫。

【临床特点】　早期表现为痒、刺痛或烧灼感,继之局部黏膜充血水肿,出现成簇的小水疱,其内充满黄色透亮液体。水疱破溃后形成浅表溃疡,相互融合,表面覆盖黄白色假膜。发生于唇部者称为唇疱疹,常见于成人,破溃后结黄痂。

【病理变化】　主要病理改变是上皮细胞发生气球样变和网状液化,形成上皮内疱(图13-26)。气球状细胞明显肿胀呈圆形,因细胞间桥消失而彼此分离形成水疱。胞核内有嗜酸病毒小体,即病毒包涵体。网状液化为上皮细胞内水肿,最终细胞壁破裂而形成多房性水疱,水疱中残余的细胞壁完全消失,而转变为单房性水疱。上皮下结缔组织水肿、血管扩张充血及炎症细胞浸润。刮取早期水疱的底部细胞做涂片,巴氏染色,可见毛玻璃样核、多核合胞体及核内包涵体三种变化。

十四、念 珠 菌 病

念珠菌病是由白色念珠菌引起的感染,此菌可寄生于正常人的皮肤和黏膜,但并不发病。长期大量使用广谱抗生素、皮质激素、免疫抑制剂或营养不良,全身重度消耗性疾病(如糖尿病、血液病、肿瘤等),均可诱发念珠菌感染。艾滋病也可引起口腔念珠菌病。

【临床特点】　好发于新生儿和老年人,为皮肤黏膜病。口腔念珠菌病临床可分为:①急性假膜性念珠菌病:又称雪口,以婴幼儿多见,好发于颊、舌、腭及口角黏膜,其特征是黏膜表面有凝乳状乳白色斑膜,不易撕掉,强行撕下形成出血面,且很快又有新的斑膜形成;②慢性增生性念珠菌病:又称白斑型念珠菌病,口腔黏膜可见硬而白的斑块,有时伴有皮肤念珠菌病;③慢性萎缩性念珠菌病:即托牙性口炎,义齿承压区有弥漫性炎症,常伴有口角炎症;④肉芽肿性念珠菌病:为发生于黏膜的特异性肉芽肿性反应,病变多见于舌、口唇和软腭黏膜。

【病理变化】　黏膜病变一般为亚急性或慢性炎症。上皮表层水肿,角化层内有中性粒细胞浸润,常形成微小脓肿。棘层增生,基膜常被炎症破坏。在角化层或上皮的外1/3处可见菌丝,菌丝多与上皮表面垂直或呈一定角度,PAS染色呈强阳性,为玫瑰红色(图13-27)。结缔组织中有充血的毛细血管及大量炎症细胞浸润。急性假膜性念珠菌病镜下见上皮变性坏死,并有大量念珠菌的菌丝及孢子。孢子聚集成团,呈椭圆形;菌丝为细长杆形,呈串珠状或藕节状(图13-28)。肉芽肿性念珠菌病在黏膜固有层中形成含巨细胞的肉芽肿,巨细胞胞浆内可见吞噬的芽孢,对 PAS 染色呈阳性反应。

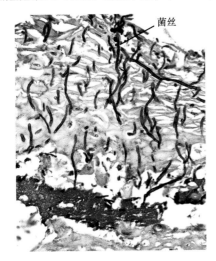

菌丝

图 13-27 白色念珠菌病
角化层中有大量与表面垂直的菌丝,
角化层微小脓肿形成

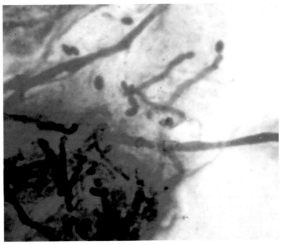

图 13-28 白色念珠菌的菌丝和孢子(PAS 染色)

十五、肉芽肿性唇炎

肉芽肿性唇炎的病因不明,有学者认为与结节病有关,也有认为肉芽肿性唇炎是梅-罗综合征的不完全型,该综合征的特征为肉芽肿性唇炎伴有面神经麻痹和沟纹舌。

【临床特点】 本病多在青春期后出现,上唇多见,肿胀从唇一侧开始,逐渐侵犯至另一侧,形成巨唇。唇部皮肤潮红、肿胀,可触及硬结,无凹陷性水肿,肿胀时轻时重,但不能痊愈。可伴有偏头痛、耳鸣、味觉及唾液分泌改变等神经系统失调症状。

【病理变化】 结缔组织内有弥漫性或灶性炎症细胞浸润,主要见于血管周围,上皮样细胞、淋巴细胞及浆细胞聚集呈结节状,有时结节内可见多核巨细胞(图 13-29)。

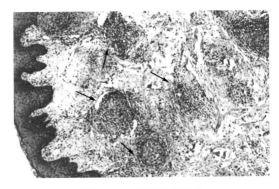

图 13-29 肉芽肿性唇炎
上皮下结缔组织中及血管周围见上皮细胞、淋巴细胞及
浆细胞聚集呈结节状

十六、良性游走性舌炎

良性游走性舌炎也称地图舌。本病原因不明,有家族性聚集倾向,与遗传、神经性障碍、维生素 B 缺乏等有关。

【临床特点】 本病儿童较成人多见,好发于体弱儿。特征为舌背丝状乳头剥脱形成不规则圆形红斑,边缘呈灰白色或黄白色隆起,状如地图周界。病损初起为小点状,逐渐增大,且边发展、边修复,故形态及位置不断变化,似会"游走"。约 50% 患者伴有沟纹舌。主观症状不明显,无痛,但有时发痒,一般 2 ~ 10 日自愈,也可间歇性发作。

【病理变化】 本病为浅表慢性剥脱性舌炎。红斑处丝状乳头消失，上皮表层剥脱，上皮内有明显的白细胞渗出，接近表层处有微小脓肿形成。病变边缘，上皮棘层增生伴细胞水肿，表层过度不全角化。结缔组织中血管扩张充血，有炎症细胞浸润。

十七、艾滋病的口腔表征

获得性免疫缺陷综合征(AIDS)简称艾滋病，由人免疫缺陷病毒(HIV)感染所致，死亡率很高，至今仍无理想的治疗方法。口腔表现是诊断艾滋病的重要指征之一。WHO(1990)列举了30种与HIV感染有关的口腔症状，其中与HIV感染密切相关的口腔病变有：①口腔念珠菌病；②口腔毛状白斑；③HIV牙龈炎；④HIV牙周炎；⑤口腔卡波西肉瘤；⑥非霍奇金淋巴瘤。

（一）口腔念珠菌病

口腔念珠菌病是HIV感染后的最初期表现，临床分为四型：红斑型、增生型、假膜型及口角炎型。红斑型多发生于上腭、舌背及颊黏膜，为红色斑块。增生型最常见于颊黏膜，为擦拭不掉的致密白色斑块。假膜型好发于上腭以及颊、唇黏膜，为黄白色可以去除的假膜。口角炎型表现为口角部位的鲜红色皲裂。

【病理变化】 与非HIV感染的口腔黏膜念珠菌病的病理变化相似。

（二）口腔毛状白斑

口腔毛状白斑为发生于口腔黏膜的白色绒毛状病变。本病发病机制目前尚不明确。近年来认为EB病毒是本病的直接原因，且AIDS患者T淋巴细胞功能降低或缺失，从而导致EB病毒的入侵和发病。

【临床特点】 本病主要发生于舌侧缘，且多为双侧(80%左右)，其次见于颊、口底、软腭及鼻咽黏膜，牙龈及扁桃体亦可发生。病变表现为白色绒毛状，不易被擦掉，可伴有溃疡。一般无明显自觉症状，有时可有烧灼感、疼痛或味觉障碍。

【病理变化】 口腔黏膜上皮表面为厚薄不均的不全角化，呈刺状或绒毛状突起，上皮钉突肥厚并伸长，棘层明显增生。近表层1/3的棘细胞层常可见肿大的气球样细胞，胞浆淡染，部分细胞空泡变性或在核周有环状透明区。电镜观察，上皮近表层的细胞间及细胞胞浆内，可见大量病毒颗粒。上皮下结缔组织内炎症不明显，合并真菌感染时在菌丝周围可见呈灶性浸润的单核细胞。

（三）HIV牙龈炎

HIV牙龈炎一般有两种表现，一种为局限于牙龈的炎症，在龈缘部位出现一条火红色充血带或附着龈部位点状红斑，常伴有自发性出血及局限性肿胀。另一种为局限于牙龈或龈乳头的溃疡，常表现为牙龈乳头破坏消失，可有疼痛及出血，又称坏死性龈炎。

【病理变化】 为典型的牙龈炎症，上皮下结缔组织毛细血管增生、扩张及充血，并见大量炎症细胞浸润，严重者牙龈组织变性、坏死、糜烂、溃疡，致使牙龈软组织局部脱落，形成缺损。

（四）HIV牙周炎

HIV牙周炎为牙龈病变迅速波及深部牙周组织，导致牙周软组织破坏，牙槽骨不规则吸收、破坏。重症者牙松动、脱落。患者常有明显疼痛、出血及口腔恶臭等表现。

【病理变化】 除具有HIV牙龈炎的各种表现外，深部牙周组织受累，表现出牙周炎的病理变化特点。破骨细胞性骨吸收明显,重症者牙周软组织及牙槽骨出现不同程度的变性、坏死。

目 标 检 测

A₁型题

1. 上皮异常增生可表现下列变化,除了
   A. 上皮钉突呈滴状
   B. 基底细胞液化变性
   C. 有丝分裂象增加
   D. 细胞核浓染
   E. 上皮基底细胞极性消失

2. 下述哪种变化不是扁平苔藓的病理表现
   A. 上皮钉突不规则伸长
   B. 基底细胞液化变性
   C. 基膜界限不清
   D. 棘细胞内疱形成
   E. 固有层内淋巴细胞浸润一般不达黏膜下层

3. 关于白斑,以下哪项是错误的
   A. 白斑属癌前病变
   B. 上皮单纯性增生是良性病变
   C. 是指在黏膜上发生的白色斑块,不能擦掉
   D. 白斑可表现不同程度的上皮异常增生
   E. 在临床和病理上可诊断为其他疾病的病变也可称为白斑

4. 增殖性红斑在临床表现为红色斑块的原因是
   A. 上皮不全角化
   B. 上皮萎缩变薄
   C. 结缔组织内血管增生,扩张充血
   D. 上皮钉突增大处的表面形成凹陷
   E. 以上均是

5. 大疱的一般直径应超过
   A. 2mm
   B. 3mm
   C. 4mm
   D. 5mm
   E. 6mm

6. 上皮内个别细胞发生紊乱改变时称为
   A. 上皮异常增生
   B. 细胞非典型性
   C. 棘层松解
   D. 棘层增生
   E. 上皮错角化

7. 基层下疱多见于
   A. 天疱疮
   B. 良性黏膜类天疱疮
   C. 单纯疱疹
   D. 口腔扁平苔藓
   E. 口腔白斑

8. 口腔白斑的癌变率为

   A. 1%~2%
   B. 2%~3%
   C. 3%~4%
   D. 3%~5%
   E. 5%~6%

9. 下述良性黏膜类天疱疮与寻常性天疱疮区别点不包括
   A. 基层下疱
   B. 无棘层松解
   C. 上皮全层剥脱
   D. 结缔组织表面无残留的基底细胞层
   E. 结缔组织内大量淋巴细胞浸润

10. 关于口腔黏膜白色念珠菌病上皮病理改变哪项是错误的
    A. 上皮表层水肿
    B. 上皮棘细胞层萎缩
    C. 菌丝多与上皮表面垂直
    D. 基膜部分被炎症破坏
    E. 结缔组织中有大量炎症细胞浸润

11. 口腔毛状白斑的病因是
    A. 念珠菌
    B. 奋森螺旋体
    C. EB病毒
    D. 疱疹病毒
    E. AIDS病毒

12. 基底细胞溶解破碎,排列不齐,基膜不清,甚至消失,称
    A. 基底细胞空泡样变性
    B. 基底细胞液化
    C. 基底细胞气球样变性
    D. 棘层松解
    E. 糜烂

13. 疣状白斑和均质性白斑主要病理区别是
    A. 上皮表面高低不平呈刺状或乳头状
    B. 表层有过度角化
    C. 粒层明显
    D. 棘层增生
    E. 上皮下结缔组织内可有慢性炎症细胞浸润

14. 口腔黏膜下纤维化结缔组织内主要病理变化是
    A. 上皮萎缩
    B. 上皮增生
    C. 胶原纤维轻度增生
    D. 结缔组织发生纤维变性

E. 经常出现上皮异常增生

15. 下列口腔黏膜病中恶变率最高的是
    A. 白斑   B. 红斑
    C. 扁平苔藓   D. 念珠菌病
    E. 以上都不是

16. 病变波及黏膜下层,愈合后遗留瘢痕的是
    A. 糜烂   B. 浅溃疡
    C. 深溃疡   D. 脓疱
    E. B+C

17. 下述哪项不是口腔毛状白斑的病理表现
    A. 上皮钉突肥厚、伸长
    B. 棘细胞增生
    C. 棘细胞内出现角化细胞
    D. 近表层1/3的棘细胞气球样变
    E. 过度不全角化形成刺状突起

18. 口腔黏膜下纤维化病理表现为大量肌纤维坏死时临床表现为
    A. 无症状   B. 口腔有烧灼感
    C. 出现大疱   D. 有自发痛
    E. 张口严重受限

19. 下列哪种疾病又称为白塞综合征
    A. 多形红斑   B. 口眼生殖器三联征
    C. 肉芽肿   D. 腺周口疮
    E. 天疱疮

20. 不属于艾滋病口腔表征的是
    A. 念珠菌病   B. 毛状白斑
    C. 坏死性龈炎   D. 牙周炎
    E. 扁平苔藓

21. 上皮的棘层或基底层出现个别或成群的细胞角化称为
    A. 过度角化   B. 过度正角化
    C. 过度不全角化   D. 错角化
    E. 棘层增生

22. 肉芽肿性唇炎的典型病理改变为
    A. 血管周围有上皮样细胞、淋巴细胞及浆细胞聚集
    B. 上皮下疱
    C. 上皮内疱
    D. 结缔组织发生纤维变性
    E. 固有层内淋巴细胞浸润带

23. 下列哪项不是慢性盘状红斑狼疮的病理表现
    A. 有时可见角质栓塞
    B. 基膜不清晰
    C. 基底细胞发生液化变性

D. 血管内玻璃样栓塞
    E. 固有层淋巴细胞浸润带

24. 天疱疮最常见的病理改变是
    A. 基底细胞液化   B. 气球样变性
    C. 空泡样变性   D. 网状样变性
    E. 棘层松解

25. 关于上皮过度不全角化哪项是正确的
    A. 增厚的角化层中细胞核消失
    B. 形成均匀嗜伊红染色的角化物
    C. 增厚的角化层中细胞核未分解消失
    D. 粒层增厚明显
    E. 以上均是

A₂型题

26. 患者,女,49岁。颊黏膜有红斑样病损,表面糜烂,周围有白色放射状条纹。鼻梁两侧皮肤有蝴蝶斑。镜下可见上皮层萎缩变薄,表层过度角化,可见角质栓,基底细胞液化变性,固有层胶原纤维水肿,血管周围有淋巴细胞浸润。病理诊断是
    A. 白斑   B. 扁平苔藓
    C. 天疱疮   D. 红斑
    E. 慢性盘状红斑狼疮

27. 患者,女,51岁。颊黏膜上有灰白色的树枝状条纹。镜下可见,上皮不全角化,变薄,上皮钉突不规则延长,基底细胞排列紊乱,部分基底细胞出现液化变性,固有层有密集的淋巴细胞浸润带。病理诊断为
    A. 白斑
    B. 扁平苔藓
    C. 慢性盘状红斑狼疮
    D. 红斑
    E. 天疱疮

28. 患者,男,50岁。口腔内黏膜多处起疱,疱破后形成结痂。镜下见病变浅层上皮脱落,仅见基底细胞附着于结缔组织上方,呈绒毛状,其上方见个别松散的圆形细胞,胞核圆形,大而肿胀,染色质多,胞核周围有窄晕。提示病理诊断为
    A. 寻常性天疱疮
    B. 良性黏膜类天疱疮
    C. 扁平苔藓
    D. 慢性盘状红斑狼疮
    E. 复发性阿弗他溃疡

29. 患者,男,45岁。患颊黏膜上皮白色病变半年,边界清楚,与黏膜平齐,有粗涩感。镜下见上皮

增生,过度正角化,粒层明显,棘层增生。上皮钉突伸长,基膜清晰,固有层和黏膜下层有炎细胞浸润。病理诊断为

A. 红斑　　　　　　B. 扁平苔藓

C. 白斑　　　　　　D. 慢性盘状红斑狼疮

E. 以上都不是

30. 患者,男,50 岁。口腔黏膜发硬半年,有嚼槟榔 30 余年史。镜下见:上皮萎缩,胶原纤维玻璃样变带,其下方胶原纤维水肿,淋巴细胞浸润。病理诊断应为

A. 白斑　　　　　　B. 红斑

C. 扁平苔藓　　　　D. 口腔黏膜下纤维性变

E. 白斑癌变

B 型题

(31～34 题共用备选答案)

　A. Civatte 小体　　B. 凋亡小体

　C. 天疱疮细胞　　　D. 狼疮带

　E. 基层下疱

31. 上皮细胞无细胞间桥,细胞肿胀呈圆形,核染色深,常有胞浆晕环绕着核周围,这种游离的棘细胞称

32. 疱在基底层之下,基底细胞变性,使上皮全层剥离称

33. 在上皮的棘层、基底层或黏膜固有层可见圆形或卵圆形、均质性嗜酸、PAS 染色阳性呈玫瑰红色的小体

34. 在慢性盘状红斑狼疮病损区,用直接免疫荧光技术可探测病损部位上皮基膜区域有免疫球蛋白、补体沉积,形成一条翠绿色的荧光带,称为

(35～38 题共用备选答案)

　A. 棘细胞层增生　　B. 基底细胞空疱性变

　C. 棘细胞层松解　　D. 溃疡

　E. 糜烂

35. 黏膜或皮肤表层坏死、脱落形成凹陷称

36. 基底细胞内水肿较轻,细胞稍增大,胞浆呈空疱状称

37. 上皮棘层细胞间张力原纤维及黏合物质发生变性、断裂破坏,细胞间桥溶解,棘细胞间联系力松弛、解离称

38. 上皮浅层破坏,未侵犯上皮全层的称

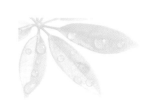

第 14 章
颌骨及关节疾病

1. 颌骨骨髓炎、纤维结构不良、骨化纤维瘤的病理变化。
2. 骨肉瘤、颞下颌关节病的病理变化。

任务引领

22 岁的小张,前段时间右下颌后牙疼痛不已,因为工作忙便自行服用消炎药,没有去医院就诊。近 2 天疼痛加剧,并且疼痛向右半侧头部放射,右下颌的多个后牙出现松动,不能咀嚼,右侧的下唇有麻木感,小张还感觉自己有些发热,并且全身乏力。那么小张可能患了什么病?该病的病理变化是怎样的?如果小张继续延误治疗,病变组织还会发生怎样的病理改变?本章将带您一起走进知识的殿堂。

第 1 节　颌骨疾病

一、化脓性颌骨骨髓炎

化脓性颌骨骨髓炎为发生于颌骨的化脓性炎症,常合并颌面部软组织炎症。常见的病原菌为化脓性细菌,如金黄色葡萄球菌、溶血性链球菌等。

【病因】　急性化脓性颌骨骨髓炎常继发于牙源性感染,如急性根尖周炎、牙周炎、智齿冠周炎等;其次为创伤后感染所致,如拔牙创感染等。血源感染少见,主要发生于婴幼儿。慢性化脓性颌骨骨髓炎常因急性期治疗不当或细菌毒力较弱引起。

【临床特点】　成人化脓性颌骨骨髓炎多见于下颌骨,第一磨牙是最常见的病灶牙,但新生儿化脓性颌骨骨髓炎几乎全部发生在上颌骨。化脓性颌骨骨髓炎分急性和慢性两型。

急性化脓性颌骨骨髓炎起病急,患者多以罹患部位的剧烈疼痛为主诉,所属区域淋巴结肿胀,全身症状明显,有高热、外周血白细胞计数增高,严重者甚至可并发败血症、颅内感染。包括病灶牙在内的多个牙齿松动,叩痛明显。早期感染局限,病变发展可导致广泛弥散的炎症。发生在上颌者可并发上颌窦炎;发生在下颌者可波及下牙槽神经引起下唇麻木,若侵犯咀嚼肌,则出现张口受限;脓液穿破骨皮质可引起颌骨周围蜂窝织炎,出现软组织红肿疼痛。

慢性颌骨骨髓炎病程较长,全身症状不明显,患处可有疼痛和肿胀。主要表现是口腔内及颌面部皮肤形成瘘管,长期排脓,常伴有不同程度的张口受限;有时从瘘管排出较小的死骨片,病变广泛时可发生病理性骨折。X 线片表现为虫蚀状骨破坏,呈界限不清楚的透射影像(图 14-1)。

【病理变化】　急性化脓性颌骨骨髓炎感染初期,骨髓腔内血管扩张充血、组织水肿,大量中性粒细胞渗出,继而组织逐渐溶解坏死、形成脓肿,脓肿周围破骨活性增高。残存于脓肿内的骨小梁,其成骨细胞和骨细胞完全消失,表现为死骨形成。脓液沿骨小梁间隙蔓延扩散,广泛侵犯骨松质和骨髓腔(图 14-2)。

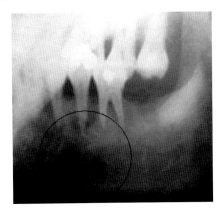

图 14-1 慢性化脓性颌骨骨髓炎 X 线片影像

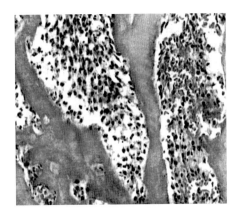

图 14-2 急性化脓性颌骨骨髓炎

慢性化脓性颌骨骨髓炎在光镜下主要表现为伴有明显骨吸收及死骨形成的化脓性病灶。骨髓腔内淋巴细胞及浆细胞增多,骨细胞消失,骨陷窝空虚,形成死骨,骨小梁周围缺乏成骨细胞。死骨周围可有炎性肉芽组织或纤维组织增生环绕,使死骨与正常组织分离。死骨清除后,常可见到反应性新生骨(图 14-3)。

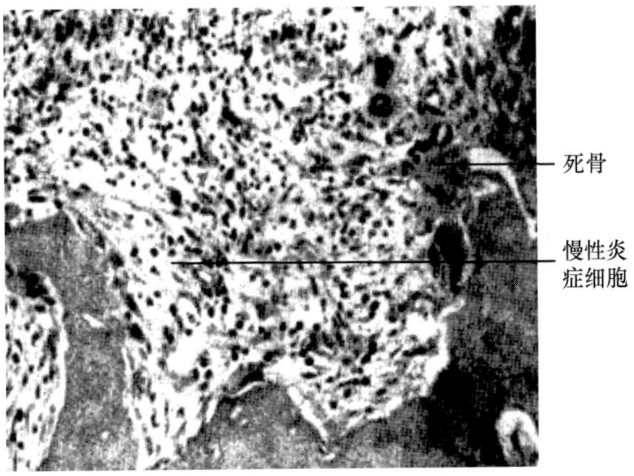

二、慢性骨髓炎伴增生性骨膜炎

慢性骨髓炎伴增生性骨膜炎又称 Garre 骨髓炎或骨化性骨膜炎,是一种伴明显骨膜炎症反应的慢性骨髓炎亚型。

死骨

慢性炎症细胞

图 14-3 慢性化脓性颌骨骨髓炎

【病因】 本病常由低毒性细菌感染引起,多因牙源性慢性炎症或拔牙创感染持续存在,刺激骨膜增生,导致骨膜下反应性新骨形成。

【临床特点】 好发于青少年男性,下颌骨较上颌骨多见,典型的好发部位在下颌后份。炎症症状不明显,表现为无痛性颌骨肿胀,质地坚硬,发展缓慢。X 线片显示骨皮质外有不规则骨质增厚,形成双层或多层密质骨,骨髓腔内可有点状破坏。

【病理变化】 镜下见:骨膜下密质骨表面有大量反应性新骨形成,新生骨骨小梁与骨面垂直,周围可见成骨细胞环绕,骨小梁间的纤维结缔组织中有轻度慢性炎症细胞浸润(图 14-4)。

三、慢性局灶性硬化性骨髓炎

慢性局灶性硬化性骨髓炎又称致密性骨炎,属机体对慢性刺激的防御性反应,对健康无影响,一般无需治疗。

【病因】 本病多与慢性根尖周炎有关,在组织抵抗力强,细菌毒力弱时导致反应性骨新生。

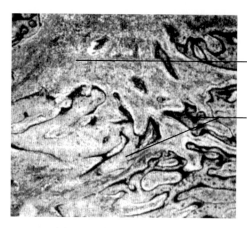

慢性炎症细胞

新生的骨小梁

图 14-4 慢性骨髓炎伴增生性骨膜炎

【临床特点】 本病常见于青壮年,好发于下颌第一磨牙根尖区的牙槽骨,有时见于第二磨牙或前磨牙。一般无特殊症状或体征,常在 X 线检查中偶然被发现。X 线片显示病灶牙根尖区有圆形、界限清楚的不透光区,易与牙根识别,与周围骨组织对比明显。

【病理变化】 镜下所见病变区骨小梁较周围正常骨组织致密,骨髓腔窄小,腔内含疏松的纤维结缔组织,并见轻度的淋巴细胞浸润。有时仅为一个致密骨团,无骨髓腔及成骨细胞。

四、结核性骨髓炎

结核性骨髓炎也称颌骨结核,较少见。

【病因】 由结核杆菌感染引起,常为身体其他部位的结核病继发而来,如肺部结核通过血液循环侵入颌骨;邻近的口腔黏膜结核病灶也可直接侵犯颌骨;结核杆菌还可通过拔牙创、龋洞等开放性伤口侵入颌骨。

【临床特点】 本病临床较少见,主要见于儿童,上、下颌骨均可发生。临床表现类似慢性化脓性骨髓炎,为软组织的渐进性肿胀,可扪及质地坚硬的骨隆起,表面皮肤或黏膜无充血发红表现。病变波及骨外者可形成冷脓肿或穿破皮肤形成瘘管。X 线片显示患处骨小梁结构不清,边缘模糊,不整齐,可形成囊肿样透光区,其中可见模糊的死骨影像。

【病理变化】 颌骨结核的基本病变是在骨髓腔内形成结核性肉芽组织,可见由上皮样细胞、朗格汉斯巨细胞及散在的淋巴细胞等聚集成结节,中央可见干酪样坏死,周围有增生的纤维组织。可见死骨形成。如继发化脓性感染,则还可见大量中性粒细胞聚集。当病变穿破骨壁侵犯周围软组织时,坏死组织液化,在骨旁形成结核性脓肿。

五、放射性骨髓炎

放射性骨髓炎又称放射性骨坏死,是头颈恶性肿瘤放射治疗的严重并发症。其发生主要与照射量有关。一般认为照射 60Gy 以下不会发生骨坏死,而超过 70Gy 发生率可达 9%。此外与放射线种类、个体耐受性、照射方式、局部防护也有一定的关系。

【病因】 放射性骨坏死的病因及发病机制主要有三种学说:①放射、创伤及感染学说:即放射线造成小动脉损害,发生炎性狭窄,使局部血液循环障碍,骨细胞活力丧失,同时因创伤导致细菌侵入,引起骨感染、坏死;②骨损害学说:即放射线对骨细胞直接作用,引起骨坏死,而血管改变所导致的循环障碍加重和延长了骨细胞的病理损害;③三低学说:指放射后造成低氧、细胞和血管明显减少,使骨形成及代偿作用受到严重破坏。

【临床特点】 病程发展缓慢,往往在放射治疗后 0.5 ~ 3 年内出现症状。主要表现为局部间歇性或持续性疼痛,伴有开口受限、口臭及瘘管形成。死骨形成比较晚,死骨逐渐暴露且不容易和周围组织分离。X 线显示照射区骨密度降低,骨质疏松并有不规则骨破坏,边缘不整,界限不清。

【病理变化】　镜下主要病变是骨的变性及坏死,可有继发性炎症改变,多位于骨组织暴露的部位。密质骨病变较重,早期表现为层板骨纹理粗糙,着色不均,部分骨细胞消失,骨陷窝空虚,无明显成骨及破骨现象。后期层板结构逐渐断裂消失,大部分骨细胞消失,形成死骨。松质骨可见骨小梁萎缩及骨微裂,小梁周边仍可见骨沉积线。骨髓组织呈不同程度的纤维化和炎症反应。变性骨周围可有大量成骨细胞和破骨细胞。

🔵 **链接**

放射性颌骨骨髓炎的预防

为预防放射性颌骨骨髓炎的发生,要积极采取相应的预防措施:①放疗前要消除口腔内外的一切感染灶。全口洁治;拔除无法治愈的病牙;治疗仍能保留的病牙;拆除口内原有的金属义齿;活动义齿需在放疗终止后一段时期再行佩戴,以防黏膜损伤。②放射治疗中,隔离非照射区,加强对非放射野组织的防护;口腔内发生溃疡时,局部涂抗生素软膏,以防感染。③放射治疗后,注意口腔清洁,尽量避免在放疗后 3 年内拔牙。如必须拔除患牙的,则应尽量减少手术损伤,使用适量抗生素,控制继发感染。

六、纤维结构不良

纤维结构不良为骨内纤维组织增生性病变,是一种较多见的良性骨疾病。

【病因】　本病病因不明,一般认为是一种具有遗传学基础的骨发育缺陷,即先天性纤维化骨不良或成骨的间充质发育异常,单骨性者可能与局部感染或外伤有关。

【临床特点】　可分为单骨性和多骨性两大类。单骨性病例较多见,发病率较高,常累及颌骨,其他常见部位还有肋骨和股骨等处。多骨性纤维结构不良较少见,但约 50% 的病例累及头颈部,表现为颅骨、面骨、颌骨同时受累,若同时伴有皮肤色素沉着及女性性早熟者,称 McCune-Albright 综合征。

单骨性病例多见于年轻成年人,性别无明显差异,平均患病年龄 25 岁。多骨性者一般好发于 10 岁之前的儿童,女性多见。本病进展缓慢,病程较长,青春期后可停止发展,也可终生渐进性发展。上颌多于下颌,一般表现为无痛性颌骨膨隆,引起面部不对称,牙齿松动、移位,咬合关系改变。X 线表现多样,典型的表现为病变区阻射性降低,呈磨砂玻璃样改变(图 14-5),与周围正常骨的界限不明显。病变区以纤维成分为主时,可表现为囊透射区。

【病理变化】　肉眼观:病变部位骨质膨隆,剖面见皮质骨变薄,与松质骨之间无明确分界,骨髓腔消失,被灰白色结缔组织取代,有时可见出血及囊性变。

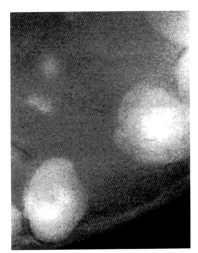

图 14-5　纤维结构不良(X 线)
(箭头所示病变区呈磨砂玻璃样改变)

镜下观察:病变区疏松的细胞性纤维组织和不规则骨小梁代替了正常骨组织。幼稚的骨小梁彼此之间缺乏连接,无层板结构,细而弯曲呈 C 形、O 形或 V 形等(图 14-6)。其周围往往缺乏成排的成骨细胞,提示可能由纤维直接化骨。骨小梁之间的胶原纤维排列疏松或呈旋涡状,成纤维细胞分化良好,呈梭形,大小一致。增生的纤维组织中富含血管,有时可见到骨样组织、软

137

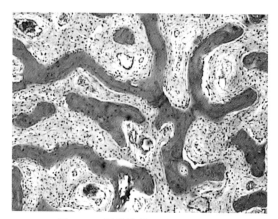

图 14-6　纤维结构不良(组织学)
骨小梁排列紊乱,呈英文字母样

骨岛及破骨细胞等。

七、骨化纤维瘤

骨化纤维瘤是一种相对多见的颌骨中心性肿瘤,由于含有"牙骨质样物质",以往将其称牙骨质-骨化纤维瘤。2005 年 WHO 新分类中认为"在牙根以外的部分,牙骨质与骨组织并没有明显差异,区分两者的临床意义不大",因此新分类中将其以往命名中所使用的"牙骨质"一词全部略去,简化命名为骨化纤维瘤。

【临床特点】　本病好发于 10 ~ 39 岁,女性多见,主要见于下颌后部。临床早期多无症状,随肿瘤的增长,可出现颌骨膨隆、牙齿移位、咬合关系紊乱和颌面部变形。X 线表现为病变边界清楚的、单房性密度降低区,由于伴有硬组织的形成,在病变透射影像区内常夹杂少量阻射影像(图 14-7)。

【病理变化】　肉眼观:肿瘤为界限清楚的实性肿块,有包膜,剖面呈黄白色。镜下观肿瘤由纤维结缔组织构成,含有数量不等的矿化组织。结缔组织中,细胞丰富程度差异较大,胶原纤维排列紊乱。肿瘤中的矿化组织形态多样,可以是骨小梁编织骨、成熟的层板骨、牙骨质小体样钙化团块(图 14-8)。本病与纤维结构不良在组织学上有时很难鉴别。骨化纤维瘤多见于下颌,界限清楚,有包膜,骨小梁状编织骨周围常绕成排的成骨细胞,以此可与纤维结构不良鉴别。

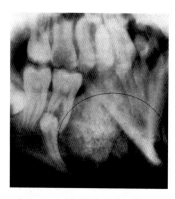

图 14-7　骨化纤维瘤(X 线)

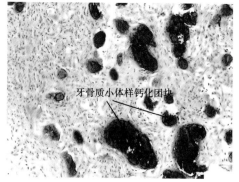

牙骨质小体样钙化团块

图 14-8　骨化纤维瘤(组织学)

【生物学特性】　一般认为该瘤来自于牙周膜,如不治疗可持续生长,完整切除后不易复发。

八、骨　肉　瘤

骨肉瘤是以肿瘤细胞形成骨样基质为特征的肉瘤,是最常见的恶性成骨性肿瘤之一。

【临床特点】　最早出现的症状是疼痛,恶性程度越高的骨肉瘤,患者的疼痛发生越早且较剧烈。局部可触及包块,有少数患者可发生病理性骨折。病变的颌骨区域,常出现感觉异常、牙齿松动、出血、鼻塞等症状。X 线表现常见病变区溶骨和成骨并存,溶骨表现为境界不清的虫蚀状密度减低区;成骨表现为絮状密度增高影或硬化区,可出现"日光放射状"影像。

【病理变化】　肉眼观:骨肉瘤一般体积较大,常穿破骨皮质,进入软组织形成包块。普通型骨肉瘤可分为成骨型骨肉瘤、成软骨型骨肉瘤和成纤维型骨肉瘤三种亚型。成骨型骨肉瘤可表现为灰褐色不规则颗粒状或黄白色,质硬;成软骨型者表现灰白至黄褐色,伴不同程度钙化,质韧硬,切面呈鱼肉状外观;成纤维型者暗红或灰黄色,质软。骨肉瘤组织出血多者呈紫红色;中间夹杂有坏死区呈囊性变。

镜下观:可见不规则或梭形肿瘤细胞,细胞异形性明显,可见异常核分裂。瘤细胞之间可见软骨样细胞骨样基质,为致密、粉染、无规则形的细胞间物质(图 14-9),是诊断骨肉瘤的重要依据。

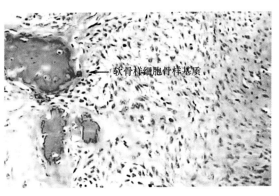

图 14-9　骨肉瘤(组织学)

【生物学特性】　骨肉瘤常通过血运转移,恶性程度高,预后差,但颌骨骨肉瘤相对其他部位骨肉瘤预后较好。

第 2 节　颞下颌关节病

一、颞下颌关节紊乱病

颞下颌关节紊乱病是一组具有相关临床症状,累及颞下颌关节和咀嚼肌系统的疾病的总称,并非单一性疾病。

【病因】　该病病因复杂,一般认为其发生主要与牙合关系紊乱、遗传、内分泌、代谢、血液循环、免疫及精神因素等有关,对每一位患者的病因应做具体分析。

【临床特点】　本病在颞下颌关节病中最为多见,好发于青壮年,女性多见。临床主要特有征:①开口和咀嚼运动时关节区疼痛,也可有自发痛;②关节运动时有弹响音、破碎音或摩擦音等异常声音;③关节运动障碍,表现为开口度及开口型的异常。病程较长,其发展过程有三个阶段:功能紊乱、结构紊乱和关节器质性破坏。

【病理变化】　肉眼观:关节盘后带及双板区凹陷变薄,表面粗糙不平,重者可发生穿孔,髁突软骨面不光滑,局部可有剥脱。

镜下观:病变区的胶原纤维玻璃样变,溶解断裂,形成裂隙;前带和中带纤维排列变为无定向紊乱排列;中带及后带纤维间软骨细胞增多,细胞较大。后带中有新生毛细血管长入,双板区纤维增多,血管减少,并可发生病理性钙化。

髁突软骨表面胶原纤维变性松解,形成大小不等的横裂与纵裂(图 14-10);软骨可沿横裂剥脱,使表面不平,病变严重时,髁突骨质与表面软骨之间形成大的横裂,裂隙上方软骨全层剥脱,下方骨质暴露。

髁突骨质中骨细胞固缩或消失,骨陷窝空虚,骨纹理粗糙,骨小梁有不规则微裂,甚至崩解,相邻骨髓腔彼此融合,形成假性囊肿,囊腔内有脱落、变性、坏死的碎骨片。

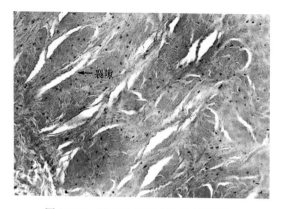

图 14-10 颞下颌关节紊乱病(组织学)
关节盘胶原纤维玻璃样变,裂隙形成

二、骨关节炎

骨关节炎又称骨关节病,是指关节软骨发生退行性变,继而邻近软骨增生、骨化。

【病因】 多见于老年人,可能与增龄、关节损伤和长期磨损有关。随年龄增长,关节软骨弹性下降,抵抗重力及摩擦力的能力减退,过度或不适宜的运动时易受损伤。年龄在 40 岁以下者,常继发于颞下颌关节紊乱病。

【临床特点】 女性稍多见。早期病变可无症状,进一步发展则出现类似颞下颌关节紊乱病的症状及体征。不伴有全身症状,多发生在一侧关节,主要临床表现为颞下颌关节区的疼痛,关节运动时疼痛加重。X 线显示关节腔狭窄、关节变形和(或)髁突变扁平,骨赘形成、髁突前斜面唇状增生、软骨下骨硬化、囊性变等。

【病理变化】 肉眼观:关节面软骨损伤,关节负重区软骨剥脱,软骨下骨反应性增生,骨小梁增厚和表面致密骨形成并硬化称为骨质象牙化。软骨性和骨性骨赘,可部分脱落于关节腔形成游离体,残余的关节面软骨呈绒毛状突起。

镜下观:早期病变为关节软骨损伤和退行性改变,纤维变性,形成软骨裂隙。软骨破坏后,下方骨质暴露(图 14-11),骨小梁微小骨折,骨局部溶解、被纤维黏液样组织取代形成软骨下囊肿。软骨及骨组织的修复表现为软骨细胞再生,骨质增生和硬化,表面骨小梁增厚,关节面骨赘形成,呈刺状或唇样突起改变,软骨下囊肿周围骨质反应性增生。

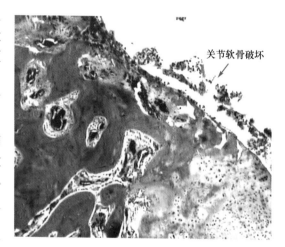

图 14-11 骨关节病(组织学)

三、类风湿关节炎

类风湿关节炎为累及全身多处关节的自身免疫性疾病。

【病因】 尚未明确,目前认为是多因素引起的一种自身免疫性疾病。

【临床特点】 女性好发,男:女发病率为 1:3,常于 30 岁左右开始发病,主要表现是关节疼痛和运动障碍,中晚期可出现关节畸形,关节强直及骨和肌肉的萎缩。疾病多数为缓慢隐匿起病,受累关节的症状表现为反复发作的关节肿胀和疼痛,常伴有明显的晨僵。关节病变常从手足小关节开始,逐步侵犯大关节,呈游走性、对称性多关节炎。50%~70% 的病例累及颞下颌关节,可出现咀嚼疼痛,关节僵硬、捻发音及张口受限等症状。约 10% 的患者伴有舍格伦综合征。

【病理变化】　类风湿关节炎的病理改变主要累及滑膜和关节软骨。①早期为滑膜炎症。表现为血管充血、水肿、炎细胞浸润，关节腔内积液，滑膜表面纤维素样物质沉积。②慢性期以增生性病变为主。滑膜细胞增生，绒毛肿大；滑膜内淋巴细胞增多，有时形成淋巴滤泡；富于血管的肉芽组织增生，形成一层血管翳，覆盖于软骨或骨表面。血管翳是引起关节软骨破坏、关节内粘连及关节强直的重要因素。③晚期随着软骨表面肉芽组织的纤维化，关节软骨破坏，关节腔逐渐粘连消失，形成纤维性强直，最终发展为骨性强直。

目 标 检 测

A₁ 型题

1. 镜下表现为骨髓腔内血管扩张充血、组织水肿，大量中性粒细胞渗出，形成脓肿的病是
　A. 急性颌骨骨髓炎
　B. 放射性骨坏死
　C. 慢性颌骨骨髓炎
　D. 慢性局灶性硬化性骨髓炎
　E. 成釉细胞瘤

A₂ 型题

2. 患者，女，18岁。上颌颌骨膨隆2年。颜面不对称，咬合关系尚可。X线显示病变区纤维成分较多，骨组织呈磨砂玻璃样改变。镜下观：纤维组织代替了正常骨组织，骨小梁形态不一，粗细不等。排列紊乱，呈C形或O形。这是
　A. 颌骨骨髓炎　　　B. 放射性骨坏死
　C. 骨纤维异常增殖症　D. 骨肉瘤
　E. 成釉细胞瘤

3. 患者，男，14岁。下颌骨后份无痛性肿胀，进展缓慢。X线咬合片显示外骨皮质板呈灶性骨膜下骨质增生。镜下观骨膜下密质骨反应性新骨形成，其中有少量淋巴细胞和浆细胞浸润，无化脓及死骨形成。最可能的疾病是
　A. Garre 骨髓炎　　　B. 致密性骨炎
　C. 慢性化脓性骨髓炎　D. 结核性骨炎
　E. 慢性局灶性骨髓炎

4. 患者，男，20岁。右下颌第一磨牙区轻微疼痛，X线见第一磨牙根尖有一圆形界线清楚的阻射区，镜下见骨小梁的厚度和数量增加，骨髓腔窄小，腔内有纤维组织及少量炎细胞浸润。最可能的疾病是
　A. Garre 骨髓炎　　　B. 致密性骨炎
　C. 慢性化脓性骨髓炎　D. 结核性骨炎
　E. 慢性局灶性骨髓炎

5. 患者，男，57岁。下颌牙龈癌手术联合放疗后2年，术区间断性疼痛。开口受限，有死骨暴露，X线见骨密度降低。最可能的疾病是
　A. 化脓性骨髓炎　　　B. Garre 骨髓炎
　C. 放射性骨坏死　　　D. 进行性骨溶解症
　E. 骨质疏松症

6. 某患者的颌骨病理切片在镜下表现为：由上皮样细胞、朗格汉斯细胞及散在的淋巴细胞等聚集成结节，中央干酪样坏死。该患者可能患的病是
　A. Garre 骨髓炎
　B. 致密性骨炎
　C. 慢性化脓性骨髓炎
　D. 结核性骨炎
　E. 慢性局灶性骨髓炎

7. 患者，女，25岁。颞下颌关节区在张闭口时出现弹响，无明显疼痛。该病最可能是
　A. 类风湿关节炎　　　B. 骨关节病
　C. 放射性骨坏死　　　D. 颞下颌关节紊乱病
　E. 骨质疏松症

第 **15** 章

唾液腺非肿瘤性疾病

1. 慢性唾液腺炎症、舍格伦综合证的病理改变。
2. 唾液腺发育异常、涎石病、坏死性唾液腺化生、唾液腺症的病理改变。

任务引领

　　王女士今年46岁，最近半年来她总是觉得特别口渴，水喝得不少，但是仍然觉得口干舌燥，还渐渐出现唇舌灼热、疼痛，连说话和吃饭都受到了影响。同时眼睛也出现了干燥不适感，总觉得眼睛里有异物。王女士到医院寻求诊治，医生检查后告诉她，她有多个牙都发生了龋坏。如果你是医生，你知道王女士可能得了什么病吗？这种病的病理切片会出现哪些特征性改变呢？通过本章的学习，你一定会找到答案。

　　唾液腺疾病包括唾液腺发育异常和其他非肿瘤性疾病。其中发育异常较少见，主要有腺体及导管的缺失、发育不全、结构及位置异常等。这些疾病多由遗传因素引起而较少有临床症状。唾液腺造影可发现异常改变。唾液腺其他非肿瘤性疾病中以唾液腺炎最常见，可表现为局部肿胀疼痛，导管口红肿，有炎性分泌物流出。涎石病、坏死性唾液腺化生、舍格伦综合征等也都因腺泡和腺导管破坏，导致唾液腺分泌功能障碍，引起相应的临床症状。

第 1 节　唾液腺发育异常

一、唾液腺先天性缺失与发育不全

　　唾液腺先天性缺失极少见，可发生于任何唾液腺，可单侧亦可双侧。单侧发生者，其他唾液腺可代偿性增大。多个腺体先天性缺失时，可引起口干症伴全口猖獗性龋，严重时可影响咀嚼、吞咽和发音功能。唾液腺缺失表现为腺体及导管缺如，检查时可见导管口未发育或探针不能进入。

　　唾液腺发育不全表现为腺体过小畸形，常伴有头颈部其他畸形，如小颌畸形、副耳等。本病病因尚不明，可能与遗传因素有关。目前临床上尚无有效治疗方法，多为对症治疗。

二、唾液腺导管发育异常

　　导管发育异常以唾液腺导管扩张较常见。导管扩张可表现为主导管扩张或末梢导管扩张。唾液腺造影显示，主导管呈球形或圆筒形扩张，形成憩室样改变，一般不造成病理情况，多见于下颌下腺；末梢导管扩张时呈点状阴影，腺体轮廓正常，常伴有复发性唾液腺炎，多见于腮腺。

唾液腺导管口亦可发生位置异常。下颌下腺导管开口可位于口底后部;腮腺导管开口可位于口角;而副导管开口见于颊、下颌下缘、上颌窦及颈部,形成一个或多个先天性涎瘘,经常有唾液从瘘口流出。导管先天性缺失和闭锁罕见,一旦发生,易形成潴留性囊肿,并产生严重的口干症。

三、唾液腺异位与迷走唾液腺

唾液腺异位是指腺体位置异常,单侧或双侧均可发生。下颌下腺常异位于扁桃体窝或舌下间隙,有时可与舌下腺融合。腮腺常异位于咬肌前缘或下缘。异位唾液腺多无症状,局部隆起如肿块,进食时可有发胀感,一般不需治疗。偶可发生涎瘘,继发炎症、囊肿或肿瘤。

迷走唾液腺是指在正常唾液腺腺体附近或稍远处又存在局灶性唾液腺组织。常见于颈侧、咽部、中耳、下颌骨及牙龈等处。迷走唾液腺无导管系统,所以进食时不参与唾液的分泌,但若形成涎瘘,进食时唾液可从瘘口排出。

当异位唾液腺或迷走唾液腺组织继发涎瘘、炎症、囊肿和肿瘤时需手术治疗。

第2节 其他唾液腺疾病

一、唾液腺炎症

唾液腺炎主要发生在腮腺、下颌下腺及舌下腺,小唾液腺少见。主要由细菌或病毒感染所致,少数为变态反应引起。如果炎症局限于导管部分,称为导管炎;如果腺体本身同时发炎,则称为唾液腺炎。

（一）急性唾液腺炎

该病多见于腮腺,常在外伤、全身感染性疾病、腹部大手术和恶性肿瘤等导致身体衰弱、抵抗力降低的情况下发生。唾液分泌功能降低,口腔内致病菌从导管进入腮腺,发生逆行性感染。病原菌主要是金黄色葡萄球菌、溶血性链球菌等。此外,涎石或其他异物阻塞导管也可诱发。血源性感染少见,多见于新生儿。

【临床特点】 又称急性化脓性腮腺炎,多为单侧,双侧同时发病者较少见。老年人多见。早期表现为腮腺区的局部肿胀、疼痛,腮腺导管口红肿,唾液分泌减少,并可见脓性分泌物自导管口溢出。病变发展至脓肿形成时,则疼痛加剧,呈持续性跳痛,腮腺区肿胀更为明显。患者多有发热,外周血白细胞数增多,唾液涂片见中性粒细胞及细菌。

【病理变化】 腮腺导管扩张,管腔内大量中性粒细胞聚集,导管周围及腺实质中有密集的中性粒细胞浸润(图15-1),唾液腺组织广泛性破坏和坏死,形成多个化脓灶。急性炎症消退后,组织纤维性愈合。

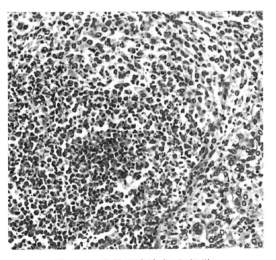

图15-1 急性唾液腺炎(组织学)

（二）慢性唾液腺炎

慢性唾液腺炎以慢性化脓性唾液腺炎多见,常发生于下颌下腺及腮腺,舌下腺较少见。多由结石、异物、瘢痕挛缩或肿瘤压迫等导致导管狭窄或堵塞,继发感染而发病;也可由急性唾液腺炎转变而来。口腔内长期压力增高如吹乐器等,亦发生逆行感染导致慢性唾液腺炎。

【临床特点】 常单侧受累,表现为腺体局部肿大,酸胀感,进食时加重。挤压患侧腺体,导管口有少量浑浊带咸味的黏稠液体流出。唾液腺造影表现为主导管呈腊肠样改变,末梢导管呈点球状扩张。

【病理变化】 唾液腺导管扩张,管腔内有炎症细胞;导管周围及纤维间质中可见淋巴细胞和浆细胞浸润,有时可形成淋巴滤泡(图15-2);腺泡萎缩、消失,被增生的纤维组织取代(图15-3);小叶内导管上皮增生并可出现鳞状上皮化生。

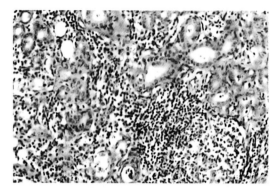
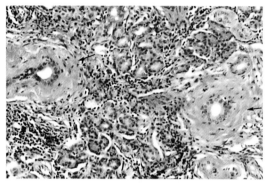

图15-2 慢性唾液腺炎(组织学):可见炎症细胞浸润,腺泡萎缩,淋巴滤泡形成

图15-3 慢性唾液腺炎(组织学) 箭头所示导管周围纤维化

（三）慢性复发性腮腺炎

本病以前称慢性化脓性腮腺炎,是腮腺的慢性炎症性疾患。病因尚不清楚,与自身免疫有关。先天性、广泛性导管扩张可为本病的发病诱因。

【临床特点】 儿童以3~6岁多见,无性别差异;成人以中年女性多见。单侧或双侧腮腺反复的弥漫性肿胀,挤压腺体可有脓液或胶冻状液体自导管口溢出,唾液浑浊黏稠。如为儿童发病者,多数可在青春期后逐渐自愈,少数持续到成年以后痊愈。唾液腺造影显示末梢导管呈点状或斑片状扩张。

【病理变化】 小叶内导管呈囊状扩张,导管上皮增生,囊壁为一至数层扁平上皮,囊腔可融合;邻近导管周围有淋巴细胞浸润或形成淋巴滤泡,腺泡萎缩。唇腺活检可见腺体萎缩,间质内淋巴细胞浸润。

二、涎 石 病

涎石病又名唾液腺导管结石,以下颌下腺最多,可能与下颌下腺分泌物黏稠、钙盐含量多、导管长且自下而上走向等因素有关。其次为腮腺,舌下腺很少见,偶见于小唾液腺。

【临床特点】 涎石多发生于导管内,亦可见于腺体内,是以脱落的上皮细胞、细菌、异物或细菌分解产物为核心,钙盐沉积于核心周围而形成。男性稍多见。小涎石不引起导管阻塞,可无症状。大涎石可阻塞导管,进食时腺体肿胀、疼痛,约半小时后逐渐消退,导管口红肿、挤压腺体时可见脓液自导管口溢出。长期反复发作,腺体可逐渐呈结节状硬块。X线检查可显示腺体或导管内相当于结石部位呈不透光的钙化影像。

【病理变化】　肉眼观察,结石可单个或多个,呈圆形、椭圆形或长柱状,直径0.1~2.0cm,颜色为淡黄色或褐色,质地坚硬或松软,剖面呈同心圆层板结构。结石的成分主要是无机物,包括磷酸钙、碳酸钙及少量钾、钠、镁、铁等盐类。有机物约占5%,含黏多糖、胆固醇、尿酸等。

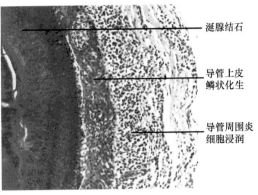

图 15-4　涎石病(组织学)

镜下观察,结石部位的导管增生扩张,或鳞状化生(图 15-4),导管表面上皮有糜烂或溃疡形成,导管周围形成炎性肉芽组织。其他部位导管扩张,管腔内含黏液和炎细胞。腺泡萎缩变性、萎缩、消失,纤维结缔组织增生,慢性炎细胞浸润。

●链接

涎石病的防与治

预防涎石病的关键是多饮水,防止涎石形成。当有导管阻塞症状时,可试服排石汤,进食酸性水果,促使唾液分泌,小的涎石有可能自行排出。已明确为导管结石者,禁忌做唾液腺造影。有时应用碎石机粉碎下颌下腺腺体及导管后段结石,能获得较好的疗效。

三、坏死性唾液腺化生

坏死性唾液腺化生是一种有自愈倾向且病因不明的唾液腺良性病变,多认为是局部供血不足而发生腺泡细胞坏死。从临床和病理上都易被误诊为恶性肿瘤。

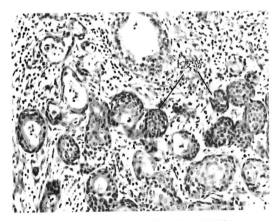

图 15-5　坏死性唾液腺化生(组织学)

【临床特点】　本病多发生于硬软腭交界处,亦可见于唇、颊及磨牙后区。临床特征为黏膜表面形成火山口样溃疡,溃疡可深达骨面,但不破坏骨质,溃疡中心坏死,周围黏膜充血,少数也可不出现溃疡仅为局部发红肿胀。一般无痛,病程 6~8周,可自愈。

【病理变化】　镜下观:溃疡周围上皮呈假上皮瘤样增生,腺小叶坏死,腺泡壁破坏后黏液外溢形成黏液池;导管上皮鳞状上皮化生明显,可见大小不等的上皮岛或上皮条索(图 15-5)。鳞状上皮团块可取

代腺小叶,因此易被误诊为分化良好的鳞状细胞癌或黏液表皮样癌。但化生的鳞状细胞无核异型性、细胞形态较一致。腺体内有中性粒细胞、淋巴细胞及浆细胞浸润。

四、舍格伦综合征

舍格伦综合征是一种病因不明的自身免疫性疾病,以慢性唾液腺炎、干燥性角膜炎和口干症为主要临床表现。如病变仅有口干、眼干等外分泌腺功能障碍时,称为原发性舍格

伦综合征;若同时伴有全身性结缔组织病,如类风湿关节炎等,则称为继发性舍格伦综合征。本病的病因及发病机制尚未明确,一般认为与遗传、病毒感染等多种因素有关。

【临床特点】 本病40岁以上中年女性多见,为男性的4~5倍。主要症状:①口腔表现:因唾液分泌减少,致严重口渴和龋齿增多,并影响咀嚼、吞咽和语言功能。口腔检查可见黏膜干燥、舌乳头萎缩、表面光滑呈"镜面舌"。唇、颊、舌黏膜可出现裂纹以致溃疡而产生疼痛或烧灼感。②眼部表现:由于泪液分泌减少导致干燥性角膜、结膜炎,眼干有异物感、视物疲劳、畏光、少泪或无泪。③唾液腺或泪腺肿大:以腮腺多见,多为双侧,腮腺呈弥漫性肿大,边界不清,挤压腺体,导管口分泌物少或无,继发感染时可有脓液自导管口溢出。④结缔组织病:大多数患者同时伴有类风湿关节炎,偶出现系统性红斑狼疮、硬皮病、多发性肌炎等自身免疫性疾病。

唾液腺造影显示主导管扩张,边缘不整齐呈羽毛或花边状。末梢导管扩张呈点状、球状或腔状,重者因周围导管破坏而不显像。

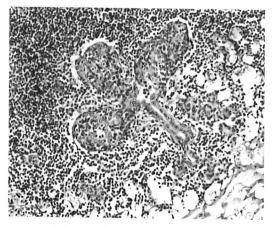

图 15-6 舍格伦综合征(组织学)
腺小叶内淋巴细胞密集浸润,腺泡破坏消失,导管上皮增生形成实性的上皮-肌上皮岛

【病理变化】 肉眼观,腺体弥漫性肿大或呈结节状包块,剖面呈灰白色,腺小叶境界尚可分辨。

镜下观察主要有三方面特点,即腺实质萎缩、淋巴细胞浸润、上皮肌上皮岛形成。早期,淋巴细胞浸润于腺泡之间,将腺泡分离,随之腺泡破坏、消失,为淋巴细胞所取代,形成滤泡。小叶内导管上皮增生,形成大小不一的实性上皮团块,即上皮-肌上皮岛(图15-6),上皮岛中可有嗜伊红无定形物质。有的导管增生扩张或形成囊腔,衬里上皮受压呈扁平状或因变性液化而残缺不全。上述病变从小叶中心开始,逐步扩展到整个小叶,但小叶的外形轮廓仍可保留。病变小叶内无纤维组织增生修复,此点可与腺体的其他慢性炎症相鉴别。

唇腺的基本病变同大唾液腺,因此临床多取唇腺组织做活检。唇腺活检的定度标准各国不尽相同,一般依据小叶内导管周围局灶性淋巴细胞浸润的程度为评价标准:在 4 个腺小叶的区域内(4mm²),以 50 个以上淋巴细胞作为 1 个浸润灶,将淋巴细胞浸润程度分为 4 度(表 15-1)。一般认为,存在 1 灶/4mm² 以上的淋巴细胞浸润对诊断舍格伦综合征有意义,故舍格伦综合征至少为 3~4 度。

表 15-1 唇腺活检定度

度数	每 4mm² 浸润淋巴细胞数
0	无淋巴细胞浸润
1	轻度浸润
2	中度浸润
3	一个灶
4	一个以上灶

五、唾 液 腺 症

唾液腺症又称变性型唾液腺肿大症、唾液腺退行性肿大。本病是一种非炎症、非肿瘤、慢性、复发性、无痛性双侧大唾液腺肿胀性疾病。发病机制尚不清楚,主要与营养不良(维生素、蛋白质缺乏)、慢性酒精中毒及肝硬化、内分泌障碍(糖尿病)、自主神经功能紊乱等因素有关。

【临床特点】　此病绝大多数发生在双侧腮腺,多见于中老年。腮腺为逐渐性肿大,可持续多年而不消退。腺体肿大呈弥漫性,局部有胀感,触诊较柔软,无压痛,导管开口处无红肿,分泌液清亮。唾液腺造影基本呈正常影像。

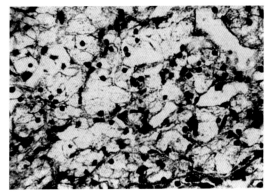

图 15-7　唾液腺症(组织学)

【病理变化】　光镜下主要表现为浆液性腺泡增大,可达正常腺泡的 2 ~ 3 倍。腺泡细胞肿胀,彼此界限不清,腺泡腔被挤压变小以至消失;腺泡细胞中有许多小空泡,似蜂窝状,腺泡细胞分泌颗粒减少(图15-7);胞核变小,染色深,位于细胞基底部;间质结缔组织水肿或玻璃样变,有时脂肪组织增生可部分取代腺实质。唾液腺导管一般正常。

目 标 检 测

A₁ 型题

1. 有关唾液腺发育异常的描述,错误的是
   A. 唾液腺先天性缺失可发生于任何唾液腺
   B. 唾液腺先天性缺失不影响咀嚼、吞咽及发音
   C. 唾液腺发育不全常伴有头颈部其他畸形
   D. 唾液腺先天性肥大临床表现为无痛性肿块
   E. 导管发育异常以唾液腺导管扩张常见

2. 有关唾液腺症的描述,正确的是
   A. 腺泡细胞界限清楚
   B. 唾液腺导管一般正常
   C. 多见于青少年
   D. 导管开口处常有红肿,分泌脓性液体
   E. 以上均不正确

3. 下列对于急性化脓性腮腺炎的病理表现描述,错误的是
   A. 腮腺导管扩张
   B. 导管周围及间质中可见淋巴细胞和浆细胞浸润,有时可形成淋巴滤泡
   C. 导管周围及腺实质中有密集的中性粒细胞浸润
   D. 唾液腺腺组织广泛性破坏及坏死
   E. 可形成多个化脓灶

4. 临床上为确诊舍格伦综合征,常取哪个腺体的组织做活检
   A. 唇腺
   B. 腮腺
   C. 下颌下腺
   D. 腭腺
   E. 颊腺

A₂ 型题

5. 患儿,男,3 岁。双侧腮腺区弥漫性肿大 8 年,反复发作,有胀痛感,唾液混浊黏稠。病理检查见导管上皮增生,囊性扩张,周围有淋巴细胞浸润或形成淋巴滤泡。最可能的诊断是
   A. 流行性腮腺炎
   B. 慢性复发性腮腺炎
   C. 急性腮腺炎
   D. 涎石病
   E. 巨细胞包涵体病

6. 患者,女,46 岁。双侧腮腺肿大 7 年,自觉口干。病理检查见腺体内淋巴细胞及组织细胞增生浸润,侵犯腺小叶,腺泡破坏、消失,密集的淋巴细胞可形成淋巴滤泡,小叶内导管上皮增生,形成实性上皮团。最可能的病理诊断是
   A. 流行性腮腺炎
   B. 慢性复发性腮腺炎
   C. 急性腮腺炎
   D. 涎石病
   E. 舍格伦综合征

7. 患者,男,35 岁。腭部黏膜溃疡 6 周,位于硬软腭交界处。溃疡表面呈火山口样。镜下见溃疡周围的表面上皮呈假上皮瘤样增生,腺小叶坏死,腺导管有明显的鳞状化生,形成大小不等的上皮岛或上皮条索,腺体内见弥漫的中性粒细胞、淋巴细胞及浆细胞浸润。最可能的病理诊断是
   A. 变性型涎腺肿大症
   B. 复发性阿弗他溃疡
   C. 复发性坏死性黏膜腺周炎
   D. 坏死性涎腺化生
   E. 巨细胞包涵体病

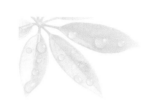

第 16 章
口腔颌面部囊肿

1. 口腔颌面部囊肿分类。

2. 牙源性囊肿的概念、临床特点和病理变化。

3. 非牙源性囊肿的概念、临床特点和病理变化。

4. 常见口腔、面颈部软组织囊肿的概念、临床特点、病理变化。

任务引领

在我们周围，当你发现某人面部或颈部出现圆形肿块并与皮肤紧密粘连，与周围组织界限明显，触摸时柔软、有韧性、无痛并可移动，但自己没有任何感觉；临床上，有的患者 X 线片上显示：上颌中线前部，左右中切牙牙根之间，有一卵圆形阴影；有的患者 X 线片上显示：某一牙齿根尖区有一圆形或卵圆形阴影等。这些肿块和阴影是什么？是怎样形成的？下面一起来认识它们吧！

囊肿是一种非脓肿性病理性囊腔，内含囊液或半流体物质，通常由纤维结缔组织囊壁包绕，绝大多数囊肿的囊壁有上皮衬里，少数无上皮衬里者又称为假性囊肿。颌骨为人类骨骼中最好发囊肿的部位，根据发生部位的不同，口腔颌面部囊肿一般可分为颌骨囊肿和软组织囊肿两大类，其中颌骨囊肿又可根据其组织来源不同而分为牙源性囊肿和非牙源性囊肿（表 16-1）。

表 16-1　常见口腔颌面部囊肿分类（WHO,2005）

1. 颌骨上皮性囊肿	（2）炎症性
（1）发育性	1）根尖周囊肿
1）牙源性	2）根尖侧囊肿
①婴儿"龈囊肿"	3）残余囊肿
②含牙（滤泡）囊肿	4）牙旁（炎症性根侧,下颌感染性颊）囊肿
③萌出囊肿	2. 口腔、面颈部软组织囊肿
④发育性根侧囊肿	（1）皮样或表皮样囊肿
⑤成人龈囊肿	（2）鳃裂囊肿
⑥腺牙源性囊肿	（3）甲状舌管囊肿
2）非牙源性	（4）畸胎样囊肿
①鼻腭管（切牙管）囊肿	（5）黏液囊肿
②鼻唇（鼻牙槽）囊肿	（6）舌下囊肿

第 1 节　牙源性囊肿

牙源性囊肿是指牙齿形成器官的上皮或上皮剩余所发生的一组囊肿。牙源性上皮有成釉器、缩余釉上皮、牙板上皮、马氏(Malassez)上皮剩余和口腔上皮,这些上皮可直接发育成囊肿(如含牙囊肿),也可以在慢性炎症刺激下形成囊肿(如根尖周囊肿)。不同的牙源性囊肿可能来源于不同的牙源性上皮,各种类型牙源性囊肿的诊断应综合考虑其临床、X 线和组织病理表现。

一、含牙囊肿

含牙囊肿又称滤泡囊肿,是指囊壁包含一个未萌牙的牙冠并附着于该牙的牙颈部的囊肿。含牙囊肿的典型 X 线特点,即环绕一个未萌牙冠的透射影像。这种 X 线表现并非含牙囊肿所独有,其他牙源性病损如牙源性角化囊性瘤、牙源性腺样瘤和单囊性成釉细胞瘤等,也可能表现类似的含牙关系,因此对含牙囊肿的诊断不能仅仅依据 X 线表现。

【临床特点】　囊肿生长缓慢,早期无自觉症状,常因牙齿未萌、缺失或错位而行 X 线检查时偶然被发现;囊肿较大时可引起颌骨膨隆或面部不对称、牙齿移位及邻近牙的牙根吸收。多发生于10 ~ 39 岁患者,男性较多见;以下颌第三磨牙区最常见,其次为上颌单尖牙、上颌第三磨牙和下颌前磨牙区;含牙囊肿内所含的牙齿大多数为恒牙,偶见乳牙或额外牙;X 线表现为一个圆形透射区,边界清楚,囊腔内含未萌的牙冠(图 16-1)。

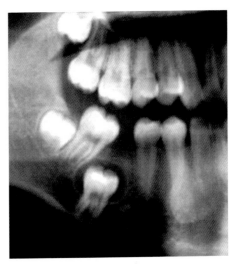

图 16-1　下颌第一磨牙含牙囊肿(X 线片)

【病理变化】　肉眼观:囊壁较薄,囊腔内含有牙冠,囊壁附着于牙颈部,囊液多呈黄色(图16-2)。镜下观:纤维结缔组织囊壁内衬较薄的复层鳞状上皮(图 16-3),由 2 ~ 5 列扁平细胞或矮立方细胞构成,无角化,无上皮钉突,类似于缩余釉上皮;纤维囊壁内炎症不明显;囊肿继发感染时,上皮可增生,上皮钉突明显,纤维囊壁内见大量炎症细胞浸润;约 40% 囊肿的衬里上皮可发生黏液化生,含产黏液细胞或纤毛柱状细胞;纤维囊壁中有时可见牙源性上皮岛。

【生物学特性】　含牙囊肿手术治疗后很少复发,预后较好。

【组织来源】　含牙囊肿一般发生于牙冠形成后,有时发生于釉质完全形成之前,在缩余釉上皮和牙面之间聚集液体而形成囊肿。

⊙链接

婴儿牙槽黏膜上的"粟米"

在临床上刚出生的新生儿或出生后 1 ~ 2 个月的婴儿牙槽黏膜上,有时可见多个白色或浅黄色结节,似粟米大小,多少不等。这是什么呢? 做父母的不要担心,这是婴儿龈囊肿,又称 Bohn 结节。它是由牙龈内断离的牙板上皮剩余中央角化、脱落而形成的。镜下见多个小囊肿,囊肿衬里上皮为薄层角化鳞状上皮,基底细胞扁平,囊腔内充满脱落的角化物。它生长缓慢,可自行退变或脱落,所以是不需要治疗的。

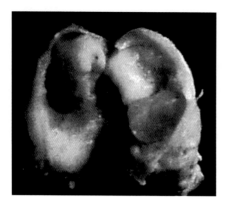

图16-2　含牙囊肿(大体观)

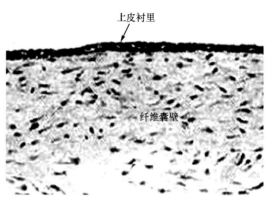

图16-3　含牙囊肿
衬里上皮较薄,类似于缩余釉上皮

二、萌 出 囊 肿

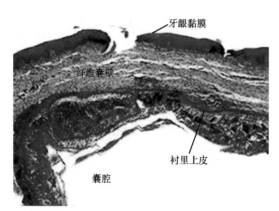

图16-4　萌出囊肿
牙龈黏膜下方软组织内囊肿,因继发感染衬里
上皮呈不规则增生

萌出囊肿位于正在萌出的乳牙或恒牙牙冠表面的黏膜软组织内,是发生于骨外软组织内的含牙囊肿,即萌出牙的缩余釉上皮与釉质之间液体潴留而形成的囊肿。

【临床特点】　正在萌出的牙齿上方有淡蓝色或粉红色,表面光滑的肿物,质地柔软且有波动感;主要发生于20岁以前,偶见于成人。

【病理变化】　肉眼观:囊腔内含清亮液体或血性液体。镜下观:囊肿上方有牙龈黏膜覆盖,囊壁衬里上皮具有缩余釉上皮特征;继发炎症时,上皮增生,结缔组织囊壁内有慢性炎症细胞浸润(图16-4)。

三、腺牙源性囊肿

腺牙源性囊肿又称牙源性产黏液囊肿或唾液腺牙源性囊肿,是一种罕见的颌骨囊肿。

【临床特点】　多表现为颌骨局部膨大,无痛。患者年龄分布较广泛,男女均可发病。X线表现为边界清楚的单囊或多囊性透射区。

【病理变化】　镜下特征:①纤维囊壁内无明显炎症细胞浸润,其衬里上皮部分为复层鳞状上皮,部分为无明显特征的上皮;②复层上皮的表层为嗜酸立方或柱状细胞,常形成不规则的乳头状突起,含数量不等的纤毛细胞和产黏液细胞;③衬里上皮内常可形成囊性小腔隙,内含黏液,形成黏液池,周围环绕类似于表层的嗜酸立方细胞(图16-5);衬里上皮可发生局灶性增厚,形成上皮斑结构。

【生物学特性】　术后有复发倾向。

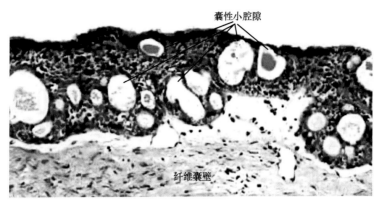

囊性小腔隙

纤维囊壁

图 16-5　腺牙源性囊肿
衬里上皮内形成囊性小腔隙,内含黏液或分泌物
表层为纤毛柱状细胞,呈嗜酸染色

四、牙 旁 囊 肿

牙旁囊肿是一种特殊类型的炎症性根侧囊肿。

【临床特点】　患者常有冠周炎反复发作史,患牙为活髓;发生于阻生下颌第三磨牙的颊侧或远中颊侧。X 线显示部分阻生的下颌第三磨牙远中有边界清楚的透射区,有时病变可延伸至根尖部。

【病理变化】　镜下特征:①囊壁内衬无角化的复层鳞状上皮,厚薄不一;②结缔组织囊壁内有大量炎症细胞浸润;③部分囊壁可见胆固醇结晶和异物巨细胞反应。

牙旁囊肿镜下表现与根尖周囊肿相似,但根尖周囊肿的患牙为死髓牙,而牙旁囊肿的伴随牙为活髓牙;在临床上,牙旁囊肿还易与发育性根侧囊肿相混淆,但后者一般不伴有炎症。

所谓下颌感染性颊囊肿可能也属于牙旁囊肿的一型,但主要发生于初萌的下颌第一和第二磨牙颊侧,多见于 6~8 岁儿童。其病理改变类似于牙旁囊肿或根尖周囊肿。

第 2 节　非牙源性囊肿

非牙源性囊肿是指与牙发育无关的囊性病损。现将较常见的非牙源性上皮性囊肿分述如下。

一、鼻腭管(切牙管)囊肿

鼻腭管(切牙管)囊肿来源于切牙管内的鼻腭导管上皮剩余,是非牙源性囊肿中最常见的一种,这组囊肿约占所有非牙源性囊肿的 73% 。

【临床特点】　鼻腭管(切牙管)囊肿可发生于任何年龄,其中 30~60 岁最多见,男性多于女性。囊肿较小时常无明显症状,仅在 X 线检查或在戴义齿时偶然被发现。囊肿较大时,上颌中切牙常有移位,腭中线前部肿胀,可有波动感,触诊有弹性,当继发感染时,肿胀迅速增大,常伴有疼痛,在腭乳头附近可有瘘管形成。X 线检查可见囊肿位于上颌中切牙之间,呈界限清楚的卵圆形放射透射区(图 16-6)。

● 链接

切牙窝在 X 线片上的表现

切牙窝的解剖位置在左、右尖牙腭侧龈缘连线与腭中线的交点上。X 线片上的切牙窝宽度在 6mm 以下为正常范围,即使切牙窝前后径达 10mm 但无其他症状时,亦可能为正常。因此,不要把较大的切牙窝误为鼻腭管囊肿而手术治疗,要定期检查。

【病理变化】 鼻腭管囊肿的衬里上皮变异较大,可为复层鳞状上皮、含黏液细胞的假复层纤毛柱状上皮、立方上皮或柱状上皮(图 16-7),可单独或联合存在。近口腔部的囊肿常为复层鳞状上皮,近鼻腔部者常为呼吸性上皮。结缔组织囊壁中含有较大的血管和神经,为切牙管内穿行的鼻腭神经和血管,有时可见小灶性黏液腺和散在的慢性炎细胞浸润。

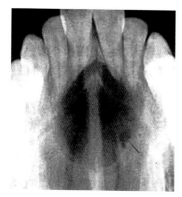

图 16-6 鼻腭管囊肿(X 线片)

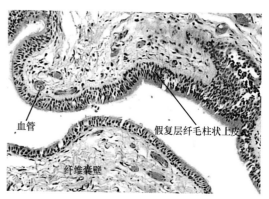

图 16-7 鼻腭管囊肿
囊壁内衬假复层纤毛上皮,纤维囊壁含较多血管

二、鼻唇(鼻牙槽)囊肿

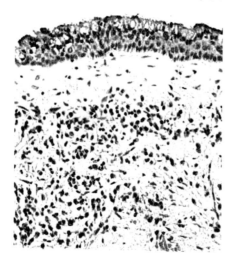

图 16-8 鼻唇囊肿

【临床特点】 鼻唇(鼻牙槽)囊肿是一种发生于牙槽突表面近鼻孔基部软组织内的囊肿,较少见,可发生在双侧。发病年龄以 30~49 岁多见,女性多于男性。鼻前庭肿胀可致鼻唇沟消失,鼻翼抬高,鼻孔变形。X 线片不易发现,有时可见上颌骨表面的浅表性骨吸收。

【病理变化】 镜下观:囊壁内衬无纤毛假复层柱状上皮,含黏液细胞、杯状细胞,也可见立方上皮及复层鳞状上皮(图 16-8)。

【生物学特性】 采用口腔内切口摘除囊肿一般无复发。

【组织来源】 可能来源于胚胎性鼻泪管剩余或成熟管的下前部结构。

三、球状上颌囊肿

【临床特点】 球状上颌囊肿较为少见,位于上颌恒侧切牙和单尖牙牙根之间,常导致邻牙牙根的移位,且邻牙为活髓牙。X 线片表现为边界清楚的倒置梨形透光区,可见上述两牙的牙根因受挤压而分开。

【病理变化】　球状上颌囊肿的衬里上皮为复层鳞状上皮或纤毛柱状上皮,结缔组织囊壁中可见慢性炎细胞浸润。

【组织来源】　近年来研究表明,所谓的球状上颌囊肿并不是一种独立的囊肿,而可能是发生在"球状上颌"部位的牙源性囊肿,由牙源性上皮剩余所发生。

第3节　口腔面颈部软组织囊肿

一、皮样和表皮样囊肿

【临床特点】　皮样囊肿和表皮样囊肿多见于儿童和青年,好发于口底、舌、眼睑、额、鼻、颏等部位。囊肿生长缓慢,为圆形或卵圆形无痛性包块,界限清楚,表面光滑,触之柔软有生面团感,压迫之后可出现凹陷。发生于口底的囊肿增大时,可将舌推向后上方,使舌体抬高影响语言,甚至发生吞咽和呼吸困难。

【病理变化】　肉眼观:囊壁较薄,囊腔内有灰白色豆腐渣样物质。镜下观:囊腔内衬复层鳞状上皮,囊腔内为排列成层的角化物质,偶见钙化。结缔组织囊壁内没有皮肤附属器者称为表皮样囊肿,若含有皮肤附属器,如毛发、毛囊皮脂腺、汗腺者称为皮样囊肿(图16-9)。

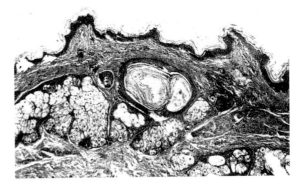

图16-9　皮样囊肿

【组织来源】　多数人认为囊肿发生于胚胎发育性上皮剩余,也可能是外伤植入上皮所致。发生于口底者可能由第1、2对鳃弓融合时的残留上皮所致。

二、鳃裂囊肿

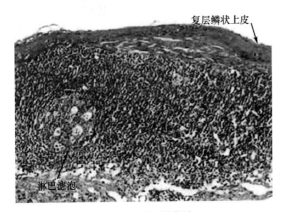

复层鳞状上皮

淋巴滤泡

图16-10　鳃裂囊肿

【临床特点】　鳃裂囊肿又称颈部淋巴上皮囊肿,好发于20～40岁的年轻患者。囊性肿物柔软,界限清楚,可活动,无明显症状,如继发感染,可伴有疼痛。好发于单侧颈部,少数情况下,双侧颈部可同时发生囊肿。

【病理变化】　肉眼观:囊肿内容物为黄绿色、棕色清亮液体或黏液样物质。镜下观:囊壁内衬复层鳞状上皮(90%以上),部分囊肿可内衬假复层柱状上皮,纤维囊壁内含有大量淋巴样组织并可形成淋巴滤泡(图16-10)。第一鳃裂囊肿的囊壁内缺乏淋巴样组织,与表皮样囊肿相似。

【生物学特性】 鳃裂囊肿手术摘除后,几乎无复发。但文献中偶有鳃裂囊肿上皮癌变的报道。

【组织来源】 一般认为是来自鳃裂或咽囊的上皮剩余,但也有人认为是胚胎时期陷入颈淋巴结内的唾液腺上皮囊性变而成。

⊝链接

鳃裂囊肿的位置与鳃裂的关系

鳃裂囊肿位于面颈部侧方,根据鳃裂来源将一侧面颈区分为上、中、下三部分。发生于下颌角以上及腮腺区者常为第一鳃裂来源;发生于约相当肩胛舌骨肌水平以上者,多为第二鳃裂来源;发生于颈根区者多为第三、第四鳃裂来源。约95%的鳃裂囊肿为第二鳃裂来源,其余5%分别来源于第一、第三和第四鳃裂。

三、甲状舌管囊肿

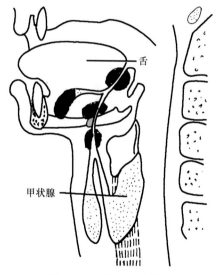

图 16-11 甲状舌管囊肿

【临床特点】 该囊肿可发生于颈部中线、舌盲孔与甲状腺之间甲状舌导管经过的任何部位,以甲状舌骨区最多见(图 16-11)。可发生于任何年龄,但以青少年较多见,男女之比为2:1。囊肿直径一般 2~3cm,表面光滑,边界清,触之有波动感,可随吞咽上下活动。

【病理变化】 肉眼观:囊内容物为清亮黏液样物质,继发感染时可呈脓性或黏液脓性。镜下观,上皮衬里为假复层纤毛柱状上皮或复层鳞状上皮,常见两者的过渡形态,近口腔处多为复层鳞状上皮,位置靠下方者多为纤毛柱状上皮衬里。纤维囊壁内偶见甲状腺和黏液腺组织。

【组织来源】 甲状舌管囊肿是由甲状舌管残余上皮发生的囊肿。胚胎第4周,在相当于以后的舌盲孔处上皮增生并沿中线逐渐下降形成甲状舌管,此管到达甲状软骨下方时发育成甲状腺,以后甲状舌管上皮退化、消失。如甲状舌管不消失或发育异常可导致各种病损,如甲状舌管囊肿等。

【生物学特性】 应彻底切除病变组织,否则易复发。偶有癌变的报道。

四、黏液囊肿

黏液囊肿是由小唾液腺导管阻塞或破裂引起的分泌物潴留或外渗形成的囊肿,可分为外渗性和潴留性两种类型。

【临床特点】 该囊肿常发生于下唇黏膜,其次为颊、口底、舌部和腭部。大小不等,直径可由几个毫米至1cm。囊肿表浅者为淡蓝色,透明易破裂,深在者与周围口腔黏膜颜色一致。囊肿可自行溃破,不久再次肿胀,反复发作,浅在性者更易复发。潴留性黏液囊肿相对较少,多见于50岁以后的患者。

【病理变化】 镜下观:外渗性黏液囊肿通常无上皮衬里,黏液池被炎性肉芽组织和结缔组织包绕,囊腔内表现为非特异性慢性炎症(图 16-12)。潴留性黏液囊肿涎液潴留致导管扩张形成囊性病变,囊壁衬以假复层、双层柱状或立方状上皮细胞,囊腔内含有黏液,部分潴留性黏液囊肿的衬里中可见嗜酸上皮细胞。

【生物学特性】　若手术不彻底易复发。

五、舌下囊肿

舌下囊肿是一种特指发生于口底的黏液囊肿,并与舌下腺和颌下腺有关,又称"蛤蟆肿"。

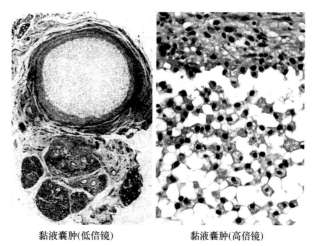

黏液囊肿(低倍镜)　　　　黏液囊肿(高倍镜)

图 16-12　黏液囊肿

【临床特点】　舌下囊肿多见于青少年,男性稍多于女性。患者无自觉症状,囊肿生长缓慢。浅在的囊肿较大时表面黏膜变薄,呈淡蓝色透明状;深在的囊肿在颌下或颏下表现为柔软、无痛性肿物,伴或不伴有口底肿物。

【病理变化】　舌下囊肿可以是潴留性囊肿,但大多数为外渗性囊肿,因此囊肿多无上皮衬里,由纤维组织或肉芽组织形成囊壁,囊壁结缔组织中有慢性炎细胞浸润。少数潴留性囊肿可内衬立方状、柱状、假复层柱状或复层鳞状上皮。

【生物学特性】　若手术不彻底易复发。

目 标 检 测

A₁ 型题

1. 鼻腭管囊肿结缔组织壁内特征性的表现
   A. 可见牙源性上皮岛　　B. 有皮脂细胞
   C. 含有较大的血管和神经　D. 有微小的子囊
   E. 含有淋巴滤泡

2. 囊壁内含有小灶性黏液腺的囊肿是
   A. 牙源性角化囊肿　　B. 鼻腭管囊肿
   C. 含牙囊肿　　　　　D. 萌出囊肿
   E. 球状上颌囊肿

3. 球状上颌囊肿常发生于
   A. 鼻腭管
   B. 牙槽突表面近鼻孔基部的软组织内
   C. 侧切牙和尖牙牙根之间
   D. 下颌第三磨牙颊侧
   E. 上颌第三磨牙颊侧

4. 含牙囊肿的定义是
   A. 包含一个牙冠并附着于牙颈部的囊肿
   B. 包含一个牙冠并附着于牙根部的囊肿

   C. 包含一个牙冠的囊肿
   D. 包含一个牙体的囊肿
   E. 包含一个牙根的囊肿

5. 含牙囊肿的衬里上皮类似于
   A. 口腔黏膜上皮　　　B. 牙龈上皮
   C. 牙板上皮剩余　　　D. 缩余釉上皮
   E. 牙周膜上皮

6. 鳃裂囊肿的纤维囊壁中含有
   A. 神经束　　　　　　B. 血管丛
   C. 子囊　　　　　　　D. 淋巴滤泡
   E. 上皮团块

7. 关于牙源性囊肿描述哪一项是错误的
   A. 牙齿形成器官的上皮或上皮剩余发生的一组囊肿
   B. 可以是炎症性的
   C. 可以是创伤性的
   D. 可以是发育性
   E. 衬里上皮可能来源于牙齿形成器官的上皮剩余

8. 含牙囊肿内所含牙齿几乎都是

    A. 乳切牙   B. 乳尖牙

    C. 乳磨牙   D. 多生牙

    E. 恒牙

9. 下列不属于非牙源性囊肿范畴的是

    A. 鼻腭管囊肿   B. 萌出囊肿

    C. 鼻唇囊肿   D. 黏液囊肿

    E. 鳃裂囊肿

10. 下列关于鼻唇(鼻牙槽)囊肿描述哪项是错误的

    A. 一种较常见的囊肿

    B. 位于牙槽突表面近鼻孔基部软组织内

    C. 常见症状是肿胀

    D. 女性多于男性

    E. 可双侧发生

11. 甲状舌管囊肿最好发部位是

    A. 下颌角区   B. 舌盲孔部

    C. 甲状舌骨区   D. 颈根部

    E. 肩胛舌骨肌水平

B 型题

(12 ~ 15 题共用备选答案)

A. 在缩余釉上皮和发育成熟的牙釉质表面之间或缩余釉上皮之间液体聚集而成的囊肿

B. 囊肿衬里上皮变异较大,且结缔组织囊壁内特征性地含有较大的血管和神经的囊肿

C. 位于牙槽突表面近鼻孔基部软组织内,来源于胚胎性鼻泪管剩余的下前部

D. 一般认为其来源于鳃裂或咽囊的上皮剩余,也有学者认为是胚胎时期陷入颈淋巴结内的涎腺上皮囊变而成

12. 含牙囊肿

13. 鼻腭管囊肿

14. 鳃裂囊肿

15. 鼻唇囊肿

(16 ~ 19 题共用备选答案)

A. 位于上颌恒侧切牙和尖牙之间,原认为是球状突和上颌突融合线内非牙源性上皮剩余发生,现认为是"球状上颌"部位的牙源性囊肿

B. 位于颈上部下颌角附近,胸锁乳突肌上 1/3 前缘

C. 常位于腭中线前部

D. 以下颌第三磨牙最多见,依次为上颌尖牙、上颌第三磨牙和下颌双尖牙区,男性比女性多见

16. 含牙囊肿

17. 球状上颌囊肿

18. 鼻腭管囊肿

19. 鳃裂囊肿

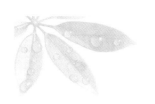

第**17**章

牙源性肿瘤

1. 成釉细胞瘤的病理分型及临床特点。
2. 牙源性角化囊性瘤的病理及临床特点。
3. 牙源性恶性肿瘤的病理及临床特点。

任务引领

40岁的李先生,发现右下颌舌侧肿物已有1年,无明显不适,1个月前自觉肿物增大明显。检查:右下颌第一磨牙𬌗面大面积暂封物,无松动及叩痛,舌侧有2.5cm×2.5cm半球形突起,压之有乒乓球样感,无明显压痛。术中拔除该牙,见舌侧中隔部分已吸收,探查有一个实性瘤体,舌侧骨板被压变薄,中心部有吸收,将肿物摘除。肉眼观:为1个分叶状肿物,有包膜,切面大部分为实性,灰白色,质地中等硬,实性区可见2个小囊肿。李先生可能得了什么疾病?其病理诊断依据是什么?该病的病理分型有哪些?就让我们一起来认识吧。

牙源性肿瘤是指由成牙组织,即牙源性上皮、牙源性间充质或两者共同发生的一组肿瘤。由于牙组织的分化、诱导程度都不同,牙源性肿瘤的组织学形态可高度变异。对牙源性肿瘤的认识和分类尚未完全统一,现根据WHO(2005)关于牙源性肿瘤的组织学分类见表17-1。

表17-1　牙源性肿瘤的组织学分类(WHO,2005)

1. 良性肿瘤	2)成釉细胞纤维牙本质瘤
(1)牙源性上皮性肿瘤,具有成熟的纤维间质,不含牙源性外胚间充质成分	3)成釉细胞纤维—牙瘤
	4)牙瘤
1)成釉细胞瘤,实性型/多囊型	①牙瘤,混合型
2)成釉细胞瘤,骨外型/外周型	②牙瘤,组合型
3)成釉细胞瘤,促结缔组织增生型	5)牙成釉细胞瘤
4)成釉细胞瘤,单囊型	6)牙源性钙化囊性肿瘤
5)牙源性鳞状细胞瘤	7)牙本质生成性影细胞瘤
6)牙源性钙化上皮瘤	(3)间充质和(或)牙源性外胚间充质性肿瘤,含或不含牙源性上皮
7)牙源性腺样瘤	
8)牙源性角化囊性肿瘤	1)牙源性纤维瘤
(2)牙源性上皮性肿瘤,含牙源性外胚间充质成分,伴或不伴牙硬组织形成	2)牙源性黏液瘤/黏液纤维瘤
	3)成牙骨质细胞瘤
1)成釉细胞纤维瘤	(4)与骨相关的病变

<table>
<tr><td>

1）骨化纤维瘤

2）纤维结构不良

3）骨结构不良

4）中心性巨细胞病变（肉芽肿）

5）巨颌症

6）动脉瘤性骨囊肿

7）单纯性骨囊肿

2. 恶性肿瘤

（1）牙源性癌

1）转移性（恶性）成釉细胞瘤

2）成釉细胞癌—原发型

3）成釉细胞癌—继发型（去分化），骨内型

4）成釉细胞癌—继发型（去分化），外周型

</td><td>

5）原发性骨内鳞状细胞癌—实性型

6）发生于牙源性角化囊性肿瘤恶变的原发性骨内鳞状细胞癌

7）发生于牙源性囊肿的原发性骨内鳞状细胞癌

8）牙源性透明细胞癌

9）牙源性影细胞癌

（2）牙源性肉瘤

1）成釉细胞纤维肉瘤

2）成釉细胞纤维—牙本质肉瘤和成釉细胞纤维—牙肉瘤

3. 其他肿瘤

婴儿黑色素神经外胚瘤

</td></tr>
</table>

第1节 良性牙源性肿瘤

一、成釉细胞瘤

成釉细胞瘤是最常见的牙源性肿瘤,约占牙源性肿瘤的60%,是牙源性良性上皮性多形性肿瘤,但部分肿瘤具有局部侵袭性,术后复发率较高。WHO新分类将成釉细胞瘤分为4种不同的变异型:实性(多囊型)、骨外(外周型)、促结缔组织增生型和单囊型。其中实性(多囊型)为主要类型,在临床上最常见,组织病理学表现具有特征性和代表性。

（一）实性或多囊型成釉细胞瘤

实性或多囊型成釉细胞瘤是指经典的骨内型成釉细胞瘤,可沿松质骨的骨小梁间隙向周围浸润,若手术切除不充分极易复发。

【临床特点】 常见于30～49岁,平均年龄为40岁,无明显性别差异。肿瘤好发于下颌骨,尤其是下颌磨牙区及升支部最常见。肿瘤生长缓慢,临床表现为无痛性,渐进性颌骨膨隆,面部畸形,膨胀多向颊舌方向扩展,骨质受压后吸收变薄,按之有乒乓球样感,肿瘤区的牙齿可松动、移位或脱落。

【病理变化】 肉眼见肿瘤大小不一,切面常见实性和囊性两部分,囊性部分有单囊和多囊之分,但多囊者较多见,囊腔区内含黄色或褐色液体,实性区灰白色均质状,包膜完整或不完整。

镜下观:肿瘤由上皮岛或条索构成,典型成釉细胞瘤含两类细胞成分,一种为瘤巢周边的立方或柱状细胞,呈栅栏状排列,胞核远离基膜;另一种位于瘤巢中央,排列疏松,呈多角形或星形,类似于星网状层细胞。成釉细胞瘤的组织结构和细胞形态变异较大,可有多种亚型。

1. 滤泡型 肿瘤上皮形成大小不等、散在分布的孤立性上皮岛,上皮岛中心区细胞呈多边形或多角形,细胞之间连接疏松,类似于成釉器的星网状层。周边区细胞呈矮柱

状或立方状,细胞核远离基膜呈栅栏状排列,似内釉上皮或成釉细胞。上皮岛中央区常发生囊性变,周围基膜完整,滤泡之间的肿瘤间质为疏松结缔组织。此型反映了成釉细胞瘤的基本病变,为其主要类型(图 17-1)。

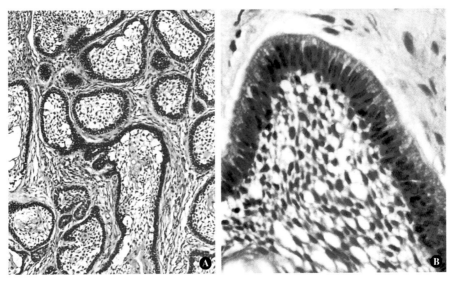

图 17-1 成釉细胞型(滤泡型)
A. 低倍镜;B. 高倍镜

2. 丛状型 肿瘤上皮增殖形成网状或丛状,周边细胞呈立方或矮柱状,中心部为少量星网状层样细胞。囊性变常发生在间质区。此型可与滤泡型共存,也是成釉细胞瘤的基本类型(图 17-2)。

3. 棘皮瘤型 肿瘤上皮岛内出现广泛的鳞状化生,有时见角化珠形成。此型常出现在滤泡型成釉细胞瘤内(图 17-3)。

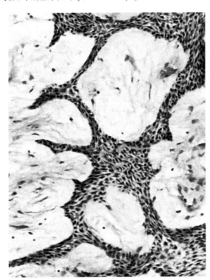
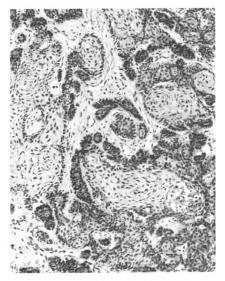

图 17-2 成釉细胞瘤(丛状型)　　　图 17-3 成釉细胞瘤(棘皮瘤型)

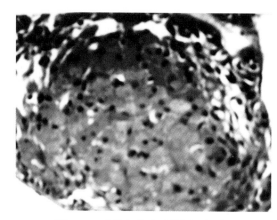

图 17-4　成釉细胞瘤（颗粒细胞型）

4. 颗粒细胞型　在基本类型的基础上，肿瘤上皮发生广泛的颗粒样变性。颗粒细胞大，立方形、柱状或圆形，胞质丰富，充满嗜酸颗粒（图 17-4）。

5. 基底细胞型　肿瘤细胞多呈基底细胞样，缺少星网状细胞分化，常密集呈团或呈树枝状（图 17-5）。此型较少见。

6. 角化成釉细胞瘤　此型罕见，肿瘤内角化明显。镜下肿瘤由多个微小囊肿构成，内含角化物，衬里上皮以不全角化为主，并伴有乳头状增生。

【影像学表现】　X 线片的典型图像是多房性或单房性囊性阴影，边界清楚，囊壁边缘常不整齐，呈半月形切迹及有密度增高的骨白线。肿瘤区牙根可有吸收，有时可见埋伏牙（图 17-6）。

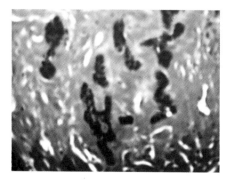

图 17-5　成釉细胞瘤（基底细胞型）

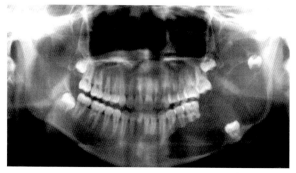

图 17-6　成釉细胞瘤（X 线片）

【生物学特性】　实性或多囊型成釉细胞瘤属良性病变，但有局部浸润性生长的特点，肿瘤倾向于沿松质骨骨小梁间隙扩展，可引起接触性骨吸收，手术不彻底常易复发。其预后与组织学类型无相关性，但受肿瘤部位影响，如上颌或下颌升支部位的肿瘤可直接扩展到眼眶、颅底等重要器官而产生严重的不良后果。

（二）骨外或外周型成釉细胞瘤

此型发生于牙龈或牙槽黏膜，未侵犯颌骨，为一个无痛性、坚实的、外生性肿物，表面光滑或凹凸不平，或呈乳头状。除肿瘤压迫造成的牙槽嵴浅表性吸收外，显著的骨受累很少见。组织学表现与骨内型成釉细胞瘤相同，有些病变可完全位于牙龈的结缔组织内，与表面上皮无联系。由于其生长局限于牙龈，易于早期发现和手术切除，因此术后无复发。

（三）促结缔组织增生型成釉细胞瘤

促结缔组织增生型成釉细胞瘤是成釉细胞瘤的一种变异型，具有特殊的临床、X 线和组织学表现。上下颌发生率相同，常发生于颌骨前部，仅有 6% 发生于下颌磨牙区。X 线片上常见肿瘤边界不清。大体观肿瘤实性、质地韧，有砂粒感。镜下肿瘤以间质成分为主，结缔组织显著增生，胶原丰富并可见玻璃样变；上皮岛受挤压形状不规则，其外周细胞为扁平状，中心呈旋涡状。目前认为其治疗方法应与实性或多囊型成釉细胞瘤相同。

（四）单囊型成釉细胞瘤

临床及 X 线表现类似于颌骨囊肿,患者多在 10～29 岁,下颌磨牙区为好发部位。X 线片表现为单囊性、边界清楚的透射区。镜下可见三种亚型:①Ⅰ型(单纯囊性型):囊壁内仅见复层鳞状上皮衬里,表现成釉细胞瘤的典型特点,如基底上细胞排列疏松,基底细胞呈栅栏状排列,细胞核远离基膜,即极性倒置;②Ⅱ型(伴囊腔内瘤结节型):囊壁局部衬里上皮呈结节状增生突入囊腔,瘤结节多表现为丛状型成釉细胞瘤的组织学特征;③Ⅲ型(囊壁内浸润型):肿瘤浸润到纤维囊壁内,可伴或不伴囊腔内瘤结节增殖。

🔗链接

成釉细胞瘤的命名

成釉细胞瘤是来源于成釉器型组织的真性肿瘤,但不向釉质形成方向分化。1827 年一位叫 Cusack 的学者首先报告了 1 例发生于颌骨内的成釉细胞瘤。1879 年 Falkson 对此肿瘤作了全面的描述。1885 年 Malassze 将其命名为釉质瘤 Adamantionma(Adamas 希腊语,意思是 hard)含有形成硬组织之意,而在成釉细胞瘤中并不存在有牙齿硬组织,所以,1929 年 Churchill 将此瘤命名为"成釉细胞瘤"(Ameloblastoma, Amel 的法语,意思是 Enamel),取代釉质瘤一词。

二、牙源性钙化上皮瘤

牙源性钙化上皮瘤又称 Pindborg 瘤,较少见。1956 年 Pindborg 首先报告此瘤并称其为牙源性钙化上皮瘤。是一种具有局部侵袭性的上皮性肿瘤,主要特征是上皮内出现特殊的淀粉样物质并可以钙化。

【临床特点】 患者年龄分布较广,平均为 40 岁左右,无明显性别差异。最常见部位是前磨牙和磨牙区,外周型多发生于前牙区。下颌比上颌多见。患者无特殊症状,仅见颌骨无痛性渐进性肿胀。

【病理变化】 肉眼观,病变区颌骨膨胀,切面为实性,灰白色或灰黄色。内有埋伏牙或钙化物。镜下观,瘤组织由多边形上皮细胞排列成片状或岛屿状,偶呈筛孔状,并可见细胞间桥;细胞核可有明显的多形性,但核分裂象罕见;细胞之间还可见特征性圆形红染的均质性物质,特殊染色证实即淀粉样物质,常发生钙化。

【影像学表现】 X 线片表现为颌骨不规则的透光区,内含大小不等的不透光团块,这些不透光团块常在未萌牙的牙冠部邻近处。

【生物学特性】 牙源性钙化上皮瘤属良性肿瘤,但有局部浸润性,术后可复发。

三、牙源性腺样瘤

牙源性腺样瘤为有导管样结构的牙源性上皮性肿瘤,曾被认为是成釉细胞瘤的一型,现被作为一种独立的牙源性肿瘤。此型较少见。

【临床特点】 发病年龄较轻,多为 10～19 岁。女性多见。上颌比下颌多见,上颌单尖牙区为好发部位。肿瘤一般较小,无明显症状。牙源性腺样瘤多发生在颌骨内(中心型),也可发生在牙龈(外周型)。中心型者根据肿物是否含牙又可分为滤泡型(含牙)和滤泡外型。

【病理变化】 肉眼观:肿瘤体积小,包膜完整。切面呈囊性或实性。囊性者囊壁较厚,囊内含黄色胶冻样物或血性液体。实性者呈灰白色。镜下可见肿瘤上皮形成不同结构:

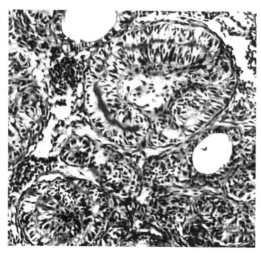

图 17-7　牙源性腺样瘤

①玫瑰花样结构：为该瘤的特征性结构，由梭形或立方状上皮细胞构成，玫瑰花样结构中央部以及上皮细胞之间可见嗜酸物质沉积(图 17-7)；②腺管样结构：由立方状或柱状细胞形成腺管状结构，内含有嗜酸物质和细胞碎屑；③筛状或梁状结构：细胞圆形或梭形，核深染，分布于实性细胞巢之间或肿瘤的周边；④牙源性钙化上皮瘤样区：与牙源性钙化上皮瘤相似，由多边形嗜酸鳞状细胞组成小结节，细胞间有细胞间桥和钙化团块及淀粉样物质沉着。

【影像学表现】　X 线片上表现为单房透射影，滤泡型似含牙囊肿，但可见不透光的钙化颗粒。周边型者仅见牙槽骨轻度吸收。

【生物学特性】　牙源性腺样瘤为良性肿瘤，包膜完整、生长局限，容易摘除而不复发。

四、牙源性角化囊性瘤

2005 年的 WHO 头颈部肿瘤新分类中已将牙源性角化囊肿命名为牙源性角化囊性瘤，是一种良性、单囊或多囊、发生于颌骨内的牙源性肿瘤。

【临床特点】　牙源性角化囊性瘤患者的年龄分布较广，但好发在 10 ~ 29 岁。男性多于女性，病变多累及下颌骨，尤其是下颌磨牙及升支部，上颌者多见于第一磨牙后区。肿瘤主要沿颌骨前后方向生长，体积较大时颌骨膨隆仍不明显。临床上多无明显症状，常在 X 线检查时偶然发现。继发感染时可出现疼痛、肿胀，伴瘘管形成及溢脓，有时甚至引起病理性骨折或神经麻木等症状。

【病理变化】　肉眼观：囊壁较薄，腔内常含有干酪样物质或为稀薄的淡黄色或血性液体。镜下观：具有独特的组织学特点：①衬里上皮为较薄的、厚度一致的复层鳞状上皮，常由 5 ~ 8 层细胞组成，一般无上皮钉突；②上皮表面呈波浪状或皱褶状，表层角化多呈不全角化；③棘细胞层较薄，常呈细胞内水肿；④基底细胞呈栅栏状排列，核深染且远离基膜，呈极性倒置；⑤纤维性囊壁较薄，一般无炎症，但合并感染时，增厚的囊壁内有大量炎症细胞浸润，上皮可增生，出现上皮钉突，角化消失；⑥纤维组织囊壁内有时可见微小的子囊和上皮岛(图 17-8)。

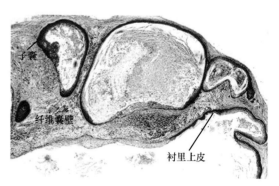

图 17-8　牙源性角化囊性瘤
纤维囊壁内的多个微小子囊

【影像学表现】　X 线表现呈多样性，缺乏特异性，可类似于成釉细胞瘤、含牙囊肿或根尖周囊肿等，为单房或多房性透射影，边缘呈扇形切迹。

【生物学特性】　牙源性角化囊性瘤具有较高的术后复发倾向，原因主要为牙源性角化囊性瘤的囊壁薄、易破碎、手术难以完整摘除，而残留囊壁的上皮具有高度增殖能力，因而易引起复发。

五、成釉细胞纤维瘤

成釉细胞纤维瘤是一种真性混合性牙源性肿瘤,其中牙源性上皮和间充质均为肿瘤成分,但没有成牙本质细胞、牙本质和釉质形成。

【临床特点】 成釉细胞纤维瘤较少见,发病年龄较轻,平均年龄为15岁。男女无明显差异。最常见的部位是下颌前磨牙和磨牙区。肿瘤生长缓慢,除颌骨膨隆外,一般无明显症状。

【病理变化】 肉眼观肿瘤位于颌骨内呈膨胀生长,有包膜。切面呈灰白色,实性,与纤维瘤相似。镜下观:肿瘤由上皮和间充质两种成分构成。间叶成分由较幼稚的纤维结缔组织组成,细胞丰富、体积大、呈圆形或多角形,似发育期的牙乳头。上皮成分少,呈条索状或团块状,似成釉细胞瘤或牙板结构。上皮与结缔组织界面有时可见狭窄的无细胞带或玻璃样变的透明带。

【影像学表现】 X线可见单房或多房透光阴影,边界清楚,有时不易与成釉细胞瘤区别。

【生物学特性】 成釉细胞纤维瘤有包膜而无局部浸润性,没有骨小梁间浸润的特点,故易完整摘除,很少复发,预后良好。

六、牙　　瘤

牙瘤是成牙组织的发育畸形,非真性肿瘤,内含高分化的牙釉质、牙本质、牙骨质和牙髓。根据这些组织排列结构不同,可分为混合性牙瘤和组合性牙瘤。当各种牙组织形成良好,但混杂成一个结构紊乱的团块,而无牙形态时称为混合性牙瘤;当各种牙组织排列似牙形态,只是病变由大小不等、形态不同的牙构成,称为组合性牙瘤。

1. 混合性牙瘤 多发生于儿童和青年,以下颌前磨牙区和磨牙区多见。活动性生长期可引起颌骨膨大。镜下见肿物内牙体组织成分排列紊乱,相互混杂,无典型的牙结构(图17-9A)。X线片表现为境界清楚的放射透光区,其中可见放射阻射性结节状钙化物(图17-9B)。肿物生长有自限性,预后良好。

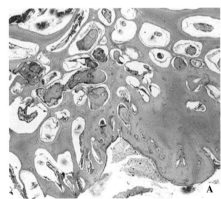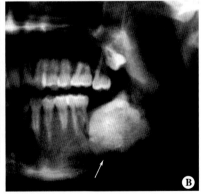

图17-9　混合性牙瘤
A. 组织学表现;B. X线表现

2. 组合性牙瘤 患者年龄较小,好发于上颌切牙—尖牙区。镜下见较多牙样结构,其内牙硬组织排列及分布与正常牙相似(图17-10A)。X线显示形态及数目不等的牙样结构堆积在一起(图17-10B)。

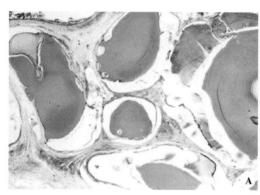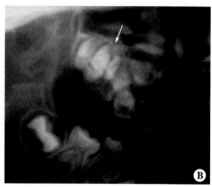

图 17-10　组合性牙瘤

A. 组织学表现；B. X 线表现

七、牙源性钙化囊性瘤

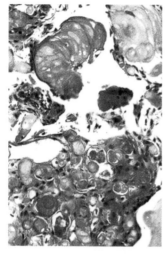

图 17-11　牙源性钙化囊

2005 年的 WHO 新分类将以前的"牙源性钙化囊肿"命名为牙源性钙化囊性瘤，是一种囊性的牙源性良性肿瘤，含类似于成釉细胞瘤的上皮成分和可发生钙化的影细胞。

【临床特点】　患者年龄分布广，发病高峰为 10 ~ 19 岁，无明显性别差异。上颌前磨牙区多见，病变多较为局限，有时也可发生于颌骨外的软组织内。

【病理变化】　镜下观：病变呈囊性，囊壁有薄层的成釉细胞瘤样的上皮衬里，上皮和纤维囊壁内可见数量不等的影细胞灶。影细胞呈圆形或卵圆形，细胞界限清楚，胞质红染，胞核消失，在胞核部位出现阴影，故称影细胞，可发生钙化。邻近上皮基底层下方可见带状发育不良的牙本质，部分病例可见广泛的牙硬组织成分，似牙瘤（图 17-11）。

【影像学表现】　X 线片表现为界限清楚的放射透光区，单房或多房，有时可伴有牙瘤发生。

【生物学特性】　牙源性钙化囊性瘤预后良好，很少复发。

八、成牙骨质细胞瘤

成牙骨质细胞瘤又名真性牙骨质瘤，由牙骨质样组织组成，常与牙根相连，临床上较少见。

【临床特点】　肿瘤多发生于磨牙或前磨牙的根尖部，常使牙根吸收变短，并与之相融合，下颌比上颌多见。好发年龄在 10 ~ 29 岁，男性比女性多见。

【病理变化】　成牙骨质细胞瘤主要由致密的牙骨质样组织构成。牙骨质样物质呈片状排列者，可见嗜碱反折线；呈圆形或卵圆形钙化团块者，似牙骨质小体。纤维间质为血管性疏松的纤维组织。矿化组织周边或生长活跃区可见牙骨质样组织或成牙骨质细胞。成牙骨质细胞有时大小不一，细胞核深染，与成骨细胞瘤或非典型骨肉瘤中所见相似。

【影像学表现】　X 线片显示肿物为界限清楚的致密钙化团块，在钙化团块的周围有一条带状放射透射光区环绕，提示为未矿化组织和细胞丰富区。

【生物学特性】　此瘤为良性肿瘤，手术易摘除，术后很少复发。

九、牙源性黏液瘤

牙源性黏液瘤又称黏液瘤或黏液纤维瘤,是一种仅发生于颌骨的良性肿瘤。此肿瘤在临床上较少见,肿瘤内含胶冻状的黏液样液体,具有局部侵袭性。

【临床特点】　多发于 20～39 岁,无明显性别差异。下颌比上颌多见。肿瘤生长缓慢,可引起颌骨膨隆变形。有时伴有疼痛症状,下颌病变可有下唇麻木,常伴牙松动、移位和阻生。

【病理变化】　肉眼观:肿瘤边界不清,包膜不完整或无包膜,切面灰白色、半透明,富含黏液。镜下观:肿瘤是由丰富的黏液样基质和星形或梭形瘤细胞构成。瘤细胞排列疏松,核卵圆形染色深,细胞形态大小不一,但核分裂象罕见。瘤细胞间为大量淡蓝色黏液样基质。肿瘤内含纤维成分多时,称为黏液纤维瘤。

【影像学表现】　X 线片显示有大小不等的蜂窝状或囊状阴影,相互之间有薄的骨隔,边界不清。

【生物学特性】　牙源性黏液瘤具有较强的局部侵袭性,可浸润骨组织,甚至穿破骨皮质,加之肿瘤本身质脆不易彻底切除,术后复发率较高,但并无转移。

第 2 节　恶性牙源性肿瘤

一、牙源性癌

牙源性癌是指原发于颌骨内,来源于牙源性上皮的恶性肿瘤。临床较少见,有以下几种类型。

1. 转移性(恶性)**成釉细胞瘤**　是指尽管组织学表现为良性,但发生了转移的成釉细胞瘤。转移瘤是诊断其恶性的主要依据,多转移到肺。应与成釉细胞癌鉴别。

2. 成釉细胞癌—原发型　是一种少见的原发性牙源性恶性肿瘤。在具有成釉细胞瘤的组织学特点的同时,即使没有发生转移也表现出恶性特点,如细胞的异型性、瘤性坏死、核深染、核分裂象等。

3. 成釉细胞癌—继发型(去分化)

(1) 骨内型:由先前已存在的良性成釉细胞瘤发展而来的成釉细胞癌。通常在恶变前,患者有多次的局部复发和放疗史。X 线表现为典型的成釉细胞瘤从缓慢生长转变为快速的骨破坏,穿透骨皮质侵犯邻近的软组织。组织学上也具有从良性成釉细胞瘤转变为癌的表现。

(2) 外周型:由先前存在的骨外发生的外周型成釉细胞瘤发生恶性变。

4. 原发性骨内鳞状细胞癌　是原发于颌骨内的一种鳞状细胞癌,可能来源于牙源性上皮剩余,与口腔黏膜上皮无关。此型临床较少见,男性多于女性,45 岁以上人群多发,好发于下颌骨体的后部。早期表现出颌骨肿大、疼痛、牙齿松动及移位,晚期可穿破骨皮质侵犯软组织,可出现黏膜溃疡。X 线显示为颌骨的弥漫性透射影像。组织学上表现为无角化鳞状细胞癌。此型预后较差。

5. 牙源性透明细胞癌　是一种少见的由空泡状或透明细胞构成的牙源性肿瘤,以往认为是良性肿瘤,新分类中将其归为牙源性癌。此癌好发于中老年女性,以下颌骨最常见。组织学特征:肿瘤细胞胞浆透明或弱嗜酸,胞膜界限清楚,核深染,呈片块状或岛状排列。肿瘤呈浸润性生长,易发生局部淋巴结转移。

6. 牙源性影细胞癌　是具有牙源性钙化囊性瘤或牙本质生成性影细胞瘤特点,又具有恶性细胞学特征的牙源性上皮性恶性肿瘤。发病年龄在 13 ~ 72 岁,男性多于女性。肿瘤细胞异形性明显,核大深染,核分裂象多见,呈浸润性生长,可复发转移。

二、牙源性肉瘤

1. 成釉细胞纤维肉瘤 是一种含有良性上皮成分和恶性间质成分的牙源性肿瘤;与成釉细胞纤维瘤相对应的恶性肿瘤。好发于中青年,男性多于女性。常见于下颌骨,伴有肿胀及疼痛。组织学表现类似于成釉细胞纤维瘤,其上皮成分分化良好,但间叶成分为恶性。此型局部浸润明显,远处转移少见。

2. 成釉细胞纤维-牙肉瘤 临床上很少见,生长较快且伴有疼痛,X 线表现为界限清楚的透射区,内含小块数量不等的阻射性物质。组织学表现类似成釉细胞纤维肉瘤,但同时伴有发育不良的牙本质、釉质和牙骨质形成。此型为低度恶性,手术切除后易复发,但预后较好,极少发生远处转移。

目 标 检 测

A₁ 型题

1. 成釉细胞瘤的好发部位是
   A. 下颌前牙区　　　　　　B. 上颌后牙区
   C. 上颌前牙区　　　　　　D. 下颌磨牙区
   E. 上颌磨牙区

2. 成釉细胞瘤的病理变化不包括
   A. 上皮团块中出现纤维化
   B. 上皮团块中出现囊性变
   C. 上皮团块中出现颗粒性变
   D. 上皮团块中出现鳞状化生
   E. 上皮团块中出现角化珠

3. 下列哪项不是成釉细胞瘤的组织学类型
   A. 滤泡型　　　　　　　　B. 丛状型
   C. 棘皮瘤型　　　　　　　D. 颗粒细胞型
   E. 嗜酸细胞型

4. 以下关于成釉细胞瘤的说法哪种是错误的
   A. 最常见的牙源性肿瘤　B. 属"临界瘤"
   C. 有浸润性生长的特性　D. 生长缓慢
   E. 上颌骨比下颌骨多发

5. 牙源性角化囊肿的发生多为
   A. 上颌单发　　　　　　　B. 下颌单发
   C. 上颌多发　　　　　　　D. 下颌多发
   E. 上、下颌无差异

6. 牙源性角化囊肿有以下病理改变,除了
   A. 复层鳞状上皮衬里
   B. 基底细胞栅栏状排列
   C. 表面不全角化
   D. 腺上皮样分化

   E. 伴卫星囊形成

7. 口腔颌面部恶性肿瘤的组织来源较多的依次是
   A. 上皮源性→腺源性→间叶源性
   B. 腺源性→上皮源性→间叶源性
   C. 间叶源性→上皮源性→腺源性
   D. 上皮源性→间叶源性→腺源性
   E. 以上都不对

8. 有关恶性肿瘤的诊断方法中,正确性最高的是
   A. 症状和体征　　　　　B. 有关化验检查
   C. CT、MRI 检查　　　　　D. 病理切片
   E. 肿瘤穿刺细胞学检查

A₂ 型题

9. 患者,男,42 岁。右侧下颌升支部渐进性膨隆 2 年,无明显疼痛。镜下可见肿瘤性上皮形成大小不等的上皮岛或滤泡,形态类似成釉器,滤泡之间为疏松的结缔组织。病理诊断为
   A. 成釉细胞瘤　　　　　B. 牙源性钙化囊肿
   C. 牙源性角化囊肿　　　D. 牙源性钙化上皮瘤
   E. 成釉细胞纤维瘤

10. 患者,男,45 岁。下颌骨升支部区无痛性肿大。镜下可见肿瘤上皮增殖成网状联结,周边不是一层柱状细胞,中心部细胞类似于星网层细胞。上皮岛内呈现广泛的鳞状化生,可见角化珠的形成,病理诊断为
    A. 牙源性腺样瘤　　　　B. 牙源性鳞状细胞瘤
    C. 成釉细胞瘤　　　　　D. 鳞状细胞癌
    E. 以上都不是

11. 患者,男,46 岁。一侧下颌骨磨牙区、下颌角及

升支部渐进性膨大,按之有乒乓球感,X 线片示透明囊性阴影,呈多房性,房室大小极不一致,阴影边缘呈切迹状。最可能的诊断是

A. 牙源性角化囊肿　　B. 成釉细胞瘤

C. 牙源性黏液瘤　　　D. 牙源性钙化囊肿

E. 牙源性纤维瘤

B 型题

(12～15 题共用备选答案)

A. 肿瘤上皮形成或多或少的孤立性上皮岛,中心由多边形或角形细胞疏松连接类似成釉器星网状层,星网状区常发生囊性变,上皮岛周边细胞核极性倒置

B. 肿瘤上皮增殖成网状联结,周边为一层立方或柱状细胞,中心部细胞也类似星网状层细胞,但含量少,间质区变性形成囊腔

C. 肿瘤内结缔组织显著增生,胶原丰富,排列成扭曲的束状,肿瘤性上皮岛或条束位于纤维束之间

D. 肿瘤细胞以基底样细胞为主,诊断此病时应与颌骨内腺样囊性瘤相鉴别

E. 肿瘤上皮岛内出现广泛的鳞状化生,有时见角化珠形成

12. 滤泡型成釉细胞瘤

13. 角化成釉细胞瘤

14. 促结缔组织增生型成釉细胞瘤

15. 丛状型成釉细胞瘤

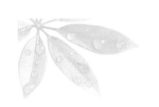

第 18 章

唾液腺肿瘤

1. 常见唾液腺肿瘤的种类。

2. 多形性腺瘤、肌上皮瘤、Warthin 瘤的病理及临床特点。

3. 腺样囊性癌、黏液表皮样癌的病理及临床特点。

任务引领

51 岁的侯女士发现右颌骨下肿物 1 年,无症状,生长缓慢。临床检查见右颌下区有 3cm×2.5cm 肿物,表面光滑,无粘连。术中见肿物靠近腮腺下极,表面结节状。送检标本为灰黄色腺体组织,一端可见一结节状肿物,1cm×0.8cm×0.8cm,有包膜,肿物切面灰黄色,均质实性,质稍脆。那么侯女士可能得了什么疾病? 其病理诊断依据有哪些? 该病的预后如何? 本章将帮你找到答案。

第 1 节 概　　述

一、唾液腺肿瘤的组织学分类

唾液腺肿瘤是口腔颌面部常见肿瘤之一,发病率较高,在我国,约占全身肿瘤的 2.3%。唾液腺肿瘤最常发生在腮腺;肿瘤多数为上皮性,间叶性肿瘤少见。唾液腺肿瘤结构复杂、形态多变、生物学行为多样,根据 WHO(2005)关于唾液腺肿瘤的组织学分类见表 18-1。

表 18-1　唾液腺肿瘤的组织学分类　（WHO,2005)

1. 恶性上皮性肿瘤	(12) 黏液腺癌	(24) 成涎细胞瘤
（1）腺泡细胞癌	(13) 嗜酸腺癌	2. 良性上皮性肿瘤
（2）黏液表皮样癌	(14) 唾液腺导管癌	（1）多形性腺瘤
（3）腺样囊性癌	(15) 非特异性腺癌	（2）肌上皮瘤
（4）多形性低度恶性腺癌	(16) 肌上皮癌	（3）基底细胞腺瘤
（5）上皮-肌细胞癌	(17) 多形性腺瘤癌变	（4）Warthin 瘤
（6）非特异性透明细胞癌	(18) 癌肉瘤	（5）嗜酸腺瘤
（7）基底细胞腺癌	(19) 转移性多形性腺瘤	（6）小管状腺瘤
（8）皮脂腺癌	(20) 鳞状细胞癌	（7）皮脂腺瘤
（9）皮质淋巴腺癌	(21) 小细胞癌	（8）淋巴腺瘤
（10）囊腺癌	(22) 大细胞癌	1）皮脂腺型
（11）低度恶性筛状囊腺癌	(23) 淋巴上皮癌	2）非皮脂腺型

（9）导管乳头状瘤	（10）囊腺瘤	（1）霍奇金淋巴瘤
1）内翻性导管乳头状瘤	3. 软组织肿瘤	（2）弥漫性大 B 细胞淋巴瘤
2）导管内乳头状瘤	血管瘤	（3）结外边缘区 B 细胞淋巴瘤
3）乳头状唾液腺瘤	4. 淋巴造血系统肿瘤	5. 继发性肿瘤

二、唾液腺肿瘤的组织发生学

肿瘤细胞来自于正常细胞,恶变后虽然具有不同程度的异型性,但仍有模仿组织起源的特性。因此,了解唾液腺肿瘤的组织发生,对辨认细胞分化、区分细胞来源、鉴别结构性质、指导病理学诊断和预测生物学行为,进而指导临床治疗等具有重要意义。唾液腺肿瘤的组织发生比较复杂,归纳起来有以下四种理论。

1. 基底储备细胞理论　认为所有唾液腺上皮性肿瘤均来自排泄管和闰管的基底细胞,其具有分裂、增殖的能力。

2. 多能单储备细胞理论　认为唾液腺组织所有上皮细胞和上皮性肿瘤均来自排泄管的基底细胞,此细胞是具有多潜能的储备细胞,可增殖分化为多种细胞。

3. 半多能双储备细胞理论　认为排泄管的基底细胞和闰管细胞是半多能储备细胞或干细胞,前者可分化形成排泄管的柱状细胞和鳞状细胞;后者分化形成腺细胞、闰管细胞、纹管细胞和肌上皮细胞(图 18-1)。这两种储备细胞是唾液腺再生和各种不同唾液腺肿瘤的细胞来源。

4. 多细胞理论　认为具有增殖能力的细胞绝非仅限于排泄管的基底细胞及闰管细胞,正常唾液腺的各类细胞均具有增殖能力,在各类唾液腺肿瘤的发生中起相应的作用。

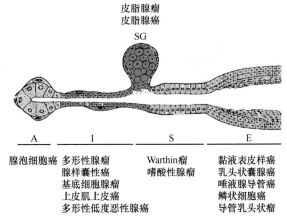

图 18-1　唾液腺肿瘤与唾液腺上皮形态学相类似的模式图
A. 腺泡;I. 闰管;SG. 皮脂腺;S. 纹管;E. 排泄管

上述理论中最具代表性的是半多能双储备细胞理论和多细胞理论。

组织学上,通常把唾液腺的腺泡、闰管和纹管统称为导管腺泡单位,它在唾液腺肿瘤的发生中起重要作用,这些细胞增殖可形成唾液腺的三大肿瘤:①单纯由腺泡或导管内衬细胞增殖,形成腺瘤或腺癌等;②由导管内衬细胞和肌上皮细胞同时增殖,形成多形性腺瘤和腺样囊性癌等;③仅有肌上皮细胞增殖形成的肌上皮瘤或肌上皮癌等。

第 2 节　常见的唾液腺肿瘤

一、多形性腺瘤

多形性腺瘤又称混合瘤,是以镜下结构的多形性而非细胞的多形性为特征的肿瘤,是唾液腺肿瘤中最常见的类型,约占唾液腺上皮性肿瘤的 45.2%,占其良性肿瘤的 71.6%。

【临床特点】　可发生于任何年龄,30～60 岁最多见,平均年龄是 46 岁,女性多于男性。约 80% 发生在腮腺,其次是下颌下腺,舌下腺罕见。发生在小唾液腺以腭部最多见。肿瘤生长缓慢,大小不等,通常为表面光滑或呈结节状、可活动的实性肿块。发生在腭部者不活动,较大时黏膜可形成创伤性溃疡。多次复发可形成固定的肿块。

【病理变化】　肉眼观:肿瘤呈不规则结节状,与正常腺体界限清楚,常有包膜,但薄厚不一。发生于小唾液腺者包膜通常不完整或无包膜。大的肿瘤表面常有隆起。剖面实性,灰白色或黄色,可见囊腔,内含透明黏液。有时可见淡蓝色半透明胶冻状软骨样区和黏液样区。复发的肿瘤常为多灶性,分布广泛。

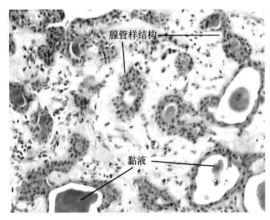

图 18-2　多形性腺瘤(腺管样结构)

镜下肿瘤表现为结构的多形性和混合性特征,主要由肿瘤性上皮、黏液样组织和软骨样组织构成。肿瘤性上皮包括腺上皮、肌上皮、鳞状上皮,可排列成腺管状、片状、条索状或弥漫分布,呈多样性:①腺管样结构:呈双层细胞排列,内层为立方或矮柱状细胞,外层为梭形的肌上皮细胞或柱状基底细胞,管腔内含均质红染的上皮性黏液(图 18-2);②肌上皮结构:肿瘤性肌上皮细胞是多形性腺瘤的常见成分,有时成为主要成分,可分为浆细胞样、梭形、上皮样和透明肌上皮细胞四种形态,其中浆细胞样细胞多见,在腺管样结构周围形成片块、条索或弥漫散在分布。约 25% 的肌上皮结构中可见巢状鳞状上皮化生,细胞间桥明显,中心有角化珠(图 18-3);③黏液样组织和软骨样组织:黏液样组织呈淡蓝色或淡红色,其中散在分布着星形或梭形的肌上皮细胞。软骨样组织似透明软骨,与黏液样组织移行,软骨细胞呈空泡状,可位于软骨样陷窝中(图 18-4)。

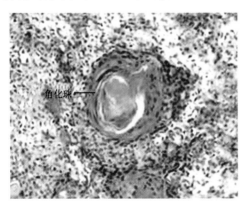

图 18-3　多形性腺瘤(鳞状化生)

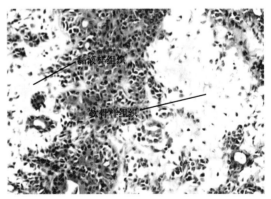

图 18-4　多形性腺瘤(黏液软骨样组织)

肿瘤间质较少,常见玻璃样变性,偶见钙化或骨化。肿瘤包膜大都完整,有时可见瘤细胞侵入。

【生物学特征】　多形性腺瘤虽为良性肿瘤,但其包膜薄厚不一或不完整,瘤细胞常侵入包膜内甚至包膜外;此外,肿瘤含较多黏液成分时质地变脆,手术时若切破包膜可造成瘤细胞种植性转移。因此,此瘤术后易复发,多次复发可导致恶变。病程越长、细胞成分越丰富,恶变的危险性越高。

二、肌上皮瘤

肌上皮瘤是一种几乎全部由具有肌上皮分化特点的细胞构成的唾液腺肿瘤,较为少见,占所有唾液腺肿瘤的 1% 以下。

【临床特点】　多数发生在成人,平均年龄 44 岁,无性别差异。主要发生在腮腺,腭腺次之。临床表现为缓慢生长的无痛性肿块,无粘连。

【病理变化】　肉眼观:肿瘤圆形或结节状,直径通常<3cm,界限清楚,包膜完整或不完整。切面实性,黄褐色或灰白色,有时含半透明胶冻状物。

镜下观:肿瘤细胞形态多样,有梭形、浆细胞样、上皮样细胞或透明细胞,多数肿瘤由一种细胞形态构成,也可由几种形态混合构成。主要有两种类型:①梭形细胞:长梭形,胞核卵圆居中,染色质细,胞浆红染呈颗粒状。瘤细胞多呈束状或漩涡状排列(图 18-5);②浆细胞样细胞:细胞体积大,椭圆形或多边形,胞浆丰富,嗜伊红染色,核大染色深,常偏位。细胞排列成不规则片状、条索或散在分布(18-6)。肌上皮瘤组织结构中可有不等量的黏液样基质,但是否伴有软骨样基质尚有争论。

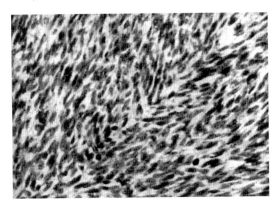

图 18-5　肌上皮瘤(梭形细胞)
梭形肌上皮细胞交织呈束状

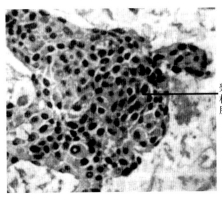

浆细胞样瘤细胞

图 18-6　肌上皮瘤
浆细胞样肌上皮细胞呈实性团块状

【生物学特征】　属良性肿瘤,如切除彻底很少复发,但以透明细胞为主的应属恶性肿瘤。病程长或多次复发可导致恶变。

🔵链接

肌上皮瘤与多形性腺瘤的鉴别

肌上皮瘤与多形性腺瘤结构成分相似,两者的鉴别要点为:①肌上皮瘤中腺管样结构较少,小于5%,而多形性腺瘤则有较多的腺管样结构;②肌上皮瘤中黏液样基质少,且上皮样结构与黏液样基质之间界限清楚;而多形性腺瘤中黏液样、软骨样区域多而明显,且上皮样结构与其呈移行过渡状态。

三、Warthin 瘤

Warthin 瘤又称腺淋巴瘤、淋巴囊腺瘤、淋巴乳头状囊腺瘤,是列第二位的常见唾液腺良性肿瘤,仅次于多形性腺瘤,约占唾液腺上皮性肿瘤的 9.5% 。

【临床特点】 好发于中老年,发病高峰为 50~70 岁,平均年龄 62 岁,男性多于女性。肿瘤几乎全部发生在腮腺和腮腺的淋巴结,多数累及腮腺下极。临床表现为缓慢生长的无痛性肿块。发病与吸烟、辐射或自身免疫有关。

【病理变化】 肉眼观:肿瘤呈圆形或卵圆形,直径 2~4cm 多见,表面光滑,包膜完整,界限清楚。切面常有大小不等的囊腔,内含黏液样、乳白色或褐色液体,囊腔内可有乳头状突起。少数为实性,呈灰褐色或暗红色。

镜下观:肿瘤由上皮细胞和淋巴样组织构成。上皮细胞形成腺管或囊腔状,囊壁可见乳头状突起;囊腔内衬上皮细胞形成特征性的双层结构:腔面侧细胞为柱状上皮细胞,胞浆丰富且含嗜酸颗粒,胞核卵圆形,排列成栅栏状,腺腔面偶见纤毛;基底侧细胞较小,呈立方状,胞浆较少,核呈空泡状,排列不齐。囊腔内含嗜酸分泌物。肿瘤间质为淋巴样组织,常可见淋巴滤泡形成(图 18-7)。

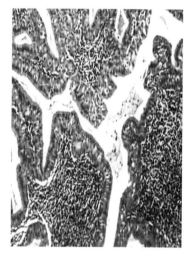

图 18-7 Warthin 瘤

【生物学特征】 肿瘤体积小,界限清楚,又多位于腮腺浅表部位,手术易剥离,很少复发。恶变罕见。

四、基底细胞腺瘤

基底细胞腺瘤是一种少见的良性肿瘤,是以基底样形态的肿瘤细胞为特征。

【临床特点】 一般多见于 60~70 岁老年人,男女之比为 1:2。发病部位以腮腺最多见,约占 75%,5% 发生于下颌下腺,其余发生在小唾液腺,尤以上唇多见。多数肿瘤为界限清楚的可活动的实性结节。膜性型可为多发性,常与皮肤圆柱瘤或毛发上皮瘤同时存在。

【病理变化】 肉眼观:肿瘤直径 1~3cm,界限清楚,有完整包膜。膜性型为结节状或多灶性。切面灰白色,实性,有时可见囊腔,内含褐色黏液样物质。

镜下观:肿瘤实质由基底样细胞构成,细胞呈立方形或柱状,边界不清,胞浆少,核大居中。瘤细胞排列成实性、梁状、管状和膜性结构。同一种肿瘤可有一种以上的排列方式,通常以某种为主。①实性型:瘤细胞排列成不同大小和形态的片状和岛状结构,周围的细胞为立方或柱状,呈栅栏状排列,中央为较大的多边形细胞,排列疏松,肿瘤细胞岛由致密的胶原纤维束分隔;②小梁型:瘤细胞排列成小梁或条索,有的可彼此连接形成网状或假性腺腔;③管状型:瘤细胞形成导管结构是其突出的特征,由双层立方或柱状细胞构成;④膜性型:瘤细胞排列类似实性型,但肿瘤细胞团周围有明显增厚的基膜样物,表现为玻璃样均质带,也可见于瘤细胞间或毛细血管周围,PAS 染色阳性。

【生物学特征】 此瘤为良性肿瘤,手术完整切除后很少复发。膜性型复发率约 25%,偶有恶变。

五、黏液表皮样癌

黏液表皮样癌是由黏液细胞、表皮样细胞和中间细胞构成的恶性唾液腺上皮性肿瘤,是常见的唾液腺恶性肿瘤,约占唾液腺上皮性肿瘤的 9.6%,占上皮性恶性肿瘤的 26.1%。

【临床特点】 患者年龄分布广,多见于中年或中年以上,也可见于儿童,女性约占 2/3。

最常累及腮腺和腭部。临床表现与其分化程度相关,高分化者与多形性腺瘤相似,为缓慢生长的无痛性肿块,病史较长,肿物较小,质地中等,活动度差,可有囊性感。发生于口内小唾液腺者位置表浅时可呈淡蓝色,似黏液囊肿。低分化者生长迅速,体积大,界限不清,固定,常伴有疼痛、溃疡及面瘫。

【病理变化】　肉眼观:肿瘤大小不等,常无包膜。高分化者与多形性腺瘤相似,切面呈灰白或粉红色,可见小囊腔,内含透明黏液;低分化者与周围组织界限不清,切面灰白实性,常见出血坏死。

镜下观:肿瘤实质由黏液细胞、表皮样细胞和中间细胞组成。黏液细胞较大,呈柱状或杯状,能分泌黏液;表皮样细胞似鳞状上皮细胞;中间细胞似上皮基底细胞。按三种细胞比例、排列方式和分化程度不同,黏液表皮样癌可分为三种类型:①高分化(低度恶性)型:以黏液细胞和表皮样细胞为主,占50%以上,中间细胞少,细胞分化良好,无明显异型性和核分裂象。肿瘤细胞形成大小不等的囊腔,内衬黏液细胞,外周为表皮样细胞和中间细胞,腔内含有黏液,量多时可使囊腔扩张甚至破裂,黏液外溢形成黏液湖(图18-8);②低分化(高度恶性)型:黏液细胞不足10%,以表皮样细胞和中间细胞为主,且瘤细胞多呈实性团块,缺乏囊腔样结构,呈浸润性生长,异型性明显,核分裂象多见,黏液湖较少(图18-9);③中分化(中度恶性)型:介于以上两型之间,黏液细胞多于10%,表皮样细胞和中间细胞常排列成实性团块,囊腔少,偶见异型性和核分裂象。

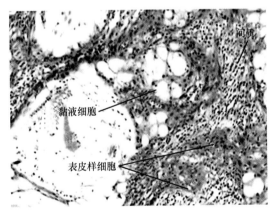

图 18-8　黏液表皮样癌(高分化)
以黏液细胞和表皮样细胞为主

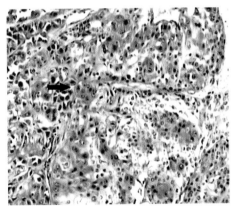

图 18-9　黏液表皮样癌(低分化)
以表皮样细胞和中间细胞为主

【生物学特征】　组织学分型对预后有重要意义,高分化者手术切除后预后好,低分化者手术后常复发和转移,预后较差。

六、腺样囊性癌

腺样囊性癌是由上皮细胞和肌上皮细胞构成的,具有不同形态结构的基底细胞样肿瘤。较常见,约占唾液腺上皮性肿瘤的10.3%,占其恶性肿瘤的28.0%。

【临床特点】　好发于40~60岁的中老年人,无明显性别差异。较常累及腮腺和腭部,舌下腺发生的肿瘤应首先考虑此瘤。腺样囊性癌生长缓慢,病程较长,早期侵犯神经出现疼痛、神经麻痹等症状。肿物不活动,中等硬度,发生于腭部者常形成黏膜溃疡或腭骨穿孔。

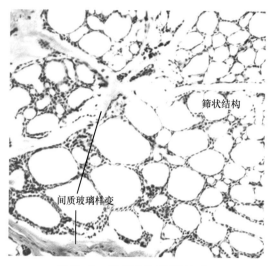

图 18-10　腺样囊性癌(腺性型)

【病理变化】　肉眼观:肿瘤呈圆形或结节状,平均直径 3cm,无包膜,与周围组织界限不清。切面实性,灰白色或浅褐色,可见透明条索、出血和囊性变。

镜下观:肿瘤由导管内衬上皮细胞和肌上皮细胞构成,按细胞类型和排列方式不同可分为三种类型:①腺性(筛状)型:瘤细胞排列成团块状,其中含有许多大小不等的囊腔,呈筛孔状,是腺样囊腺癌最常见的特征性结构。筛孔内含嗜酸或嗜碱黏液样物质,有的囊腔含粉染的玻璃样变性间质(图 18-10)。②管状型:由 2 ~ 3 层瘤细胞排列成腺管状结构,内层为导管上皮细胞,外层为肌上皮细胞,腔内含强嗜酸黏液物质(图 18-11)。③实性型:瘤细胞排列成实性团块,中心可出现变性坏死(图 18-12)。

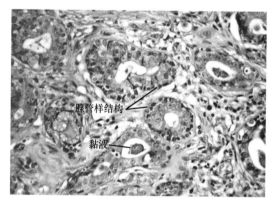

图 18-11　腺样囊性癌(管状型)

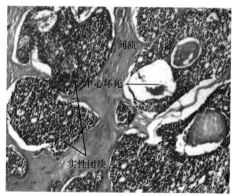

图 18-12　腺样囊性癌(实性型)

【生物学特征】　腺样囊性癌无包膜,侵袭力极强,术中应扩大手术范围术后加放疗,否则极易复发。肿瘤易沿神经生长,因此早期可出现神经受累症状,侵入血管可经血道转移至肺、肝、骨和脑等处,但淋巴道转移少见。预后与组织学类型有关,筛状型预后好,实性型更易复发和早期转移,预后较差。

七、腺泡细胞癌

腺泡细胞癌又称腺泡细胞腺癌、浆液细胞腺癌,为低度恶性。是较少见的唾液腺恶性肿瘤,约占唾液腺上皮性肿瘤的 2.1%,占其恶性肿瘤的 5.6%。

【临床特点】　患者年龄分布广,多见于中年以上,女性略多于男性。绝大多数位于腮腺。肿瘤生长缓慢,常为无痛性肿块,少数生长较快,不活动,可有疼痛和面瘫。

【病理变化】　肉眼观:肿瘤多为圆形或结节状,质地较软,包膜大多不完整。切面呈实性分叶状,褐色或暗红色,偶见出血、坏死和囊性变。

镜下观:肿瘤细胞有腺泡样细胞、闰管样细胞、空泡样细胞、透明细胞和非特异性腺样细胞。腺泡样细胞呈圆形或多边形,胞浆内含嗜碱酶原颗粒是其特征,核小偏位,PAS 染色阳性。闰管样细胞呈立方或矮柱状,核居中。空泡样细胞呈圆形或卵圆形,胞浆内含数目不等的空泡,PAS 染色阴性,核固缩,常被挤压至一侧。非特异性腺样细胞呈圆形或多边形,胞浆嗜双色性,细胞界限不清呈合胞体样。按细胞类型和排列方式不同,可分为四种类型:①实体型:最常见,以腺泡细胞为主,排列成腺泡状或片状;②微囊型:瘤细胞间可见大量微小囊腔,常见分化好的腺泡样细胞、空泡细胞和闰管细胞;③滤泡型:瘤细胞排列成类似甲状腺滤泡结构,滤泡周围为立方状上皮,腔内含嗜酸均质样物质,滤泡间可见腺泡样细胞、空泡样细胞及非特异性腺样细胞;④乳头囊状型:以闰管样细胞为主,可见明显的囊腔,腔内有增生的上皮乳头,囊腔间的纤维结缔组织间隔常发生玻璃样变。

【生物学特征】　腺泡细胞癌为低度恶性肿瘤,手术后一般预后较好。也可局部复发、颈淋巴结转移和远处转移。

八、多形性低度恶性腺癌

多形性低度恶性腺癌又称终末导管癌、小叶癌,是以细胞形态的一致性、组织结构的多样性为特征的唾液腺上皮性恶性肿瘤。此瘤是口腔内第二位常见的唾液腺恶性肿瘤。

【临床特点】　多数发生在中年以上,女性多于男性。主要发生在小唾液腺,约 60% 发生于腭部,也可发生于颊黏膜、磨牙后区、上唇和舌根等部位。临床表现为缓慢生长的无痛性肿块,偶见黏膜表面出血、溃疡。

【病理变化】　肉眼观肿瘤平均直径约 2.2cm,呈浸润性生长,无包膜。切面为实性、黄褐色、分叶状。

镜下观:肿瘤细胞形态的一致性、组织结构的多样性及浸润性生长是其特征。肿瘤细胞主要由肿瘤性肌上皮细胞和导管上皮细胞构成,细胞体积小,呈圆形或梭形,形态一致,胞浆微嗜酸,核圆形或卵圆形,异型性小。突出特征是组织结构的多形性,肿瘤细胞排列成小叶状、乳头状或乳头囊状、筛状、条索状和小导管样等多种结构,这些结构常可合并存在,但以某种类型为主。肿瘤呈浸润性生长,可侵犯颌骨、血管或神经。肿瘤间质可见黏液样变性和玻璃样变性。

【生物学特征】　此瘤为低度恶性,预后较好。偶有局部淋巴结转移,远处转移罕见。

⊖ 链接

唾液腺肿瘤的相关因素

接受放射性照射已明确为唾液腺癌的致病因素之一。化学性毒物可能与唾液腺肿瘤的发生有关,长期接触化学性毒物以及病毒感染等可诱发唾液腺癌。此外,机体的激素分泌状态异常、免疫功能下降,以及遗传因素等也与唾液腺肿瘤的发生相关。

目 标 检 测

A₁ 型题

1. 多形性腺瘤的好发部位依次是
  A. 腭腺、腮腺、舌下腺、下颌下腺
  B. 腮腺、腭腺、下颌下腺、舌下腺
  C. 腮腺、下颌下腺、唇腺、腭腺
  D. 下颌下腺、腭腺、腮腺、唇腺

  E. 腮腺、舌下腺、下颌下腺、腭腺

2. 黏液表皮样癌好发部位是
  A. 舌下腺　　　　　　B. 下颌下腺
  C. 腮腺　　　　　　　D. 腭腺
  E. 唇腺

3. 腺样囊性癌扩散常

A. 沿神经扩散   B. 沿淋巴结扩散

C. 沿血道扩散   D. 沿骨膜扩散

E. 沿筋膜扩散

4. 乳头囊状型腺泡细胞癌在唾液腺中的特殊表现有

    A. 生长速度快

    B. 呈结节状

    C. 与周围组织粘连

    D. 肿瘤较软的部分能抽出血性囊液

    E. 能破坏邻近骨质

5. 易导致面瘫的肿瘤主要是

    A. 多形性腺瘤   B. 黏液表皮样癌

    C. 腺泡细胞癌   D. 腺样囊性癌

    E. Warthin 瘤

6. 以下唾液腺肿瘤最易发生种植性转移的是

    A. 多形性腺瘤   B. 肌上皮瘤

    C. Warthin 瘤   D. 基底细胞腺瘤

    E. 嗜酸细胞腺瘤

7. 容易早期发生肺部转移的口腔颌面部肿瘤是

    A. 多形性腺瘤   B. 黏液表皮样癌

    C. 腺泡细胞癌   D. 腺样囊性癌

    E. 多形性低度恶性腺癌

8. 多形性腺瘤为

    A. 良性肿瘤,生长较快

    B. 良性肿瘤,生长缓慢

    C. 恶性肿瘤,易复发

    D. 恶性肿瘤,生长较快

    E. 良性肿瘤,不复发

9. 多形性腺瘤中上皮、肌上皮细胞与以下哪种组织相混合

    A. 纤维样组织   B. 肌样组织

    C. 黏液软骨样组织   D. 软骨骨样组织

    E. 水肿样组织

10. 混合性牙瘤

    A. 是真性肿瘤

    B. 由大小不等的牙齿样结构组成

    C. 镜下肿物为排列紊乱、相互混杂的牙体牙髓组织

    D. X 线可见多个牙齿样结构

    E. 镜下有典型牙齿结构

11. 多形性腺瘤中可见下列结构,除了

    A. 导管样结构   B. 肌上皮团块

    C. 角化珠   D. 鳞状上皮化生

    E. 筛孔状结构

12. 腺样囊性癌的细胞成分主要为

    A. 腺上皮细胞和肌上皮细胞

    B. 鳞状细胞和肌上皮细胞

    C. 肌上皮细胞和纤维细胞

    D. 黏液细胞和导管内衬上皮细胞

    E. 黏液细胞和软骨样细胞

13. 多形性腺瘤在小唾液腺多见于

    A. 唇部   B. 颊部

    C. 舌部   D. 腭部

    E. 牙龈

14. 黏液表皮样的细胞组成是

    A. 表皮样细胞、腺上皮和黏液细胞

    B. 表皮样细胞、软骨样细胞和中间细胞

    C. 腺上皮细胞、黏液细胞和中间细胞

    D. 表皮样细胞、黏液细胞和中间细胞

    E. 黏液细胞、软骨样细胞和中间细胞

15. 高度恶性黏液表皮样癌

    A. 表皮样细胞少于 10%

    B. 黏液细胞少于 10%

    C. 中间细胞少于 10%

    D. 黏液细胞和中间细胞均少于 10%

    E. 表皮样细胞和中间细胞均少于 10%

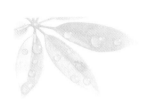

第 19 章
口腔颌面部其他组织来源的肿瘤和瘤样病变

1. 瘤样病变的定义。
2. 口腔瘤样病变的组织学特点及临床特点。
3. 恶性肿瘤的组织学特点及临床特点。

任务引领

小刘刚妊娠时,右上第一、二前磨牙之间颊侧牙龈乳头处有一颗米粒大小的增生物,无痛。随着妊娠时间的延长而迅速增大成2cm左右的肿块,进食时出血,到医院就诊后,医生对牙齿进行清洁、涂药,肿块迅速缩小。那么小刘的肿块是瘤样病变还是恶性肿瘤? 根据上述现象,肿块组织有哪些病理变化呢? 怎样从组织病理角度来区分瘤样病变和恶性肿瘤? 如果小刘分娩以后瘤体还存在,肿块组织还会发生怎样的病理变化呢? 本章将为您解开众多疑惑。

口腔颌面部肿瘤除牙源性和唾液腺肿瘤外,还有各种其他组织发生的肿瘤,这些肿瘤多且复杂。本章仅就较常见并具有一定特征的肿瘤和瘤样病变,分良性和恶性两节叙述。肿瘤是指一种异常的组织肿块,其生长超过正常组织,当诱发的刺激因素停止后,仍然继续过度生长。瘤样病变是指具有肿瘤的某些特征,但其本质是炎症或增生性疾病。

第 1 节　良性肿瘤和瘤样病变

一、牙　龈　瘤

牙龈瘤来源于希腊语,原意为"龈上包块",一种观点认为这是一种临床名称,不含组织病理或病变性质的内涵。本章所讲的牙龈瘤特指牙龈局限性慢性炎性增生,非真性肿瘤,新生儿龈瘤除外。

【临床特点】　可发生于任何年龄,以中青年女性多见,如血管性龈瘤主要发生于女性。约80%的病例发生在前牙区,50%以上发生在尖牙区。临床表现为牙龈局限性肿大,直径多为数毫米至1cm不等,呈圆形、椭圆形或分叶状,可有蒂或无蒂。常因创伤和慢性刺激引起,特别是龈下菌斑和牙石是牙龈瘤的重要病因。

【病理变化】　国内学者将牙龈瘤在组织病理学上分为四型:血管性龈瘤、肉芽肿性龈瘤、纤维性龈瘤和巨细胞性龈瘤。也有学者认为,肉芽肿性和血管性龈瘤在组织学上非常相似,难以区分,常合并称为血管性龈瘤。

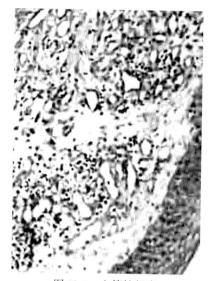

图 19-1　血管性龈瘤

1. 血管性龈瘤　血管性龈瘤可以是化脓性肉芽肿或妊娠性龈瘤,为质软、紫红色包块,常伴有出血和溃疡,这两种病变在组织学上是一致的。妊娠性龈瘤是妊娠患者发生的化脓性肉芽肿,妊娠前 3 个月发生者多见,分娩后可自行消退或缩小变为纤维性龈瘤,内分泌改变对此瘤的发生有影响。

镜下观:有大量增生的毛细血管,血管内皮细胞增生呈实性片块或条索状,也可为小血管或大的薄壁血管增多,间质水肿,炎细胞浸润多少不等(图 19-1)。溃疡下方炎症明显。

2. 纤维性龈瘤　纤维性龈瘤与附近牙龈颜色相同,质地坚实。如有炎症或血管丰富者则色泽较红;如溃疡形成则可覆盖黄色纤维性渗出物。此型可发生在任何年龄,以 10 ~ 40 岁多见。

镜下观:可见纤维性龈瘤由富于细胞的肉芽组织和成熟的胶原纤维束组成,纤维束之间有多少不等的炎细胞浸润,以浆细胞为主(图 19-2)。部分病例可伴有钙化或骨化。

3. 巨细胞性龈瘤　巨细胞性龈瘤又称外周性巨细胞肉芽肿。较为少见,部位以前牙区多见,上颌较下颌多,位于牙龈或牙槽黏膜。肿块呈暗红色,可发生溃疡。发病年龄以 30 ~ 40 岁多见,也可发生于青年人和老年人。

镜下观:在富含血管和细胞的间质内有多核破骨细胞样细胞呈灶性聚集。病灶内偶见少许骨小梁或骨样组织。

【生物学特性】　术后有明显的复发倾向,据统计,纤维性龈瘤的复发率为 14% ,血管性龈瘤为6% ,巨细胞性龈瘤为 17% 。复发与组织学特点无关,主要原因是局部刺激因素清除不彻底和(或)手术切除不全。

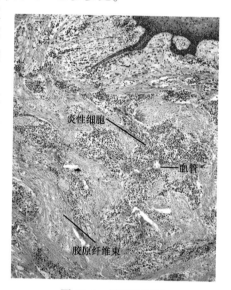

炎性细胞

血管

胶原纤维束

图 19-2　纤维性龈瘤

二、血 管 瘤

血管瘤是一种分化较成熟的血管构成的血管畸形或良性肿瘤,可发生于任何部位,口腔好发于唇、舌、颊等处。临床上,除婴儿血管瘤可自行消退外,大多数血管瘤如不治疗,可持续存在。参照 WHO(2002)软组织肿瘤和 WHO(2005)皮肤肿瘤病理和遗传学分类,将口腔颌面部常见血管瘤分为:婴儿血管瘤、分叶状血管瘤、海绵状血管瘤和动静脉性血管瘤。

1. 分叶状毛细血管瘤　分叶状毛细血管瘤(图 19-3)又称化脓性肉芽肿,是生长迅速的外生型病变。多数学者认为该瘤是一种增生性病变,而非肿瘤性病变。好发于儿童和青年,以牙龈、口唇和面部较多见,呈息肉状,可有蒂,表面有溃疡。早期病变与肉芽组织相似,发育完全的化脓性肉芽肿常由纤维组织分隔,呈现分叶状。组织学上类似婴儿血管瘤,由增生的内皮细胞构成的小叶组成,小叶内含密集的毛细血管。病变晚期血管减少,纤维组织增多,纤维间隔增宽,毛细血管小叶变小,最终可发展为纤维瘤。

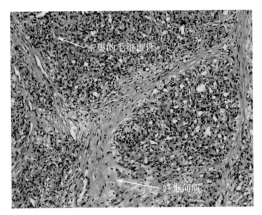

图 19-3　分叶状血管瘤

2. 海绵状血管瘤　海绵状血管瘤由生长缓慢的、血流动力学不活跃的血管畸形组成,在出生时出现,一生中缓慢进展。好发部位和年龄与毛细血管瘤相似,但较之少见。瘤体较大,触之柔软,可被压缩,有时可扪及静脉石。镜下观:瘤组织由薄壁血管构成,管腔大小不规则,相互吻合,腔内充满血液。

3. 动静脉性血管瘤　动静脉性血管瘤是界限清楚的血管增生,又称动静脉畸形,是一种非肿瘤性血管病变,以存在动静脉分流为特征。好发于头颈部病,其次为肢体。病变高起呈念珠状,有搏动感。组织学上瘤体主要由厚壁血管组成,在厚壁血管中混合有扩张的薄壁血管和不等量的黏液。

三、淋巴管瘤

淋巴管瘤为一种良性的、由扩张的淋巴管构成的海绵状或囊性脉管病损。

【临床特点】　多为先天性病变,常见于儿童,多发于头颈部。淋巴管瘤一般表现为边界清楚、无痛的隆起,触诊软而有波动感。口腔中以舌部最为好发,舌部淋巴管瘤的典型特征是,舌背上有灰白色和粉红色葡萄样突起的不规则结节。发生在舌、唇部的淋巴管弥散扩大,可形成"巨舌症"或"巨唇症"。

【病理变化】　切面可有多个小囊腔,腔内有清亮淡黄色液体;也可由数个大囊腔构成,称囊性淋巴管瘤或囊性水瘤,多见于颈部。镜下见淋巴管瘤由壁薄、大小不等扩张的淋巴管组成,内衬单层内皮细胞,无包膜,腔内可含淋巴液和少量淋巴细胞。

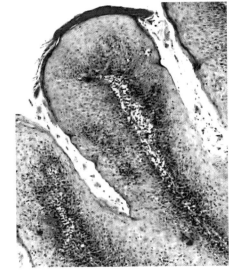

图 19-4　鳞状细胞乳头状瘤
（箭头示血管结缔组织轴心）

四、鳞状细胞乳头状瘤

鳞状细胞乳头状瘤是一种口腔上皮的疣状、局灶性的良性增生。

【临床特点】　口腔任何部位均可发病,最常见于腭、唇、舌和牙龈黏膜。该瘤质软、有蒂,呈丛状的指状突,或为无蒂的圆顶样病损,表面呈乳头状或疣状。黏膜表面呈白色或正常黏膜角化色。常单发,但多发的情况也相当多。肿物在几个月内生长迅速,最大直径约 6mm,然后维持一定的大小。

【病理变化】　病变为外生性,镜下观,增生的复层鳞状上皮呈指状突起,其中心为血管结缔组织(图 19-4)。上皮表层常有不全角化或正角化,也可无角化。

第2节 恶性肿瘤

一、口腔癌

口腔癌是指发生于口腔黏膜的鳞状细胞癌。发病原因不十分明了。现在研究表明,口腔癌的主要危险因素是吸烟和酗酒,二者有很强的协同作用。

【临床特点】 主要发生在40~60岁嗜好烟酒者。早期常无症状或症状不明显,患者口腔黏膜可能出现红色病损、红白相间的病损或者白色病损;晚期可出现黏膜增生和溃疡、疼痛、耳部的牵涉性疼痛、口臭,语言、张口和咀嚼困难、吞咽困难和疼痛以及出血、消瘦、颈部肿大等症状。口腔癌易侵犯颌骨,特别是累及下颌管时,除神经症状外,常无明显表现。

【病理变化】

1. 鳞状细胞癌 肉眼观常呈菜花状,有时坏死脱落而形成溃疡。世界卫生组织(WHO,2005)根据肿瘤的恶性程度、细胞和细胞核的多形性以及细胞分裂活性等将口腔鳞癌分为高、中、低分化三级。

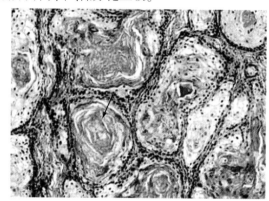

图19-5 高度分化鳞癌(箭头示角化珠)

高度分化鳞癌:含有数量不等的基底细胞和具有细胞间桥的鳞状细胞,核分裂象少,非典型核分裂和多核细胞极少,角化明显,胞核和细胞多形性不明显(图19-5)。

中度分化鳞癌:具有独特的核的多形性和核分裂,可见异常核分裂,角化不常见,细胞间桥不明显(图19-6)。

低度分化鳞癌:主要为很多不成熟的细胞,有大量正常或不正常的核分裂,胞核和细胞多形性明显,细胞间桥几乎没有,角化罕见(图19-7)。

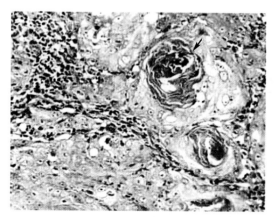

图19-6 中度分化鳞癌(箭头示细胞核多形性及核分裂)

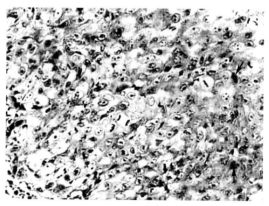

图19-7 低度分化鳞癌(箭头示异常核分裂)

肿瘤浸润前沿

虽然角化出现在高、中度分化鳞癌中,但并不能作为鳞癌分级的重要组织学标准,而对肿瘤浸润前沿的组织学分级,在预测淋巴结转移、局部复发、生存率方面的价值显著高于传统的肿瘤组织学分级,所以备受重视。肿瘤浸润前沿是指位于肿瘤—宿主交界处最前沿的 3~6 层肿瘤细胞或分散的细胞团,涉及的内容主要有口腔癌的异质性,浸润前沿的组织病理分级、分子病理学以及肿瘤细胞和肿瘤间质细胞之间相互作用等。

2. 疣状癌　是一种非转移性的高分化鳞癌的亚型,以外生性、疣状缓慢生长和边缘推压为特征。以老年男性多见,75% 的疣状癌发生在口腔,尤以下唇多见。

肉眼观:肿物呈白色刺状、疣状或乳头状突起,乳头间有深裂隙。镜下观:肿物由厚的棒状乳头和具有明显角化的分化良好的鳞状上皮呈钝性突入间质内构成。鳞状上皮缺乏一般恶性肿瘤的细胞学改变,细胞较鳞状细胞中的细胞大,核分裂象少见,且位于基底层,有时可见上皮内微小脓肿。呈推进式侵犯间质,无浸润边缘。常见密集的淋巴细胞和浆细胞。疣状癌为局部侵袭性缓慢生长,切除不彻底可复发,单纯的疣状癌不发生转移。

3. 基底细胞样鳞状细胞癌　是一种侵袭性的、高级别的鳞状细胞癌的亚型,同时具有基底细胞样和鳞状细胞的成分。多发生在舌根部、咽下和喉,以 60~80 岁的男性为主。

肉眼观:病变为中央溃疡性肿物,浸润性生长,伴黏膜下广泛的结节。镜下观:肿瘤由基底样细胞和鳞状细胞组成,基底样细胞小,核深染,胞质少,无核仁,呈分叶状实性排列,小叶周边细胞呈栅栏状排列。

4. 乳头状鳞状细胞癌　是鳞状细胞癌的独特亚型,以显著的外生性乳头状生长和预后良好为特征。此癌柔软、质脆、呈息肉样,镜下观:乳头有纤细的纤维血管轴心,表面被覆肿瘤性的、不成熟的基底样或多形性细胞。间质侵袭由单个或多个癌巢构成,可见大量淋巴细胞浸润。

5. 梭形细胞癌　外观呈息肉样,表面常有溃疡。由恶性梭形细胞和鳞状细胞构成,肿瘤的大部分常为梭形细胞,有时仅见梭形细胞,易被误认为真性肉瘤。少数病例可发生局部淋巴结转移,但很少远处转移。

6. 腺鳞癌　是罕见的来源于表层上皮的侵袭性肿瘤,由鳞状细胞癌和腺癌两种成分构成。鳞癌部分为原位癌或浸润癌,腺癌成分为腺腔结构,多见于肿瘤深部,衬里细胞为基底样细胞、柱状或产黏液细胞。

【生物学特性】　口腔癌的生物学特性与其组织类型、分化程度及发病部位密切相关。如下唇癌、基底细胞癌一般不发生转移,故预后较好;发生于舌或口底的癌变,因其部位特殊,即使病变较小也常发生转移,预后较差。

口腔癌的预后

目前研究显示,口腔癌的临床分期、颈淋巴结状态、转移颈淋巴结累及区域数等均与预后有关。口腔癌的临床分期是重要的肿瘤预后因素,其意义显著大于肿瘤组织学分级。颈淋巴结转移状态是影响口腔鳞癌预后的最重要因素,而颈淋巴结包膜外扩散是影响口腔癌预后的重要原因。肿瘤厚度(侵袭深度)具有独立预后价值,也是颈淋巴结转移的高发因素。肿瘤手术切缘状况与肿瘤复发、患者生存率相关。另外,口腔癌患者 5 年生存率与发病部位有关,从口腔前部至后部生存率逐渐变低。如下唇癌患者 5 年生存率约为 90%,舌前部肿瘤为 60%,舌后部、口底、扁桃体、牙龈和硬腭部者为 40%,软腭癌为 20%~30%。

二、恶性黑色素瘤

恶性黑色素瘤是一种来源于黑色素细胞或黑色素前体细胞的恶性肿瘤。常见于皮肤，也可见于黏膜。其特点是非典型黑色素细胞位于上皮-结缔组织交界处，向上浸润至上皮内，向下侵犯结缔组织。

【临床特点】　口腔黏膜黑色素瘤罕见，约 80% 开始于腭部、上颌牙槽或牙龈黏膜。20～80 岁均可发病；男女发病相近。肿瘤通常为无痛性，直径 1.5～4cm，边界不规则；表面黑色或灰褐色，典型表现为多发、广泛的色素斑点伴结节性生长。有时结节性病变之前长期存在黑变病，病史可达 10 年。

【病理变化】　口腔黑色素瘤可分为原位口腔黑色素瘤、侵袭性口腔黑色素瘤和混合型三类。

原位口腔黑色素瘤镜下见非典型的痣细胞，单独存在或在上皮-结缔组织界面形成细胞巢。侵袭性、混合性口腔黑色素瘤由片状或岛状的上皮样黑色素细胞构成，排列成器官样或腺泡样，胞质染色浅，核大、核仁明显，有时呈浆细胞样。片状和束状梭形细胞也可见到。90% 以上的病损含黑色素。

【生物学特性】　口腔黑色素瘤预后不良，易复发和转移，5 年存活率 20% 左右。

三、淋　巴　瘤

淋巴瘤是一组起源于淋巴结或其他淋巴组织的恶性肿瘤，可分为霍奇金淋巴瘤和非霍奇金淋巴瘤两大类。霍奇金淋巴瘤主要为淋巴结的病损，淋巴瘤中绝大多数为非霍奇金淋巴瘤。其中 85% 以上的是成熟的 B 细胞肿瘤，而大 B 细胞淋巴瘤和滤泡性淋巴瘤，占所有非霍奇金淋巴瘤的 50%。现就较常见或有某些特征的几种淋巴瘤简要介绍如下。

（一）弥漫性大 B 细胞淋巴瘤

弥漫性大 B 细胞淋巴瘤是一类由大 B 淋巴样细胞构成的肿瘤，呈弥漫性生长，肿瘤细胞的胞核相当于甚至超过正常巨噬细胞的胞核，或为正常淋巴细胞胞核的 2 倍以上。

【临床特点】　发病的中位年龄 60～70 岁，范围较宽，也可见于儿童，男性稍多。可发生在淋巴结内和淋巴结外，原发淋巴结外的可高达 40%。发生于淋巴结外者可见于任何部位，如皮肤、中枢神经、脏器、骨、软组织、腮腺和 Waldeyer 环。典型的表现是淋巴结内或淋巴结外出现迅速生长的肿块，可伴有症状，随着病情的发展常有扩散。

【病理变化】　淋巴结结构大部或全部被均质鱼肉状的瘤组织取代，偶尔病变仅局部生长。典型特点是正常的淋巴结结构或淋巴结外组织被弥漫性的淋巴组织取代。病变可累及整个或部分淋巴结，也可仅见于滤泡间区，但累及淋巴窦少见。淋巴结周围组织常有浸润，可见宽窄不一的硬化性纤维条带。弥漫性大 B 细胞淋巴瘤是由转化的大淋巴样细胞组成。

【生物学特性】　弥漫性大 B 细胞淋巴瘤属于侵袭性淋巴瘤，但采用联合化疗有治愈的可能。肿瘤增殖率高，则预后较差。Bcl-2、P53(+)是预后不好的指标。

（二）黏膜相关淋巴组织、淋巴结外边缘区 B 细胞淋巴瘤

黏膜相关淋巴组织、淋巴结外边缘区 B 细胞淋巴瘤(MALT)，是一种淋巴结外淋巴瘤，占所有 B 细胞淋巴瘤的 7%～8%，多数为成人。肿瘤主要由形态多样的小 B 细胞组成。

【临床特点】　最好发的部位是胃肠道，占所有病例的 50%，其中 85% 为胃部受累，其

他较常见的部位为肺、眼附属器处、皮肤、甲状腺、乳腺、唾液腺等。绝大多数患者表现 I ~ II 期疾病,约 20% 的患者骨髓受累。

【病理变化】　瘤细胞先浸润反应性滤泡周围,然后扩展至滤泡间区,在边缘带扩散、融合,取代部分或全部滤泡。典型的边缘带 B 细胞近似于中心细胞,为小到中等细胞。核轻微不规则,核仁不明显,胞质相对丰富、淡染。边缘带细胞也可近似于小淋巴细胞。可有浆细胞样分化。肿瘤细胞浸润腺体组织上皮时,形成典型的淋巴上皮病变,即破坏的上皮内有 3 个以上的边缘区细胞,常伴有上皮细胞嗜酸性变。

【生物学特性】　MALT 淋巴瘤扩散缓慢,多年后可复发,复发时可累及其他部位。该瘤对放疗较敏感,局部治疗后可长期无瘤。淋巴结外多部位受累,甚至骨髓受累也不一定意味着预后不好。该瘤有可能发生大 B 细胞淋巴瘤转化。

(三) 淋巴结外 NK/T 细胞淋巴瘤,鼻型

此淋巴瘤主要发生在淋巴结外,血管浸润和破坏、显著坏死、表达细胞毒性分子和 EBV 感染为其特点。该瘤曾有多种名称,如血管中心性 T 细胞淋巴瘤、恶性中线网状细胞增生症、致死性中线肉芽肿、血管中心性免疫增殖性病变等。

【临床特点】　该瘤好发于鼻腔、鼻咽部、腭部、皮肤、软组织、胃肠道等,常见于成年男性。部分病例可累及淋巴结。发生在鼻部的肿瘤,表现为鼻阻、鼻出血。肿瘤可侵及周围相邻组织如鼻咽部、鼻窦、眼眶、口腔、腭部和口咽部。肿瘤最初常局限于上呼吸道,很少累及骨髓,但很快扩散到如皮肤、胃肠道、颈部淋巴结等部位。

【病理变化】　发生在黏膜部位的常有溃疡形成。瘤细胞呈弥散性浸润,常见血管中心浸润和血管破坏现象。凝固性坏死和凋亡小体也很常见。

该瘤细胞形态可能是小、中、大或间变细胞。多数病例为中等细胞或大小混合细胞。胞核可不规则或变长。染色质呈颗粒状,而较大的细胞核呈泡状。核仁通常不明显或有小核仁。胞质中等,淡染至透亮。易见核分裂象,即使在小细胞为主的病例也是如此。

【生物学特性】　淋巴结外 NK/T 细胞淋巴瘤,鼻型的预后情况变化较大,部分患者对治疗反应较好,而其余的病例即使使用了高强度化疗效果也不好,患者多死于肿瘤扩散。该肿瘤发生在鼻腔外则具有高度侵袭性,对治疗反应差。

(四) Burkitt 淋巴瘤

Burkitt 淋巴瘤是一种倍增生时间特别短的 B 细胞的淋巴瘤,好发于淋巴结外或以急性白血病形式出现,肿瘤由单一、中等大小的转化 B 细胞组成。可分为 3 种临床变异型,即地方性、散发性和免疫缺陷相关性 Burkitt 淋巴瘤,每一型都具有不同的临床表现、形态学和生物学特点。

【临床特点】　地方性 Burkitt 淋巴瘤是中非地区儿童最常见的恶性肿瘤,约 50% 累及颌骨和面部骨(眼眶),发病高峰为 3 ~ 8 岁,男女之比为 2:1。散发性 Burkitt 淋巴瘤见于世界各地,主要发生在儿童和青年,发病率低,且很少累及颌骨。免疫缺陷相关性 Burkitt 淋巴瘤与 HIV 感染有关,多发生在 AIDS 患者。颌骨病损见于颌骨后部,上颌多见。肿瘤可快速生长形成较大肿块而使面部变形。

【病理变化】　肿块呈鱼肉状、伴出血坏死。经典的 Burkitt 淋巴瘤,细胞单型一致,中等大小,弥漫浸润。固定后细胞有时呈铺路石或镶嵌样排列。核圆形、染色质粗,副染色质相对清晰,核中等大小、居中,嗜碱。胞质深嗜碱,常伴有脂质空泡。肿瘤增殖率很高,核分裂

多见,细胞自发性死亡率高(凋亡)。常可见"星空"现象,这是巨噬细胞吞噬凋亡的肿瘤细胞所致。肿瘤细胞核的大小近似于"星空"中的组织细胞核。

【生物学特性】 地方性和散发性 Burkitt 淋巴瘤均具有高度侵袭性,但也有潜在的可治愈性。地方性 Burkitt 淋巴瘤对化疗高度敏感。高强度的联合化疗可使分期低的病例治疗率达到 90% ,进展期(晚期)病例达 60%~80% 。儿童治疗效果较成人好。复发常发生在诊断后 1 年内,一般患者 2 年不复发可视为治愈。

四、恶性纤维组织细胞瘤

在 WHO(2002)软组织肿瘤分类中,对恶性纤维组织细胞瘤做了较大修改。

【临床表现】 恶性纤维组织细胞瘤可发生于任何年龄,以中老年多见。男性多于女性。好发于四肢、腹膜后以及头颈部。口腔各部及上下颌骨均可发生。主要表现为进行性增大的肿块,可有疼痛和面瘫。

【病理变化】 镜下观:肿瘤主要成分为成纤维细胞样细胞和组织细胞样细胞,伴有数量不等的单核和多核巨细胞、黄色瘤细胞、未分化间充质细胞和各种炎性细胞。瘤细胞核和胞浆奇形怪状,构成多形性表现。

【生物学特性】 恶性纤维组织细胞瘤常发生肺和淋巴结转移,切除后易复发。5 年存活率为 20%~60% 。复发率和转移率约为 40% 。故该瘤的治疗应以广泛手术切除为主,辅助放疗和化疗。

五、口腔转移性肿瘤

口腔转移性肿瘤是指发生在身体其他部位的原发性肿瘤转移至口腔软组织或颌骨内,较为少见,最常见的部位是附着龈,其次是舌,其他部位很少见。值得注意的是有时原发部位的肿瘤无症状未被发现,而首先在口腔内发现转移瘤,经进一步检查才发现肿瘤的原发部位。口腔转移性肿瘤的临床及病理诊断均较困难,综合运用免疫学染色、组织病理学特点、病史及影像学检查等手段,有助于明确诊断。在临床上,如发现病变的临床表现是少见的或患者有明确的全身性肿瘤者,必须进行口腔病灶的活检。

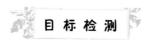

目 标 检 测

A₁ 型题

1. 下列哪项不是牙龈瘤在组织病理学上的分型
   A. 血管性龈瘤
   B. 肉芽肿性龈瘤
   C. 纤维性龈瘤
   D. 巨细胞性龈瘤
   E. 毛细血管龈瘤

2. 牙龈瘤的发生部位,下列哪项是正确的
   A. 约 80% 的病例发生在前牙区,50% 以上发生在尖牙区
   B. 约 50% 的病例发生在前牙区,80% 以上发生在尖牙区
   C. 约 30% 的病例发生在前牙区,50% 以上发生在尖牙区

   D. 约 50% 的病例发生在前牙区,60% 以上发生在尖牙区
   E. 约 60% 的病例发生在前牙区,80% 以上发生在尖牙区

3. 下面关于血管性龈瘤的说法,哪项不正确
   A. 在组织学上化脓性肉芽肿和妊娠性龈瘤两者病变是一致的
   B. 肉眼观察,为质软、紫红色包块,常伴有出血和溃疡
   C. 内分泌改变对此瘤的发生有影响
   D. 妊娠后 3 个月发生者多见,分娩后可自行消退或缩小

E. 镜下观大量增生的毛细血管,血管内皮细胞增生呈实性片块或条索状

4. 下面关于纤维性龈瘤的说法,哪项不正确
   A. 与附近牙龈颜色相同,质地坚实
   B. 可发生在任何年龄,以 30~40 岁多见
   C. 镜下可见由富于细胞的肉芽组织和成熟的胶原纤维束组成
   D. 镜下可见有多少不等的炎细胞浸润,以浆细胞为主
   E. 镜下可见炎性细胞多在血管周围呈灶性分布于纤维束之间

5. 下列哪种血管瘤可自行消退
   A. 婴儿血管瘤　　　　B. 海绵状血管瘤
   C. 肉芽组织型血管瘤　D. 蔓状血管瘤
   E. 毛细血管瘤

6. 关于口腔癌下列说法哪项不对
   A. 口腔癌是指发生于口腔黏膜的鳞状细胞癌
   B. 主要发生在 30~60 岁的嗜好烟酒者
   C. 早期无症状或症状不明显
   D. 发病原因不十分明了
   E. 口腔癌易侵犯颌骨

7. 下列哪项属于淋巴瘤
   A. 霍奇金病　　　　　B. 恶性肉芽肿
   C. 恶性纤维组织细胞瘤　D. 口腔转移性肿瘤
   E. 恶性黑色素瘤

8. 口腔转移性肿瘤常见部位
   A. 附着龈　　　　　　B. 舌

C. 腮腺　　　　　　　D. 唇部
E. 口底

9. 恶性纤维组织细胞瘤镜下观主要是
   A. 成纤维细胞样细胞和组织细胞样细胞
   B. 组织细胞样细胞
   C. 成纤维细胞样细胞
   D. 单核巨细胞
   E. 多核巨细胞

10. 原位口腔黑色素瘤镜下见下列哪项是
    A. 非典型的痣细胞
    B. 片状的上皮样黑色素细胞构成
    C. 岛状的上皮样黑色素细胞构成
    D. 片状梭形细胞
    E. 束状梭形细胞

11. 关于淋巴瘤的说法下列哪项不对
    A. 起源于淋巴结或其他淋巴组织的恶性肿瘤
    B. 霍奇金淋巴瘤主要为淋巴结的病损
    C. 淋巴瘤多为霍奇金淋巴瘤
    D. 大部分为成熟的 B 细胞肿瘤
    E. 淋巴瘤分霍奇金淋巴瘤和非霍奇金淋巴瘤

12. 关于恶性黑色素瘤下列哪项说法不对
    A. 约 80% 开始于腭部、上颌牙槽或牙龈黏膜
    B. 20~80 岁均可发病
    C. 肿瘤通常为疼痛性生长
    D. 直径 1.5~4cm
    E. 边界不规则

第**20**章

口腔组织的修复性再生

1. 牙髓组织对涡轮机备洞、超声波及一些充填材料的反应与修复性再生过程。
2. 盖髓术、活髓切断术、炎症牙髓保存治疗后的组织学变化。
3. 根管治疗及牙髓塑化治疗后的组织学变化;牙周组织的新附着和再附着。
4. 牙折、拔牙创的愈合过程;骨的其他修复性再生。

任务引领

在临床上,常可见到某些患者补完牙或磨完牙一段时间后牙齿又出现疼痛,甚至牙髓坏死、牙变色;有的牙在备洞时意外穿髓或早期炎症的牙髓经活髓保存治疗也取得了成功;有些牙根折断的牙并未拔除而是通过治疗保留了下来。因外伤等导致的牙齿脱落也很常见,将其再植回牙窝效果如何? 种植牙修复越来越受到百姓的喜爱,种的"人工牙根"是如何与口腔组织结合的? 牢固吗? 本章将为您介绍牙髓对一系列刺激的反应及其修复再生过程、牙周组织和骨的修复性再生,从组织学角度为您解读这些现象。

机体受损伤时会产生一系列的反应,从而使受损组织恢复原来的形态和功能,即为机体组织的修复性再生。修复性再生可分为两种形式:组织受损较轻,再生的新组织完全恢复了缺损组织原有的形态和功能,称完全再生;如果组织受损较重,缺损过大,则常由新生的结缔组织来修复,不能完全恢复原有的形态和功能,最后变为瘢痕组织,称不完全再生,亦称瘢痕修复。

口腔组织的修复性再生因口腔解剖及环境的特殊性而有其独特的改变。此外,组织修复性再生的速度和损伤愈合的程度也和年龄、全身营养状况、血液循环状态、损伤的性质等多种因素有关。

第 1 节   牙髓对刺激的反应及修复性再生

牙本质和牙髓无论在胚胎发生和结构方面,还是在功能上都有着密切联系,故常把两者合称为牙髓-牙本质复合体。当牙本质表面受到各种理化刺激时,相应部位的牙髓必然会产生反应,轻者可发生成牙本质细胞空泡性变或牙髓局限性充血,形成修复性牙本质;过强的刺激可引起局限性牙髓炎甚至牙髓坏死。

对牙髓造成刺激的因素有:物理因素,如牙体备洞产热过多;化学因素,如药物、充填材料的不良刺激等。

一、牙髓组织对涡轮机备洞的反应

采用汽涡轮机备洞、牙体预备时,高速钻磨产生大量的热可对牙髓造成严重损伤。备洞后观察人和实验动物的牙髓,不同时间内有如下变化:备洞后即刻拔牙观察,洞底相对应的牙髓组织局部充血、局灶性出血,成牙本质细胞排列紊乱,细胞核可进入牙本质小管内(图 20-1),细胞出现空泡性变,使细胞与前期牙本质分离。

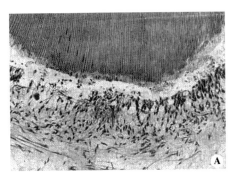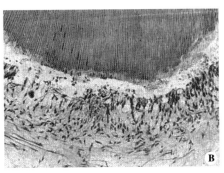

图 20-1　牙髓对汽涡轮机备洞的即时反应

A. 成牙本质细胞核进入牙本质小管内,成牙本质细胞层出现空泡;B. 成牙本质细胞层排列紊乱,
与前期牙本质之间有局灶性出血

2～4 日后,洞底下方的牙髓成牙本质细胞层有散在的炎症细胞浸润,以中性粒细胞为主。备洞后 2 周牙髓逐渐恢复正常,成牙本质细胞层再生,前期牙本质增厚。浅、中深洞可形成修复性牙本质,深洞则修复较慢。备洞后 10 周左右,多数牙髓可恢复正常。因此,用涡轮机高速钻磨牙体时应进行同步冷却降温,以减少对牙髓的损伤。

二、牙髓组织对超声波及激光的反应

用超声波切割备洞时产热不多,振动小,患者无痛觉。牙髓组织的改变与一般牙钻备洞反应相同。备洞后 6～12 日,洞底下方成牙本质细胞层可发生空泡性变,血管扩张充血、出血,组织水肿,伴少量中性粒细胞及淋巴细胞浸润,数周后有修复性牙本质形成,未见牙髓坏死。

用超声波洁牙机清除牙石时,速度快且不损伤软组织,可损伤根面牙骨质和牙本质,使相应部位的成牙本质细胞消失,但无牙髓充血及炎症反应。

激光在口腔医学领域的应用比较广泛,临床上可用于治疗黏膜病、牙本质过敏、牙髓炎、活髓切断、预防龋病等。作用的基本原理是热效应。

牙髓可因激光能量密度的不同而受到不同程度的影响。低能量密度照射露髓附近,可达到消毒、灭菌、止血和诱导牙本质形成的目的。高能量密度可引起牙髓的变化,轻者成牙本质细胞排列紊乱,空泡性变,血管扩张、充血,牙髓组织水肿;中度变化除上述改变外,成牙本质细胞局部坏死,前期牙本质增厚;重度者牙髓组织发生凝固性坏死。因此,使用激光治疗口腔疾病时一定要掌握适宜的能量密度,以免损伤牙髓组织。

🔵 链接

激光的临床应用

激光防龋是用激光照射导致釉质表面熔融,封闭有机通道,使釉质非晶体化,可降低釉质渗透性和增强抗酸性。在应用中要找出适宜的能量密度,既能改变釉质结构,又不会引起牙髓损害。Nd:YAG 激光在治疗安全阈值内,不会发生牙髓的病理变化,因此用于治疗牙本质过敏和防龋。CO_2 激光对牙髓损伤较小,且可刺激修复性牙本质形成,故已应用于临床。He-Ne 激光的作用与热效应关系不大,对牙髓有抗炎作用,因此可用于活髓的保存治疗。红宝石激光对牙髓最具破坏性,可以造成牙髓充血,成牙本质细胞局限性坏死,甚至牙髓的凝固性坏死。

三、牙髓组织对一些充填材料的反应

以甲基丙烯酸甲酯与经硅烷处理过的玻璃微球为主要成分的充填材料,充填后牙髓变化较小,1 周左右,洞底下方的成牙本质细胞层有轻度空泡性变。1 个月后修复性牙本质形成,成牙本质细胞层逐渐恢复正常。此类充填材料对牙髓刺激性小,与釉质和牙本质均有较强的黏合力。

以苯胺-过氧化物作催化剂的充填材料对牙髓有一定刺激性。以甲基丙烯酸甲酯及单体为主要成分的充填材料,充填牙本质浅洞后,牙髓变化小;洞较深时,充填 1 周后,洞底下方的成牙本质细胞部分消失,牙髓有局灶性淋巴细胞浸润,血管扩张充血,并有红细胞渗出。因此充填深洞时常使用洞衬、盖髓剂护髓或水门汀垫底,以防止对牙髓的刺激。

聚氨酯类黏接材料,用于充填牙颈部龋或楔状缺损。充填后牙髓反应轻微、可逆,可有薄层修复性牙本质形成,因此是对牙髓刺激性较小的充填材料。

🔵链接

充填材料与牙髓炎症反应的关系

多年以来,大多数充填材料被认为对牙髓有较强的刺激作用,近年来的研究表明,窝洞充填后牙髓病变的原因除了充填材料的刺激外,残留在窝洞和牙本质中的细菌及毒性产物也是重要因素。一般情况下,充填后即刻发生的牙髓炎症反应,很可能是充填材料中的有害物质所致。

四、盖髓术后的组织变化

用药物覆盖于小的穿髓孔处,使牙髓组织保持正常活力的方法称为牙髓盖髓术。主要用于因外伤、机械性损伤、深龋治疗等引起的牙髓暴露。

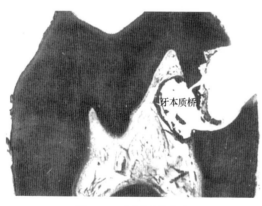

牙本质桥

图 20-2　盖髓后的愈合
氢氧化钙盖髓后 4 个月,穿髓孔处牙髓已基本恢复正常,
表面可见牙本质桥形成

牙髓发生炎症反应时,髓腔内压力增高,血液循环障碍,严重时引起牙髓坏死。牙髓富含细胞、血管和神经,具有一定的修复性再生能力。但牙髓组织所处的解剖环境特点,使牙髓损伤后的修复能力受到限制。因此,盖髓术应选择意外穿髓的年轻恒牙,其根尖孔粗大,血供丰富,修复能力强,且牙髓无感染,故盖髓术的成功率高。此外,应选择刺激性小,可促使修复性牙本质形成的盖髓剂。

盖髓治疗后,暴露牙髓的表面血块形成、机化,在穿髓孔处分化出成牙本质细胞,形成修复性牙本质,将穿髓孔封闭,牙髓组织结构正常。这种修复约在盖髓术后 2 个月完成(图 20-2)。

氢氧化钙是较好的盖髓剂,可促进修复性牙本质形成。用氧化锌丁香油酚糊剂盖髓,穿髓孔处常形成不规则的钙化物,牙髓发生退行性变,但也能愈合,此为不完全再生。

五、炎症牙髓保存治疗的组织变化

由于牙髓的解剖生理特点,牙髓发生炎症时,使用抗菌消炎药物保守治疗,很难达到预期目的。炎症牙髓保存治疗后,可有以下几种表现:

1. 急性牙髓炎转变为局限性慢性炎症　牙髓炎症成分减少,血管轻度扩张充血,可见局灶性淋巴细胞浸润,炎症停留在轻微的、局限的、慢性阶段。部分牙髓细胞新生明显,成牙本质细胞增多,前期牙本质及修复性牙本质过度形成,牙髓有活力(图 20-3)。这种情况属于不完全再生,是临床治疗成功的病例。

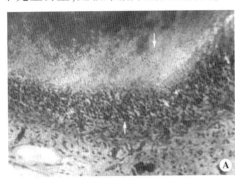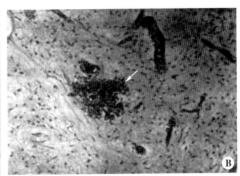

图 20-3　炎症牙髓治疗后 7 个月的组织变化

A. 治疗 7 个月后成牙本质细胞增生活跃,前期牙本质增厚;B. 牙髓大部分组织恢复正常,
仅留局灶性淋巴细胞浸润

2. 急性牙髓炎转变为慢性牙髓炎　急性炎症被控制,病变转为慢性,对温度刺激敏感,偶感局部不适。保守治疗后牙髓可变为肉芽组织,进而引起牙内吸收。

3. 牙髓退行性变　治疗后牙髓可发生退行性变,如网状萎缩、纤维性变等,以后出现渐进性坏死。

4. 牙髓坏死　炎症未被控制,继续发展为化脓性牙髓炎,最终导致牙髓坏死。

综上所述,炎症牙髓保存治疗,很难使炎症完全消失、牙髓组织恢复正常,因此,保存活髓治疗应选择年轻恒牙,而且应为早期的牙髓炎。

六、活髓切断后的组织变化

活髓切断术是指切除病变的冠部牙髓,以盖髓剂覆盖于根髓断面,保留正常根髓的治疗方法。常用的盖髓剂是氢氧化钙。活髓切断后的组织修复有 3 种转归。

1. 根髓正常　根髓断面形成牙本质桥,封闭根管口,新生的牙本质下方有成牙本质细胞形成,根髓正常,此为最理想的修复性再生(图 20-4)。

2. 根髓组织发生退行性变　根髓断面形成不规则钙化物,牙髓组织发生退行性变,在临床上也属于成功病例。

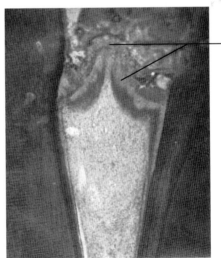

牙本质桥

图 20-4　活髓切断后的愈合(猴牙)

术后 3 个月在根管口牙髓切断处有牙本质桥形成

3. 根髓组织转变为肉芽组织　根髓组织转变为肉芽组织,并使牙根发生内吸收,治疗失败,此为慢性病变。

第2节　牙周组织的修复性再生

一、根管治疗后的组织变化

根管治疗是治疗晚期牙髓炎及根尖周炎的一种方法。基本步骤为:用机械和化学方法去除全部牙髓,并彻底清除根管内的腐败感染物,经过严格的根管消毒后,用充填剂充填根管,防止再感染,促进根尖病变修复。根管治疗后的组织变化如下。

1. 活髓拔除后的组织变化　活髓拔除后根尖孔附近常有渗出和出血,渗出物中的白细胞吞噬组织残渣及消灭细菌;出血形成的血块逐渐机化变成肉芽组织,并可分化出成牙骨质细胞,在根管壁及根尖孔处沉积牙骨质,将根尖孔封闭。有时在根尖孔处不形成牙骨质,而为瘢痕愈合。

2. 感染根管治疗后的组织变化　对感染根管的治疗,控制感染十分重要,以防炎症进一步扩散到根尖组织,同时消除已经存在的根尖周炎症。

感染根管的根尖周围常有炎症改变。根管治疗后,感染被控制,根尖炎症逐渐消失,肉芽组织纤维化。较长时间后,纤维结缔组织分化出成牙骨质细胞,形成牙骨质,修复根尖的吸收部分,纤维结缔组织直接与根管壁及充填物附着,形成瘢痕性愈合;分化出的成骨细胞,修复破坏的牙槽骨,形成新的硬骨板;位于牙骨质及硬骨板之间的结缔组织,则根据功能需要排列成束,形成新的牙周膜。

根尖肉芽组织完全愈合需要6个月至数年时间。X线显示根尖周稀疏区消失,新生硬骨板影像清晰,牙周间隙恢复正常宽度,此为较理想的愈合。有时X线显示根尖部牙周膜增宽呈半月形,不再发展扩大,亦无临床症状,组织学检查多为纤维性瘢痕组织。

▶链接

根管充填情况与愈合的关系

活髓拔除后根管充填:以稍欠填为好,只要剩余牙髓无感染,即可有牙骨质形成,封闭根尖孔;若超填不多,则有纤维性结缔组织覆盖根尖孔,并附着于新生的牙骨质上,有时可见异物巨细胞,但无炎症;若超填过多,则可形成外伤性根尖周炎。感染根管充填:稍超填比充填不足为好。如充填不足,欠填处易滞留渗出液,成为再感染的来源而引起根尖病变;而稍超填,则超填物周围有纤维组织围绕,仍然可以修复。

二、牙髓塑化治疗后的组织变化

牙髓塑化是治疗晚期牙髓炎及根尖周炎的一种方法。它是将未聚合的液态塑化剂(一般为酚醛树脂)注满已拔除大部分牙髓的根管内,将残余牙髓、根管内的感染物质及坏死组织包埋、塑化为一体,并保持无菌状态,成为无害物质,从而达到消除感染、保存患牙的目的。塑化后拔除的人牙及动物实验可见以下改变。

1. 塑化后残髓组织的变化　牙髓塑化治疗后,根管内壁的牙本质小管被酚醛树脂颗粒渗入而封闭,残留的牙髓及坏死组织也被塑化。未被塑化的残髓周围出现炎症反应,有密集的淋巴细胞浸润,可见吞噬细胞,其下方可出现血管扩张、充血。塑化半年后,根管壁及塑化物上有大量骨样牙本质沉积,逐渐将根尖孔封闭。

2. 塑化后根尖周围组织的变化　塑化后的根尖周围组织,早期可有程度不同的炎症反应。塑化后 3 个月,炎症被控制,根尖处牙周膜主纤维束消失并有轻微炎症,结缔组织水样变性,无新骨形成,但这样的牙可以无害的保留下去(图 20-5)。塑化治疗后 6 ~ 12 个月,有程度不等的修复现象,根尖区牙槽骨吸收处有新骨沉积修复,牙周膜逐渐恢复正常厚度。根尖吸收处有牙骨质沉积,但仍未见牙骨质沉积封闭根尖孔。

若少量塑化液溢出根尖孔,则根尖组织被塑化,周围组织出现炎症反应及吞噬现象,炎症反应比未溢出者重。塑化后 6 ~ 12 个月,在溢出的塑化剂表面有牙骨质沉积、包绕。当病变区炎症消退,组织修复情况似塑化剂未溢出者。由此可见,聚合后的酚醛树脂对组织的刺激较弱,组织对其刺激也有一定的耐受性。

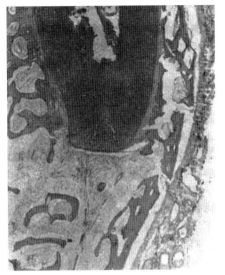

图 20-5　牙髓塑化后的组织变化(狗牙)
根管内塑化后 1 个半月,根尖周围组织水样变性,细胞较少,无炎症改变

三、牙周组织的再附着和新附着

牙周病治疗的最终目的是促使被破坏的牙周支持组织修复再生,恢复牙体与牙周的附着关系和功能。在重建牙体牙周附着关系的研究中,再附着和新附着这两个术语被普遍采用。

1. 再附着　是指在原来未暴露于牙周袋内的正常牙根上,因手术或创伤等使正常的牙周附着结构被破坏后,在短期内由原来的胶原纤维与无病变的牙骨质及牙槽骨重新附着,是一种较简单的组织愈合过程。

2. 新附着　是指经适当的牙周治疗后,在原来已暴露于牙周袋内的病变牙根表面沉积新的牙骨质,并有新的牙周膜纤维和牙槽骨形成,重建结缔组织及结合上皮与根面的附着关系,新形成的结合上皮位于原牙周袋底的冠方。

新附着治疗后有牙龈上皮、牙龈结缔组织、骨和牙周膜四种来源的细胞参与修复过程,最终的愈合方式取决于四种细胞的生长速度及条件。可有以下几种愈合方式(图 20-6):①由生长最快的口腔上皮细胞首先占据根面,并沿根面增殖至原牙周袋底的部位,形成长结合上皮愈合,这是最常见的愈合方式;②牙龈结缔组织修复,不能形成牙骨质及牙周膜纤维,且易引起牙根面吸收;③骨组织修复,骨髓细胞移至被刮治后的根面,形成牙根和牙槽骨的骨性联结;④牙周膜细胞的修复,新生的牙周膜细胞覆盖根面,形成牙骨质、牙周膜纤维及牙槽骨,重建新附着关系。牙周膜细胞的生长速度慢于上皮和结缔组织,优先占据根面的机会很少,因此这种最理想的新附着性愈合过程是不易达到的。牙龈结缔组织细胞的生长速度较上皮细胞慢,骨髓细胞生长速度更慢,因此这两种愈合方式也几乎见不到。

四、牙折的愈合

牙折的愈合与牙折断的部位有关。牙根折断部位在牙颈部时,牙冠松动,易感染,折断处愈合较困难;如牙根部折断在近根尖 1/3 或 1/4 时,牙冠不松动,经固定处理后,折断处可以愈合。

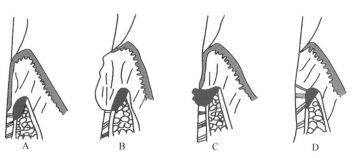

图 20-6　牙周新附着

A. 长结合上皮愈合；B. 牙龈结缔组织附着，根面吸收；C. 骨组织修复，
牙及牙槽骨骨性结合；D. 牙周膜细胞修复，重建新附着

牙根折断后血液及组织液立即充满断端间隙，牙周及牙髓组织中的成纤维细胞及吞噬细胞向间隙内增生。根折的修复性改变有以下几种形式：①钙化性愈合：断端吸收，新生的牙骨质沉积于被吸收的组织表面，形成钙化组织联合，与骨损伤的愈合相似。活髓牙的髓腔侧可有不规则牙本质形成；②结缔组织性愈合：断端不吸收，结缔组织将各段分开，新生的牙骨质直接在折断处表面沉积，将断面修复，但不出现联合；③骨、结缔组织联合愈合：如两断端相距较远，则断裂的牙根各自被牙骨质覆盖，其间仍保留有牙周膜。

根折牙常发生牙髓钙化或纤维化。折断的牙若因血运障碍致牙髓组织坏死，仍可借牙周膜的修复再生将受伤的牙维持在牙槽窝内。

第3节　骨的修复性再生

一、拔牙创的愈合

（一）拔牙创的正常愈合

拔牙创的愈合主要表现为血凝块机化、表面上皮覆盖及骨化。

1. 血凝块形成与机化　拔牙后，牙槽窝内立即充满血液，15～30 分钟形成血凝块封闭创口。牙龈由于失去牙的支持而收缩，从而保护血块和促进愈合。拔牙后 24 小时，血块周围成纤维细胞向血块内增生，血块开始机化，大约 7 天血块被肉芽组织取代。

2. 上皮组织的修复　拔牙后 3～4 天，牙龈上皮从四周向血块表面生长，更成熟的结缔组织开始替代肉芽组织，7～8 天上皮组织将血块表面完全覆盖。

3. 骨组织的修复　术后 5～8 天开始形成新骨，同时牙槽嵴顶骨质继续吸收，窝内充满新生的骨小梁时，牙槽突的高度降低。约 38 天后，拔牙窝的 2/3 被纤维样骨质充满，此时骨密度仍较低，拔牙 3 个月后才能完全形成骨组织。牙槽骨不断进行功能性改建，3～6 个月后重建过程基本完成，出现正常骨结构。

（二）拔牙创的异常愈合

拔牙创内的血凝块具有保护创口、防止感染的功能，是创口正常愈合的基础。如果拔牙后血凝块脱落、形成不良或无血块形成，则创口愈合延迟，骨髓腔内发生感染的可能性大大增加，部分牙槽骨发生坏死，称为干槽症或纤维蛋白溶解性牙槽炎。其发生与牙槽过度创伤及感染有密切关系，也与局部供血不足、血块纤维蛋白溶解增加有关。

干槽症的病理改变主要为牙槽骨壁骨炎或轻微的局限性骨髓炎。血块脱落后，牙槽骨壁暴露并部分发生坏死,骨髓腔内有炎症细胞浸润和血管栓塞。待炎症消退、坏死组织被清除后,窝底及骨壁形成肉芽组织,其愈合过程与拔牙创的正常愈合相似。因此,干槽症的愈合过程常需很长时间,为了加快愈合过程,既要控制感染、止痛,又要彻底清除拔牙创内的腐败物。

二、再植牙、移植牙的愈合

1. 再植牙的愈合　牙再植术后的愈合过程较复杂。

(1) 再植牙的一期愈合:牙拔除后,一般应在半小时内植入牙槽窝,因此时牙周膜损伤小,具有一定活力。植入后第 3 周根面牙骨质广泛吸收,形成蚕食状凹陷。术后第 6 周,新生的牙骨质修复被吸收的根面,牙周膜纤维重新附着,并保持正常牙周间隙。釉牙骨质界处亦可发生上皮再附着。

(2) 牙与牙槽骨发生骨性粘连:牙拔除后,若牙周膜被破坏或放置过久,则牙周膜失去活力。牙植入后,根周牙槽窝内血块机化,形成肉芽组织。破骨细胞的增加,使牙根面及牙槽窝硬骨板发生吸收,同时又有新生的骨质沉积于其间,使牙与牙槽骨形成骨性粘连。也有人认为牙根面牙骨质首先出现窝状吸收,牙槽骨壁的创面有肉芽组织增生并长入根面的吸收区,然后骨化,形成骨性愈合。

(3) 牙根吸收后脱落:再植牙若牙髓未被去除,或植入时有炎症,均可导致牙根表面持续吸收,直至牙根全部吸收、牙脱落为止,牙槽窝为新生的骨组织代替。

有研究认为牙髓拔除并不能减少牙根吸收;根充后再植,根充材料也会引起牙周损伤。因此,再植牙的根充应在牙周膜的损伤已修复时进行,一般再植术后 2 周根充比较理想。

2. 自体移植牙的愈合　自体牙移植比较理想。牙胚移植于颌骨后,移植的牙囊易与周围组织建立血供,牙胚可继续生长、发育,能达到正常的咀嚼功能。如果手术创伤过大,破坏了牙囊,或发生感染,则会影响牙胚继续发育而导致移植失败。

牙冠已萌出而牙根尚未完全形成的牙移植时,由于根尖孔较大,牙乳头易与周围组织建立血运,手术时保护好根尖部牙乳头甚为重要。①若牙根形成不超过根长 2/3 时,移植后效果较好;②若牙根已基本形成,移植后牙髓成活的可能性较小;③若牙根已完全形成则不易与周围组织建立血运,牙髓易变性坏死,故应体外完成根管治疗后再移植,其愈合过程与再植牙相似。

三、口腔种植后的组织反应

口腔种植是指以人工种植体植入口腔硬组织中以修复组织缺失的一门技术。

手术时种植区产生创伤,早期反应是对细菌、异物及变性坏死组织的吞噬作用。若种植材料的组织相容性好,常表现为慢性炎症。种植体与骨组织之间的结合方式有三种:①骨性结合界面。在愈合初期,成纤维细胞形成较慢,有利于成骨细胞形成,从而形成骨性结合。种植体和骨组织一般多为物理性结合,由于骨的分化程度高于纤维组织,所以种植区不易形成骨性愈合;②纤维骨性结合界面。是指形成纤维结缔组织界面,纤维性包膜的厚度常被视为种植体和骨组织间相容性好坏的标志,如果纤维性包膜增厚,可能为种植体失败的先兆。③种植牙周膜结合界面是指种植体和原骨间界面,在连接上皮和种植体之间有一层无细胞的均质物,组织化学染色显示为酸性黏多糖,超微结构观察在连接上皮和种植体表面存在半桥粒结构。

四、骨 折 愈 合

骨折愈合(二期骨愈合)方式大致可经历 4 个阶段。

1. 血肿形成 骨折时,由于骨折部骨髓、骨膜及周围软组织中的血管断裂出血,形成血凝块。通常在伤后4~8小时即可在两断端间形成血肿。

2. 血肿机化 骨折后的24~72小时,骨折周围软组织的急性炎性反应不断加重,血管扩张、渗出,炎细胞浸润,出现中性粒细胞、组织细胞和肥大细胞,开始吞噬和清除坏死组织。同时,骨折断端的骨外膜出现增生、肥厚,成纤维细胞增殖,骨外膜内层即生发层,产生大量成骨细胞,与毛细血管一起向血肿内生长,使血肿逐渐机化。

3. 骨痂形成 骨折后1~2周,机化的血块被纤维血管组织所替代,再沉积胶原纤维和钙盐,逐渐产生骨样组织和新骨,形成骨痂。

4. 骨痂改建 骨折2周后,骨样组织内不断有钙盐沉积,并逐渐钙化为坚实的骨组织,新形成的骨小梁排列很不规则,随着对应力作用的功能适应和骨质的吸收与重建,逐渐调整、改建,恢复到和原来骨组织一样的结构。

在骨内、外骨痂和桥梁骨痂完全骨化、愈合后,其强度已能承受因肌收缩或外力引起的应变力量时,即达到骨折的临床愈合。一般需5~6个月后,在X线片上骨痂与密质骨的界限消失,看不到骨折线,此时已达到组织学上的骨性愈合。

在骨折愈合过程中,骨膜中成骨细胞增殖起着重要的作用,因此在处理骨折时应注意保护骨膜,以利骨折愈合。骨折愈合还与患者的年龄、损伤程度、是否及时准确复位、牢靠固定及是否合并感染等因素有关。

随着引入坚强内固定尤其是加压内固定形式后,在组织学上观察到了骨折一期愈合。骨折的一期愈合速度比传统的骨折愈合要快,其原因是骨折的间隙变小,缩短了愈合时间;此外没有血肿形成和机化以及骨痂形成期。其临床特点是X线片上没有外骨痂形成,6周时骨折线基本消失;临床愈合时间比传统固定方法提前2周左右,患者可早期行使咀嚼功能。

五、无牙颌的组织学变化

1. 骨组织的改变 当牙缺失后,上、下颌骨的改变主要是牙槽嵴的萎缩。随着牙槽嵴的吸收,上、下颌骨逐渐失去原有形状和大小。牙槽嵴的吸收速度与缺失牙的原因、时间及骨质致密程度有关。由牙周病引起的牙列缺失往往在初期牙槽嵴吸收就很明显。由龋齿根尖病引起的牙拔除,造成缺牙局部的牙槽嵴萎缩程度不同。单纯拔牙引起的骨吸收显著少于拔牙后又作牙槽嵴修整术者。牙槽嵴的吸收速率在牙缺失后前3个月(即伤口愈合期)最快,大约6个月后吸收速率显著下降,拔牙后2年吸收速度趋于稳定。然而,剩余牙槽嵴的吸收将终生持续,一般稳定在每年约0.5mm的水平。从总的趋势看,上、下颌前牙区吸收速率高,而后牙区、上颌结节、下颌磨牙后垫的改变最少。牙槽嵴的持续吸收不仅与患者全身健康状态和骨质代谢状况有关,而且与义齿是否修复及修复效果好坏有关。未做全口义齿修复者,由于上、下颌骨得不到足够的功能刺激,使破骨细胞和成骨细胞的活力失去平衡,其牙槽嵴萎缩程度较义齿修复者严重。此外,局部颌骨受力过大,如上颌牙弓的义齿承托面积约为下颌的1.8倍,下颌单位面积受力大,则下颌剩余牙槽嵴的平均吸收速率比上颌高3~4倍。同理如果全口义齿不作必要的修改,或不进行周期性更换以适应牙槽嵴的持续吸收,则在行使功能时义齿处于不稳定状态,可导致局部压力集中,从而加快剩余牙槽嵴吸收。

2. 软组织的改变 由于牙槽嵴骨的不断吸收,与之相关连的软组织也发生相应的位置变化,如附着在颌骨周围的唇颊系带与牙槽嵴顶的距离变短,甚至与嵴顶平齐,唇颊沟及舌沟间隙变浅,致使口腔前庭与口腔本部无明显界限。唇颊部因失去硬组织的支持,向内凹陷,上唇丰满度丧失,面部皱褶增加,鼻唇沟加深,口角下陷,面下1/3距离变短,面容明显衰老。由于肌张力平衡遭到破坏,失去正常的张力和弹性,亦由于组织的萎缩,黏膜变薄变平,失去正常的湿润和光泽,且敏感性增强,易导致疼痛和压伤。由于牙列缺失,舌失去牙的限制,因而伸展扩大,如长期不作全口义齿修复,不但可造成舌形态的改变和功能失常,且可导致舌与颊部内陷的软组织接触,使整个口腔为舌所充满。

　　无牙颌患者的牙槽嵴黏膜上皮表面有角化层或不全角化层,下方有致密的纤维结缔组织。上下颌牙槽嵴均能承受较强大的咬合压力,为主承托区;上颌牙槽嵴与腭中缝之间为副承托区;上牙槽嵴的唇颊侧及硬腭后缘,含有丰富的疏松结缔组织,虽不能负担压力,但能与义齿的边缘形成良好的边缘封闭。下颌牙槽嵴的唇颊、舌侧有大量疏松的黏膜下组织,唇、颊、舌活动时能引起较大的位置改变。在上颌腭中缝的后方、上颌结节颊侧和下颌内外斜线处,表面仅有一薄层黏膜,必须在义齿基托的相应部位做缓冲处理。

目 标 检 测

A₁ 型题

1. 备洞后一般几周左右,多数牙髓可恢复正常
   - A. 1 周
   - B. 2 周
   - C. 3 周
   - D. 5 周
   - E. 10 周

2. 深龋备洞时露髓,如采用盖髓术治疗,穿髓孔封闭大约在盖髓术后几个月左右完成
   - A. 1 个月
   - B. 2 个月
   - C. 3 个月
   - D. 4 个月
   - E. 5 个月

3. 新附着治疗后,参与牙周修复的细胞中生长最快的是
   - A. 牙周膜细胞
   - B. 结缔组织细胞
   - C. 骨髓细胞
   - D. 牙龈上皮细胞
   - E. B+C

4. 无牙颌患者的牙槽骨每年约有几毫米的稳定性吸收
   - A. 0.1mm
   - B. 0.2mm
   - C. 0.3mm
   - D. 0.4mm
   - E. 0.5mm

5. 最理想的牙周愈合方式是
   - A. 长上皮结合愈合
   - B. 骨组织愈合
   - C. 牙周膜愈合
   - D. 结缔组织愈合
   - E. 钙化性愈合

6. 牙槽骨吸收最快的时期是在牙拔除后多久
   - A. 第1个月
   - B. 前3个月
   - C. 6 个月
   - D. 1 年
   - E. 2 年

7. 有关根管治疗后的组织变化描述错误的是
   - A. 活髓拔除后根尖孔处均能沉积牙骨质,将根尖孔封闭
   - B. 感染根管的治疗,必须控制感染
   - C. 感染根管充填稍超填比充填不足好
   - D. 根尖肉芽组织完全愈合需要6个月至数年时间
   - E. 活髓拔除后根管充填以稍欠填为好

A₃ 型题

(8~11 题共用题干)

　　患者,女,12岁,因正畸需要拔除上颌双尖牙。

8. 拔牙后,大约几分钟形成凝血块将创口封闭
   - A. 5 分钟
   - B. 5~10 分钟
   - C. 10~20 分钟
   - D. 15~30 分钟
   - E. 30~60 分钟

9. 拔牙后几小时,血块开始机化
   - A. 1 小时
   - B. 2 小时
   - C. 3 小时
   - D. 10 小时
   - E. 24 小时

10. 拔牙后多少天上皮将创面完全覆盖
   - A. 1 天
   - B. 2 天
   - C. 3~4 天
   - D. 5 天
   - E. 7~8 天

11. 拔牙几个月后才能完全形成骨组织
   - A. 1 个月
   - B. 2 个月
   - C. 3 个月
   - D. 4 个月
   - E. 5 个月

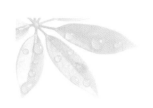

实验指导

实验一　釉　质

【目的和要求】　掌握釉质在牙体组织中的部位、厚度和组织学结构;熟悉生长线、釉板、釉丛、釉梭的形态及意义;了解釉质的临床应用。

【实验内容】

1. 观察釉质纵磨片、横磨片。

2. 观察釉质图谱。

【实验步骤】

1. 牙齿纵磨片

肉眼观察:釉质在牙体组织的位置、厚度及颜色。注意釉质与其他牙体组织的毗邻关系。

镜下观察:

(1) 低倍镜观察:釉质生长线的形态、走行特点;釉牙本质界的形态、釉板的形态及深度;后牙窝沟的形态。

(2) 高倍镜观察:釉柱、釉柱横纹的形态;直釉、绞釉的分布及特点;釉柱的排列方向;釉板的结构;釉梭(牙尖部)的形态。

2. 牙齿横磨片

镜下观察:

(1) 低倍镜观察:釉质生长线、釉板、釉丛、釉梭的分布与形态;釉牙本质界的形态;注意有无釉柱横断区;注意区分釉丛和釉梭。

(2) 高倍镜观察:釉柱横断面的形态特点(鱼鳞状);釉柱、釉板、釉丛、釉梭的形态。

3. 观察釉质图谱。

【实验报告与评定】　绘釉质组织结构图(纵、横剖面)。

实验二　牙本质、牙骨质、牙髓

【目的和要求】　掌握牙本质、牙骨质、牙髓的组织结构;牙本质的反应性变化。熟悉牙本质的超微结构。了解牙本质、牙骨质、牙髓的理化特性和临床意义。

【实验内容】

1. 观察牙齿纵磨片、横磨片。

2. 观察牙齿切片。

3. 观察牙本质、牙骨质、牙髓组织学图谱。

【实验步骤】

1. 牙纵磨片

肉眼观察:牙本质、牙骨质和牙髓腔的位置及彼此之间的关系,注意牙骨质的厚度。

镜下观察:

(1) 低倍镜观察:釉牙本质界的形态特点;牙本质小管及其走行方向;球间牙本质、继发性牙本质、修复性牙本质、牙本质死区等分布位置及形态;牙骨质层板结构;细胞性牙骨质和无细胞性牙骨质的分布特点;釉牙骨质界的形态并注意牙骨质与牙釉质的连接形式;部分牙齿可观察到牙本质生长线。

(2) 高倍镜观察:牙本质小管形态及方向;球间牙本质、修复性牙本质的形态;牙骨质层板、牙骨质陷窝及小管的形态和分布特点;穿通纤维。

2. 牙横磨片

镜下观察:

(1) 低倍镜观察:牙本质小管及釉牙本质界,牙本质生长线的形态及走行特点。

(2) 高倍镜观察:牙本质小管、球间牙本质、牙本质小管横断面的管间牙本质和管周牙本质。

3. 牙切片

镜下观察:

(1) 低倍镜观察:牙釉质是否存在;牙本质生长线、牙本质小管、原发性牙本质、继发性牙本质、球间牙本质、前期牙本质的分布及形态;髓室、髓角、根管的形态;成牙本质细胞、牙髓细胞的分布,牙髓的血管;牙骨质层板及细胞。

(2) 高倍镜观察:牙本质小管及其分支,注意其走行特点;继发性牙本质、球间牙本质、前期牙本质的部位及形态;成牙本质细胞及突起的分布和形态;牙髓细胞的分布和形态;牙髓中血管和神经的形态;牙骨质层板及细胞;穿通纤维。

4. 观察牙本质、牙骨质、牙髓组织学图谱。

【实验报告与评定】 绘牙本质、牙骨质、牙髓组织结构图。

实 验 三 　 牙 周 组 织

【目的和要求】 掌握牙龈的组织学特点;牙龈和牙体附着的关系;牙周膜的组织结构及功能;牙周膜主纤维束的排列及走行特点;牙槽骨的形态、骨新生和骨吸收的形态特征;熟悉牙周膜中各种细胞的分布和形态;牙龈部分纤维束的排列及走行特点。了解牙龈、牙周膜、牙槽骨结构的临床意义。

【实验内容】

1. 观察前牙唇舌向牙体-牙周组织切片。

2. 观察磨牙近远中向牙体-牙周组织切片。

【实验步骤】

1. 前牙唇舌向牙体-牙周组织切片

肉眼观察:牙龈沟的位置、牙周膜的厚度、固有牙槽骨的位置、密质骨和松质骨的分布。

镜下观察:

（1）低倍镜观察:主要观察牙龈上皮的分布,龈沟底的位置,牙龈及牙周膜主纤维束的排列和分布方向;固有牙槽骨中的束状骨、层板骨及哈弗系统的结构;松质骨中骨小梁的方向;牙周上皮剩余。

（2）高倍镜观察:主要观察牙龈上皮、龈沟上皮、结合上皮的形态特点;牙周膜中各种细胞成分,如成纤维细胞、成骨细胞、破骨细胞及牙周上皮剩余等的形态特征;是否有牙槽骨的新生及吸收、形态特点如何;牙周膜的各组主纤维。

2. 磨牙近远中向牙体-牙周组织切片

肉眼观察:牙周膜的位置、牙槽骨的轮廓边界、密质骨和松质骨的分布。

镜下观察:牙龈越隔组和牙周膜主纤维束的根间组,其他组纤维观察同前牙唇舌向切片。

【实验报告与评定】 绘牙周组织结构图并加以描述。

实验四　口腔黏膜、唾液腺

【目的和要求】 掌握口腔黏膜、唾液腺的一般组织结构;被覆黏膜、咀嚼黏膜和特殊黏膜的结构特点。熟悉腮腺、下颌下腺的组织结构特点。了解肌上皮细胞的分布及形态特点、各小唾液腺的性质。

【实验内容】

1. 观察唇、舌、腭等口腔黏膜切片。

2. 观察腮腺、下颌下腺切片。

3. 观察口腔黏膜、唾液腺的组织学图谱。

【实验步骤】

1. 唇黏膜切片

镜下观察:①皮肤:观察皮肤表皮的细胞层次,真皮乳头层和网状层,皮下组织及皮肤附属器。②唇红部:上皮的分层,固有层乳头及血管。注意唇红部与皮肤的过渡,其黏膜下层有无小唾液腺或皮肤附属器。③唇黏膜:上皮的分层,注意有无角化,黏膜下层的唇腺腺泡类型。

2. 软硬腭黏膜切片

镜下观察:软硬腭黏膜组织学特点,从角化层、上皮钉突的特点、固有层及黏膜下层的基本结构观察两者有何异同。观察腭腺的分布及腺泡所属类型。

3. 舌背黏膜切片

镜下观察:①舌背黏膜上皮:注意有无角化,有无黏膜下层,丝状乳头和菌状乳头的形态特点。②轮廓乳头:观察其形态特点,环形沟、味蕾、味腺的开口及味腺形态、腺泡性质及分布位置。

4. 腮腺切片

镜下观察:①低倍镜观察:腺小叶轮廓,腺泡和导管的分布。②高倍镜观察:浆液性腺泡的结构、形态特点,腺泡细胞的形态,胞质内有无分泌颗粒;闰管、分泌管及小叶间排泄管的形态特点。

5. 下颌下腺切片

镜下观察:①低倍镜观察:腺小叶轮廓,腺泡和导管的分布。②高倍镜观察:混合性腺泡的结构特点,主要由何种腺泡细胞构成,半月板的组成、形态特点及位置;腺泡、导管的结构。注意腺泡的种类,各腺泡细胞的形态特点。

6. 观察口腔黏膜、唾液腺的组织学图谱 口腔黏膜、唾液腺的基本组织结构;肌上皮细胞的分布及形态特点。

【实验报告与评定】

1. 绘唇黏膜或硬腭黏膜的高倍镜下组织结构图。
2. 绘下颌下腺的高倍镜下组织结构图,并文字描述。

实验五　口腔颌面部及牙的发育

【目的和要求】　掌握牙齿发育的全过程,牙胚发育的蕾状期、帽状期和钟状期,以及钟状期成釉器的形态、分化和细胞特征;熟悉牙齿发育早期原发性上皮板的形态,牙周组织形成的过程;了解口腔颌面部发育的过程。

【实验内容】

1. 观察口腔颌面部发育及发育异常模型。
2. 观察牙齿发育各阶段切片。
3. 观察牙齿发育图谱。
4. 观察示教片。

【实验步骤】

1. 观察模型 在模型上辨认口腔颌面部发育中各突的形成,突起之间的联合与融合过程;唇、腭裂的表现。

2. 牙胚钟状期和硬组织形成早期切片

镜下观察:

（1）低倍镜观察:钟状期成釉器形态,内釉上皮的排列及形态,外釉上皮的排列,星网状层细胞及中间层细胞的分布;牙乳头的形态;牙囊的位置及形态特点。注意观察恒牙板及恒牙胚的位置及其与乳牙胚的关系;牙槽骨的发育情况;注意观察牙齿硬组织形成期的牙釉质基质、牙本质基质、前期牙本质特点。

（2）高倍镜观察:构成成釉期的内釉上皮、外釉上皮、星网状层和中间层的分布及细胞形态,若有硬组织形成,再观察成釉细胞的形态,牙釉质基质的形成;牙乳头的细胞形态特点,成牙本质细胞的分布及所形成的牙本质形态;牙髓的血管及纤维;牙囊的细胞形态;牙板的形态。

3. 观察牙齿发育各阶段组织学图谱。

4. 示教 牙胚蕾状期、帽状期切片。

【实验报告与评定】　绘低倍镜下牙胚钟状期组织结构图。

实验六　龋　　病

【目的和要求】　掌握早期釉质龋的病理变化,牙本质龋的病理变化;熟悉釉质龋及牙本质龋的病变进展过程,牙本质龋的分层;了解龋病的超微结构变化。

【实验内容】

1. 观察早期釉质龋磨片。

2. 观察牙本质龋磨片及切片。

3. 观察龋病图谱。

【实验步骤】

1. 早期釉质龋磨片(平滑面龋)

镜下观察:

(1)低倍镜观察:病损区呈三角形,基底部向着釉质表面,顶部向着釉牙本质界。

(2)高倍镜观察:典型病变由里向外可分四层:即透明层、暗层、病损体部和表层。注意有的病变无透明层,有的病变分层不典型。病变区域内有色素沉着。

2. 早期釉质龋磨片(窝沟龋)

镜下观察:

(1)低倍镜观察:窝沟周围牙釉质的变化,注意有无典型早期釉质龋的分层变化;釉柱及釉柱横纹、生长线有无变化,有否暗层、透明层,其外形与平滑面龋有何不同;窝沟底部及深部牙本质有无变化;龋与釉板的关系。

(2)高倍镜观察:同平滑面龋。

3. 牙本质龋切片

镜下观察:

(1)低倍镜观察:龋洞的外形,细菌侵入层的病理变化,如牙本质小管扩张、串珠样结构、坏死灶的形态,裂隙的方向。

(2)高倍镜观察:观察扩张牙本质小管中的细菌;牙髓有无变化,有无修复性牙本质的形成,其位置与龋病的关系。

4. 观察釉质龋和牙本质龋的超微结构图谱 包括扫描电镜和透射电镜照片。

【实验报告与评定】 绘早期釉质龋磨片高倍镜下组织结构图,画出各层次的病理变化。

实验七 牙髓病、根尖周炎

【目的和要求】 掌握急、慢性牙髓炎及慢性根尖周炎的病理变化;熟悉急性根尖周炎、牙髓坏死及常见牙髓变性的病理变化。

【实验内容】

1. 观察常见牙髓病和根尖周病的病理切片。

2. 观察各型牙髓病及各型根尖周炎的病理图谱。

3. 观察示教片。

【实验步骤】

1. 急性化脓性牙髓炎

镜下观察:

(1)低倍镜观察:找出牙本质龋的部位,观察龋洞是否与牙本质相通;龋洞底部或穿髓孔附近有无修复性牙本质;牙髓中血管是否扩张,有无炎细胞浸润。

(2)高倍镜观察:找出牙髓中的化脓性病灶,观察化脓病灶中的中性粒细胞。

2. 慢性溃疡性牙髓炎

镜下观察:

(1)低倍镜观察:找出牙本质龋穿髓的部位,观察穿髓孔附近有无修复性牙本质;观察暴露的牙髓表面为坏死组织,下方是炎性肉芽组织及新生的胶原纤维。

（2）高倍镜观察:穿髓孔下方的牙髓组织其表面为坏死组织;下方可见新生的毛细血管、成纤维细胞及慢性炎细胞;深层有时可见存活的牙髓组织,其中散在有淋巴细胞、单核细胞、浆细胞浸润。

3. 慢性根尖周脓肿

镜下观察:

（1）低倍镜观察:观察牙周膜的厚度有无变化,找出脓肿的部位、有无瘘管形成。

（2）高倍镜观察:①脓肿中央为坏死组织,坏死组织周围有炎性肉芽组织。②脓肿周围有脓膜形成,其由纤维组织构成。③临近的牙周膜组织可见血管扩张,慢性炎细胞浸润。

4. 根尖周肉芽肿

镜下观察:

（1）低倍镜观察:根尖区可见边界清楚的肉芽组织,周围由纤维组织包绕。

（2）高倍镜观察:肉芽组织由新生的毛细血管、成纤维细胞构成,内有散在的淋巴细胞、单核细胞、浆细胞浸润。

5. 观察各型牙髓病及根尖周炎的病理图谱。

6. 示教

（1）慢性增生性牙髓炎病理切片。

（2）根尖周囊肿病理切片。

【实验报告与评定】 绘出慢性溃疡性牙髓炎及根尖周肉芽肿的镜下简图,并文字描述。

实验八　牙周组织病

【目的和要求】 掌握慢性牙周炎的病理变化;熟悉慢性牙龈炎的病理变化;了解龈增生、牙周创伤的病变特点。

【实验内容】

1. 观察牙周组织病的切片。

2. 示教牙周组织病图谱。

【实验步骤】

1. 慢性牙龈炎切片

镜下观察:

（1）低倍镜观察:唇（颊）侧及舌侧牙龈炎症的部位及范围;沟内上皮和结合上皮的增生情况;固有层组织炎症细胞浸润情况。

（2）高倍镜观察:沟内上皮是否完整,上皮钉有无增生,上皮内及固有层炎症细胞浸润的种类。结合上皮在牙齿上附着的位置,有无上皮钉突增生。牙龈中的胶原纤维束有无改变;牙槽嵴顶有无吸收。

2. 慢性牙周炎（牙体-牙周组织切片）

镜下观察:

（1）低倍镜观察:有无牙石及牙石所在部位、范围;牙周袋的深浅;结合上皮附着的位置;牙周袋周围炎症的范围;牙槽嵴吸收的情况。

（2）高倍镜观察:牙周袋内衬上皮有无破坏或增生,钉突是否延长相互交织成网状,上皮内炎症细胞浸润的种类;结合上皮的附着部位,有无增生,是否出现钉突;深部结缔组织内炎症细胞浸润范围,牙槽嵴有无吸收;牙周间隙有无改变,主纤维束有无破坏。牙周袋的类型,炎症周围有无修复现象。

3. 示教　龈增生和牙周创伤的病理特点。

【实验报告与评定】　绘慢性牙周炎镜下图,并文字描述。

实验九　　口腔黏膜病

【目的和要求】　掌握口腔黏膜病的基本病理变化;掌握常见口腔黏膜病白斑、扁平苔藓、慢性盘状红斑狼疮的基本病理变化。熟悉寻常性天疱疮的病理变化;了解其他口腔黏膜病。

【实验内容】

1. 观察常见口腔黏膜病切片。

2. 观察口腔黏膜病病理图谱。

3. 观察示教片。

【实验步骤】

1. 口腔黏膜白斑切片

镜下观察:

（1）低倍镜观察:上皮表面是否平坦,有无过度角化,角化的类型;有无粒层细胞;棘层是否增生;基底层是否完整;上皮钉突是否延长;固有层有无炎症细胞浸润。

（2）高倍镜观察:角化层的性质;颗粒细胞是否明显;棘细胞有无细胞间桥,细胞大小形态是否一致;基底细胞有无分裂象,基膜是否完整;固有层炎症细胞浸润的范围和细胞种类。注意观察有无上皮异常增生及上皮异常增生的形态表现。

2. 扁平苔藓切片

镜下观察:

（1）低倍镜观察:上皮表面有无过度角化;有无颗粒层;棘层是否增厚或萎缩;上皮钉突是否伸长,有无锯齿状钉突;基底细胞层是否明显;固有层有无炎细胞浸润带。

（2）高倍镜观察:上皮角化的类型;基底细胞有无空泡性变及液化变性;基膜是否清楚;上皮内有无炎症细胞浸润;固有层炎症细胞浸润带的细胞种类,近上皮处有无胶样小体。

3. 慢性盘状红斑狼疮切片

镜下观察:

（1）低倍镜观察:上皮表面有无过度角化及角化类型,有无角质栓形成;粒层有无变化;上皮厚度有无改变;基底细胞有无空泡或液化变性;基膜是否清晰;固有层炎症细胞浸润的程度及范围。

（2）高倍镜观察:基底细胞有无液化变性,基膜是否清晰;固有层炎症细胞浸润的程度及细胞种类,有无纤维蛋白样物质沉积;胶原纤维及血管的变化有哪些,深部组织炎细胞浸润特点如何,是否有灶状浸润。

4. 观察口腔黏膜病病理图谱。

5. 示教

（1）天疱疮切片：棘层松解及上皮内疱的形态。

（2）良性黏膜类天疱疮切片。

【实验报告与评定】 绘黏膜白斑或扁平苔藓的高倍镜下图，并文字描述。

实验十　口腔颌面部囊肿

【目的和要求】 掌握口腔颌面部囊肿的一般病理学特点，含牙囊肿、黏液囊肿的病理变化；熟悉甲状舌管囊肿、鳃裂囊肿病变特点；了解其他常见口腔囊肿的病理特点。

【实验内容】

1. 观察含牙囊肿大体标本。

2. 观察含牙囊肿、黏液囊肿切片。

3. 示教口腔颌面部囊肿图谱。

【实验步骤】

1. 含牙囊肿切片

肉眼观察：囊肿与牙齿的附着关系；囊壁的厚薄。

镜下观察：囊壁上皮衬里的上皮类型，上皮的厚度、有无钉突，不同部位是否存在不同的上皮类型；纤维囊壁中有无炎症细胞浸润，炎症明显时上皮有无变化。

2. 黏液囊肿切片

镜下观察：组织中有无囊腔，囊内所含囊液表现，是否有炎症细胞及吞噬黏液细胞；囊壁的组织构成，有无上皮衬里，血管及炎症细胞浸润情况。

3. 示教 鳃裂囊肿、甲状舌管囊肿、鼻腭管囊肿的组织学特点。

【实验报告与评定】 绘含牙囊肿高倍镜下图。

实验十一　口腔颌面部肿瘤

【目的和要求】 掌握常见牙源性肿瘤，如成釉细胞瘤、牙源性腺样瘤的病理特征；掌握常见唾液腺肿瘤，如多形性腺瘤、Warthin 瘤、黏液表皮样癌、腺样囊性癌的组织学特征。熟悉牙龈瘤、鳞状细胞癌的组织学特征；了解口腔颌面部其他肿瘤和瘤样病变的病理特点。

【实验内容】

1. 观察口腔颌面部常见肿瘤病理切片。

2. 观察口腔颌面部常见肿瘤病理图谱。

3. 观察示教片。

【实验步骤】

1. 成釉细胞瘤切片

镜下观察：

（1）低倍镜观察：肿瘤由上皮性团块或条索和间质构成。注意观察瘤细胞形态及排列方式，上皮团中心有无鳞状化生、囊性变等；间质有无囊性变、血管扩张等。

（2）高倍镜观察：肿瘤性上皮团块或条索周边细胞的形态及排列方式，细胞核的位置，中心细胞的形态及排列特点;鳞状上皮化生和颗粒细胞变的形态特点;间质有无均质化,有无炎细胞浸润。

2. 多形性腺瘤切片

镜下观察:

(1)低倍镜观察:注意观察肿瘤的多形性,区分肿瘤性上皮、黏液样、软骨样基质及各种成分的镜下特点;有无包膜。

(2)高倍镜观察:注意观察肿瘤性上皮细胞的种类及形态,腺管样结构内层细胞与外层细胞形态的区别,肌上皮细胞形态及排列方式;导管上皮及肌上皮细胞有无鳞状上皮化生;黏液样组织及软骨样组织的形态特点。

3. 牙龈瘤切片

镜下观察:

(1)低倍镜观察:肿物表面上皮是否完整,有无溃疡,肿物内主要组织成分如何(肉芽肿性、纤维性、血管性、巨细胞性),组织内炎症细胞浸润情况。

(2)高倍镜观察:肉芽组织或纤维组织的形态特点,血管是否丰富,细胞的种类及分布;表面上皮有无增生、破溃。根据组织成分确定牙龈瘤的组织类型。

4. 观察口腔常见肿瘤病理图谱。

5. 选择示教 牙源性腺样瘤、混合性牙瘤、Warthin瘤、黏液表皮样癌、腺样囊性癌、鳞状细胞癌、血管瘤切片。

【实验报告与评定】 绘成釉细胞瘤、多形性腺瘤或牙龈瘤镜下图并文字描述。

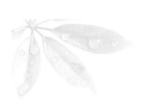

《口腔组织病理》教学大纲

(供高职高专口腔医学及口腔医学技术专业用)

一、课程性质与任务

口腔组织病理学是阐述正常和疾病状态下口腔颌面部组织和器官的细胞形态学表现和组织病理学变化的专业学科,也是基础医学与口腔专业临床学科之间的桥梁课。其主要任务是使学生深入认识口腔及颌面部疾病的症状、体征及诊治方法的组织病理学基础,了解口腔及颌面部疾病发生、发展及转归的规律,从而为进一步学习口腔临床课程打下基础。同时,通过口腔组织病理学的科研训练等实践环节,为进一步从事创新性科研工作奠定坚实的理论基础。

二、课程教学目标

(一) 基本知识教学目标

1. 掌握口腔及颌面部组织和器官的正常组织形态学表现。

2. 熟悉口腔及颌面部常见疾病的病理学变化。

3. 理解口腔颌面部及牙的发育过程;口腔颌面部常见疾病的病因和临床特点。

4. 了解口腔及颌面部非常见疾病的临床病理特点。

(二) 能力培养目标

1. 初步具备借助显微镜观察并辨认各种正常及病变组织的能力。

2. 具有应用组织病理学知识分析、解释口腔常见疾病的能力。

(三) 思想教育目标

1. 培养学生勤奋、严谨求实和认真负责的工作态度。

2. 注重素质教育,提高学生爱岗敬业、全心全意为患者服务的职业道德。

三、教学时间分配建议

教学内容	学时		
	理论	实践	合计
口腔组织胚胎学			
一、牙体组织	6	4	10
二、牙周组织	3	2	5
三、口腔黏膜	2	2	4

续表

教学内容	学时		
	理论	实践	合计
四、唾液腺	2	1	3
五、颞下颌关节	1		1
六、口腔颌面部发育	2	1	3
七、牙的发育	4	1	5
口腔病理学			
八、牙发育异常	2		2
九、龋病	3	2	5
十、牙髓病	2	2	4
十一、根尖周病	2	2	4
十二、牙周组织病	3	2	5
十三、口腔黏膜病	4	2	6
十四、颌骨及关节疾病	1		1
十五、唾液腺非肿瘤性疾病	1		1
十六、口腔颌面部囊肿	2	2	4
十七、牙源性肿瘤	2	1	3
十八、唾液腺肿瘤	2	1	3
十九、口腔颌面部其他组织来源的肿瘤和瘤样病变	1	1	2
二十、口腔组织的修复性再生	1		1
合计	46	26	72

四、课程内容与教学要求

单元	教学内容	教学要求	教学活动参考	参考学时	
				理论	实践
牙体组织	1. 釉质、牙本质、牙骨质的理化特性；釉质结构的临床意义	重点	理论讲授 多媒体演示 讨论	6	4
	2. 釉质、牙本质、牙髓及牙骨质的组织结构；牙本质的生理性及反应性变化	重点			
	3. 牙髓及牙骨质的功能；牙髓的增龄性变化及临床意义				
	实验一：釉质	重点	技能实践		
	实验二：牙本质、牙骨质、牙髓	重点			
牙周组织	1. 牙龈的表面解剖；牙龈、牙周膜及牙槽骨的组织结构	重点	理论讲授 多媒体演示 讨论	3	2
	2. 牙周膜的功能；牙槽骨的解剖形态及生物学特征	重点			
	实验三：牙周组织	重点	技能实践		

单元	教学内容	教学要求	教学活动参考	参考学时 理论	参考学时 实践
口腔黏膜	1. 口腔黏膜的一般组织结构	重难点	理论讲授		
	2. 咀嚼黏膜、被覆黏膜及特殊黏膜的组织结构特点	重点	多媒体演示 讨论	2	2
	实验四：口腔黏膜、唾液腺	重点	技能实践		
唾液腺	1. 唾液腺的概念与功能		理论讲授		
	2. 唾液腺的一般组织结构及各涎腺的结构特点	重点	多媒体演示 讨论	2	1
	实验四：口腔黏膜、唾液腺	重点			
颞下颌关节	1. 关节窝、关节结节和髁突		理论讲授		
	2. 关节盘、关节囊和关节韧带		多媒体演示	1	
	3. 关节血管和神经分布				
口腔颌面部发育	1. 面部、腭的发育过程及发育异常（唇裂和腭裂）	重难点	理论讲授 多媒体演示		
	2. 颌骨及唾液腺的发育		讨论	2	1
	实验五：口腔颌面部及牙的发育		技能实践		
牙的发育	1. 牙胚的形成及分化		理论讲授		
	2. 牙体及牙周组织的形成	重难点	多媒体演示	4	1
	3. 牙的萌出及替换		讨论		
	实验五：口腔颌面部及牙的发育	重点	技能实践		
牙发育异常	1. 牙齿数目异常		理论讲授		
	2. 牙形态异常	重点	多媒体演示	2	
	3. 牙结构异常	重点	讨论		
	4. 牙萌出及脱落异常				
龋病	1. 龋病的病因与发病机制		理论讲授		
	2. 龋病的组织病理	重点	多媒体演示 讨论	3	2
	实验六：龋病	重点	技能实践		
牙髓病	1. 牙髓病的病因与临床特点		理论讲授		
	2. 急、慢性牙髓炎的病理变化及临床特点	重点	多媒体演示 讨论	2	2
	3. 牙髓变性、牙髓坏死、牙体吸收的病理特点				
	实验七：牙髓病、根尖周炎	重点	技能实践		
根尖周病	1. 根尖周病的病因与临床特点；急性根尖炎的病理变化		理论讲授 多媒体演示		
	2. 慢性根尖周炎的病理变化	重点		2	2
	实验七：牙髓病、根尖周炎	重点	技能实践		
牙周组织病	1. 牙周组织病的分类、病因及临床特点		理论讲授		
	2. 慢性龈炎、龈增生的临床病理变化	重点	多媒体演示	3	2
	3. 牙周炎的临床病理表现	重点	讨论		
	实验八：牙周组织病		技能实践		

续表

单元	教学内容	教学要求	教学活动参考	参考学时	
				理论	实践
口腔黏膜病	1. 口腔黏膜病基本病理变化	重点	理论讲授		
	2. 常见口腔黏膜病白斑、扁平苔藓、慢性盘状红斑狼疮、天疱疮等常见的病理变化	重难点	多媒体演示 讨论	4	2
	实验九:口腔黏膜病	重点	技能实践		
颌骨及关节疾病	1. 颌骨骨髓炎、骨纤维异常增殖、骨化纤维瘤的病理变化	重点	理论讲授 多媒体演示	1	
	2. 颞下颌关节疾病				
唾液腺非肿瘤性疾病	1. 唾液腺发育异常		理论讲授		
	2. 其他唾液腺疾病		多媒体演示	1	
	慢性唾液腺炎症的病理改变	重点	讨论		
口腔颌面部囊肿	1. 牙源性囊肿的概念,含牙囊肿、黏液囊肿的临床病理特点	重难点	理论讲授 多媒体演示		
	2. 非牙源性囊肿		讨论	2	2
	实验十:口腔颌面部囊肿		技能实践		
牙源性肿瘤	1. 良性牙源性肿瘤		理论讲授		
	成釉细胞瘤、牙源性角化囊性瘤病理变化及生物学行为	重难点	多媒体演示		
	2. 恶性牙源性肿瘤			2	1
	实验十一:口腔颌面部肿瘤		技能实践		
唾液腺肿瘤	1. 概述		理论讲授		
	2. 常见唾液腺肿瘤	重难点	多媒体演示 讨论		
	多形性腺瘤、腺样囊性癌、黏液表皮样癌的临床病理特征及生物学特性			2	1
	实验十一:口腔颌面部肿瘤		技能实践		
口腔颌面部其他组织来源的肿瘤和瘤样病变	1. 牙龈瘤、口腔癌的临床病理改变	重难点	理论讲授		
	2. 其他良、恶性肿瘤及瘤样病变		多媒体演示 讨论	1	1
	实验十一:口腔颌面部肿瘤		技能实践		
口腔组织的修复性再生	1. 牙髓对刺激的反应及修复性再生		理论讲授		
	2. 牙周组织的修复性再生		多媒体演示	1	
	3. 骨的修复性再生				

五、大 纲 说 明

1. 本教学大纲主要供高职高专口腔医学及口腔医学技术专业教学使用。建议总学时72 学时,其中理论教学 46 学时,实践教学 26 学时,各校可根据实际需要和不同的专业特点进行适当调整。

2. 本课程突出以能力为本位的教学理念,教学要求中的"重点"指学生对所学的知识应着重掌握和学习的部分;"难点"是指教师讲授的知识对于学生来讲,在掌握和理解能力方面,有一定的困难。

3. 教学建议

(1)在教学中应从学生实际出发,遵循学生学习的规律和特点,由浅入深、循序渐进,充分调动学生的积极性和主动性,激发学生的学习兴趣。在加深学生理论知识理解的同时,着重培养学生的逻辑思维能力、观察能力、创新性思维能力和严谨科学的工作态度,引导学生综合运用所学知识独立解决实际问题。

（2）教师要采用灵活多样的教学方法和手段,以"必需、够用"为原则,讲透重点,突破难点,紧密联系临床实际。本课程是一门形态学科,图像对于学生理解、掌握基础理论知识有非常重要的作用,因此在教学中要结合教具、实物标本、组织切片及多媒体等,以增加学生的感性认识。

（3）本课程重点强调对学生能力水平的测试。考核方式可采用理论考核和实践考核相结合,必考与抽查相结合,课堂提问、学生作业、平时测验、期中、期末考试等多种形式,综合而客观地评价和考核学生的学习成绩。

目标检测答案

第1章

1. D 2. D 3. D 4. D 5. D 6. C 7. B
8. C 9. A 10. D 11. E 12. D 13. A
14. E 15. B

第2章

1. B 2. D 3. A 4. A 5. D 6. D 7. C
8. C 9. B 10. D 11. E

第3章

1. A 2. B 3. D 4. A 5. E 6. D 7. B
8. E 9. E 10. C 11. C 12. D 13. B
14. B 15. D 16. E 17. D 18. C 19. C
20. C 21. C 22. A 23. D 24. A 25. E
26. B 27. D 28. B 29. E

第4章

1. A 2. E 3. C 4. B 5. A 6. C 7. B
8. B 9. D 10. B 11. E 12. C 13. A
14. B 15. C

第5章

1. B 2. A 3. D 4. A 5. E

第6章

1. E 2. C 3. A 4. E 5. A 6. E 7. E
8. A 9. C 10. A 11. C 12. D 13. E
14. B 15. E

第7章

1. E 2. D 3. C 4. E 5. E 6. E 7. A
8. E 9. E 10. D 11. B 12. B 13. C
14. E 15. E

第8章

1. A 2. C 3. D 4. D 5. C 6. A 7. C
8. B 9. D 10. A 11. E 12. B 13. A
14. C 15. D

第9章

1. B 2. E 3. E 4. C 5. D 6. A 7. B
8. E 9. B 10. D 11. D 12. B 13. D
14. B 15. D 16. A 17. B 18. D

第10章

1. E 2. D 3. D 4. A 5. B 6. E 7. A
8. C 9. D 10. C 11. B 12. D

第11章

1. D 2. A 3. C 4. E 5. D 6. C 7. B
8. A

第12章

1. B 2. D 3. C 4. E 5. A 6. C 7. D
8. A 9. B 10. E 11. D 12. D 13. C
14. C 15. A 16. C 17. B 18. C 19. D

第13章

1. B 2. D 3. E 4. C 5. D 6. B 7. B
8. D 9. E 10. B 11. C 12. B 13. A
14. D 15. B 16. C 17. C 18. E 19. B
20. E 21. D 22. A 23. E 24. E 25. C
26. E 27. B 28. A 29. C 30. D 31. C
32. E 33. A 34. D 35. D 36. B 37. C
38. E

第14章

1. A 2. C 3. A 4. B 5. C 6. D 7. D

第15章

1. B 2. B 3. B 4. A 5. B 6. E 7. D

第16章

1. C 2. B 3. C 4. A 5. D 6. D 7. C
8. E 9. B 10. A 11. C 12. A 13. B
14. D 15. C 16. D 17. A 18. C 19. B

第17章

1. D 2. A 3. E 4. E 5. B 6. D 7. A
8. D 9. A 10. C 11. B 12. A 13. E
14. C 15. B

第18章

1. B 2. C 3. A 4. D 5. D 6. A 7. D
8. B 9. C 10. C 11. E 12. A 13. D
14. D 15. B

第19章

1. E 2. A 3. D 4. B 5. A 6. B 7. A
8. A 9. A 10. A 11. C 12. C

第20章

1. E 2. B 3. D 4. E 5. C 6. B 7. A
8. D 9. E 10. E 11. C